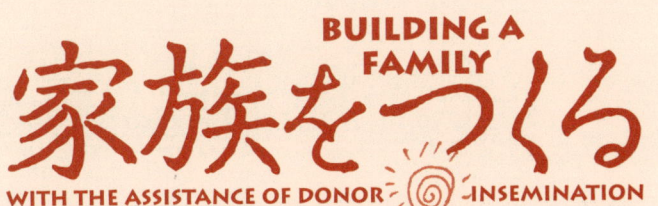

家族をつくる
BUILDING A FAMILY
WITH THE ASSISTANCE OF DONOR INSEMINATION

提供精子を使った人工授精で子どもを持った人たち

ケン・ダニエルズ
KEN DANIELS

仙波由加里[訳]
YUKARI SEMBA

人間と歴史社

この本を妻のテリシアと双子の娘メーガンとエリザベスに捧げる

Building a Family with the Assistance of
Donor Insemination
by Ken Daniels

©2004 Ken Daniels
©2004 Dunmore Press
Japanese translation rights arranged with AHR Professional
Services Ltd., Christchurch, NZ through Tuttle-Mori Agency, Inc., Tokyo,

日本語版出版にあたって

　本書の日本語版を通して、提供精子を使った人工授精を利用した家族が、何を経験し、喜び、苦労してきたかを、その技術を利用しようとしている人や既に利用した家族だけでなく、より多くの日本の家族に知ってもらえることをうれしく思っている。
　妊娠・出産、そして子育ての楽しみを享受するために医療の助けを借りなければならない人たちには考えなければいけない問題がたくさんある。それは、カップルの間の問題、二人に対して突きつけられる問題、人数が増えて家族となった時に起こる問題である。こうした問題は文化が異なれば、その文化ごとの社会的な要因で変わるもので、すべて同じではない。例えば、カップルが子どもを持つことへの期待や、不妊であるということを恥じる可能性、不妊に対処できる治療法についての不安は、社会が変われば問題の程度も変わる。この本は、特に提供精子を使った人工授精といわれる家族づくりのための方法を知りたいという人たちをはじめ、不妊についてもっと理解したいという人すべてに役に立つ情報を提供する。より理解が深まれば、もっと役に立つ支援を受けられる可能性がある。あるカップルは、この本を3冊注文してくれた。一つは、自分たち用であり、あとの2冊は、二人の両方の親たちに渡すためである。カップルは、自分たちの親たちにとっては当然孫となる子どもを、若い二人が持とうとする中で味わっている苦労を、特に親たちにもできるだけ理解してもらいと思ったからだ。
　本書は、提供精子を使った人工授精で生まれた子どもと、この技術でできた家族に主に焦点を当てている。この本が家族の中の絆をより確かで強いものにするのに役立つことを切に願っている。子どもの健やかさやウェルビーイングは親が子どもに与えられる何よりの贈り物で、家族内の強い絆によって、さらに確かなものとなるからである。
　提供精子を使った人工授精は、治療をはじめる時点で大抵は誰だかわからない男性の精子を使うことになる。さらにその男性はその先、生まれてくる子どもの

養育や成長に関わることはない。この本は、親になりたいと思う人たちが、家族をつくるために、提供精子を使った人工授精を利用するという道を歩きはじめ、その歩みの中で出てくる問題や、利用する前に考えておかなければならない問題をとりあげている。本書は、親と子どもの関係に多くのページを割いていて、また自分たちが利用した精子の持ち主である男性、つまりドナーについての大事な議論もとりあげている。

　本書全体を通しての中心的なテーマは、オープンで何よりも正直に話をすることがいかに重要であるということである。逆に自分の家族ができるまでのいきさつを隠すと、子どもの健やかさやウェルビーイングが危険にさらされる可能性がある。実際に家族に危険がおよんだ事例もある。秘密と危険は表裏一体だ。秘密を秘密にしておけないことはよくあるし、秘密にしておけば、本来、家族関係に使うべきエネルギーが隠すための気苦労によって浪費される。さらに、その後重要になるかもしれない医療情報が得られなくなるリスクも残すことになる。子どもがどのように育ってきたのか、真実を教えなかったり、嘘を言うことは、道徳的な問題にも関わってくる。

　親が自信を持つと、子どもも成長する中で自信を持つようになるだろうし、その後、若者になったときの自信にも影響する。不妊だとわかって、自信が音をたてて壊れるかもしれないが、提供精子を使った人工授精のような方法で家族をつくると決めるためには、自信は大切な要素なのである。この本の日本語版で、より多くの日本の親や、彼らが関わっているネットワークの中の人たちが、理解を深め、もっと自信を持つようになってくれることを願うばかりである。

　この本は特に提供精子を使った人工授精に焦点を当てているが、多くの医療専門家が、提供卵子を利用する人たちにもこの本を薦めている。人工生殖医療でも提供精子と提供卵子を利用するのとでは違いがあるが、似ている点もかなりある。特に、第三者の遺伝子を引くことになる配偶子を利用して家族を作ると決める点では同じである。

　私の友人であり、大事な仲間である仙波由加里には特に世話になった。彼女は私にこの本の日本語版の出版をもちかけ、彼女自身が翻訳まで手掛けた。彼女の願いは、提供精子を使った人工授精で子どもを持ったり家族を持とうとしている日本の人たちに、日本語でこの本を読んでほしいということである。彼女と一緒に日本語版の出版にむけて仕事ができたこと、そして彼女の望みがかなうことをうれしく思う。

由加里と彼女の日本の仲間たちは、この家族を作るための方法が日本でもっとオープンに知ってもらえるようになってほしいと思っている。患者やその家族、医師や医療従事者、一般の人や、政策やガイドラインをつくる政治家たちに至るまで、知ってほしいと思っている。私も願わくば、こうしたすべての人たちが一緒になって、非パートナー間生殖医療でできた家族を力づけることを目指してほしいと思う。

　この本が、読む人すべてに、刺激と勇気を与え、有益な情報を提供すると信じてやまない。

2010年8月

ケン・ダニエルズ

謝辞

　最初に、私や、いまこの本を読んでいる読者に自らの人生や経験を話そうと思ってくださった親のみなさんに、心から謝意を表したい。こうした親たちの協力がなければ、この本は完成しなかった。また、数年にわたって私を支えてくれた、すべての人にも感謝している。そうした人たちの見識や考え方、思いが、多くの教えとなって、この本にたいへん深みを与えてくれた。

　3人のリサーチアシスタントが、この本の準備にあたってくれた。今は亡きキャシー・ハンソンは、あまりに早すぎる死の前に、この本にとって申し分のないスタートを提供してくれた。そして、メアリー・ボーズネルは、アニー・オリバーが仲間に入るまでの短い期間、私とともに働いてくれた。アニーの貢献は見事なもので、私は彼女の知性と能力、技術に感謝している。この本の最後の仕上げのときの彼女の仕事ぶりには、目を見張るものがあった。

　スイスのバータレリ財団（Bertarelli Foundation）からの助成金は、調査に必要な支援のために使った。理事の方々の力添えに対しても、感謝の気持ちを述べたい。

序

　本書は、読者である多くの方々の人生を変えるようなものになると思う。
　10年以上も前、私がトロントの不妊についての会議でケン・ダニエルズと初めて会ったとき、ケンが私の心を動かしたように、読者の気持ちを強く動かすものであってほしいと願っている。
　私たち二人は、感情的なものを伴う「非パートナー間生殖医療」の問題について話をした。ケンは、医師や不妊患者、非パートナー間生殖医療で生まれた子どもの親、精子提供者、匿名の精子を使った医療から生まれてきた人と出会ってきたという、大きな経歴をもっている。
　ケンは、さまざまな視点から、その複雑な問題を理解しようと、27年以上も専門家としての年月を積んでいる。彼の見方は、本当にこの分野においてはめずらしく、深い理解に基づいている。彼の研究の結果、その影響力は驚くべきものとなり、非パートナー間生殖医療について考えるうえで、世界的な大変革を導いた。
　私は、当時としてはほとんど聞かれることのなかったような異色の視点をもって、その会議に臨んでいた。それは提供者の分からない精子で生まれてきた者としてのこれまでの経験や、母親に告白されるまで、すでに37年も秘密にされたまま生きてきたという経験だ。
　ケンと私は、多くの点で同じ意見をもち、その一方で激しく意見が対立した。彼は、絶対的な秘密主義に徹してきた専門職の人たちが変わってくれるかもしれないことを期待する立場で、冷静で、心強い専門家として会議に参加していた。一方、私は、この父権主義的な医療専門家たちが数えきれないほどのか弱い子どもたちに負わせてきた不当な行為に腹を立てている人間の一人として参加した。
　それ以来、私はケンと何度か話をして、彼のことをよく知るようになり、彼に対する敬意はさらに大きくなった。彼は共感することの価値や、攻撃をも超える説得の価値を私に教えてくれた。私はこの本の原稿を受け取って、その敬嘆はま

すます大きくなった。いまでも、いくつかの点で彼に反論する部分もあるが、私たちは二人ともに同じこと、すなわち家族の関係性のなかで、正直であることと、隠さないことを目指していると知ったのである。

ケンはこの本を読むことからわき起こる、さまざまな感情について語っている。しかし彼が述べなかった感情で、私が抱く思いがひとつだけある。それは、「この本がもっと早くあれば」と、私を残念な思いでいっぱいにさせるというものだ。

私の両親が提供精子を使った人工授精を使うことを選択した1944年に、ケン・ダニエルズのような正しい知識をもった人はどこにいたのだろう。両親は自分たちの行為が、私や彼らの結婚に深刻な影響を及ぼすという知識もないままに、こうした問題と向き合った。そして、カウンセリングや正しいインフォームド・コンセント、私に真実を話すことに反対することに対して、両親を説得するような思慮ある手引きもなかった。

両親の主治医は、二人に私の出生を秘密にしておくようにアドバイスし、私が生涯、疑うことはないだろうと話した。その医師は、世間にも広がっている「不妊」という汚点を強調し、私の父に恥だと思い込ませたのだ。

当時、養子に対する社会的な態度もまた、恥に基づくもので、秘密とウソが先行していた。誰も、こうした子どもたちが大人になって、どんなふうにアイデンティティの点でつらい思いをするようになるか、知らなかった。養子がより前向きな社会システムに変わってきた今日でさえ、提供精子を使った人工授精はそもそも秘密のままなのだ。

この真実を語る本はなかなか完成しなかった。不妊に関する本はよく非パートナー間生殖医療の肯定的な側面について語り、議論のなかで避けることのできない領域を言い繕う。そうした本は、不妊の人たちが子どもをだまそうと決めるとしても、不妊の人たちに自らの下す決断に「大丈夫」と思わせることに励んでいる。そのほかは、非常に生殖技術の倫理を非難して、不妊の痛みに対する共感を示さない本もある。

不妊は、人生の深い痛みの元となることのひとつだ。こうした痛みや、読者であるあなたとそのパートナーの間の、夢にまで見る結晶としての「血のつながっている子ども」を持つという希望を喪失したことを解決する納得のいく方法はない。もし子どもを養子にしても、養父母にとっても、産みの親にとっても、子どもにとってでさえも、失うものはたくさんある。子どもを望むかわりに、子ども

のいない人生を選んでも、日々の他の人の子どもとの接触のなかで悲しみを覚えることもあるかもしれない。

　医療の助けを借りようと決めて、提供精子を使った人工授精や卵提供、もしくは提供胚の移植を選んでも、なおその子どもと完全に血のつながりがないことに悩むことだろう。

　こうした医療から生まれた子どもたちの経験は、いずれは別の本となって出版され、提供精子を使った人工授精で親になったすべての人たちに読まれるべきだと思う。そんなプロジェクトの一部がすぐに始まることを願っている。

　1世紀以上もの間、提供精子を使った人工授精で親になった人のほとんどが、子どもに提供精子を使った人工授精のことを秘密にしておくことを選択してきた。私が提供精子を使った人工授精の利用に対して批判的だという人もいるが、秘密が悪影響を及ぼす大きな間違いであるということを、私は知っている。

　子どもたちは自分たちに一番手をかけてくれる人を信頼している。子どもたちは両親に真実を話してもらうことを望んでいる。両親にはどんなに心苦しく、つらいことであろうとも、子どもたちの誰もが向き合わなければいけない現実に対して、子どもたちが心構えを持てるように、子どもたちの人格において真の愛を教えこむ義務がある。けれども、親になった人のなかには、子どもだけでなく、自分たちもつらい思いをするかもしれないため、そのことを恐れて安易な道を選び、子どもたちにウソをつく人もいるだろう。

　人生において痛みは避けられない。

　痛みは、人の経験を豊かにし、私たちを強くするのに大事だ。私たちはみな、勇気と誠実さをもって、痛みと向き合う方法を学ばなければならない。

　トラピスト会の聖職者・哲学者のトーマス・マートンは言っている。
「苦しみを避けようとすればするほど、あなたは苦しむことになる。なぜなら、傷つけられる恐れに比例して、より些細でたいしたことでないことがあなたを傷つけはじめるからだ。一番苦しみを避けようとする人が、結局は一番苦しむ人になるのだ」

　アメリカ・ソルトレイクシティにて
　　　　　　　　　　　　　　　　　　　　　　　　　　　ビル・コードレー

家族をつくる
――提供精子を使った人工授精で子どもを持った人たち――

目次

日本語版出版にあたって　　*1*
謝辞　*4*
序　*5*

第*1*章　隠しごとのない健やかな家庭を築くために　　*15*
　　　　－本書の目指すこと－
第*2*章　家族づくりに提供精子を使った人工授精の
　　　　手助けが必要になったとき　　*33*
　　　【役に立たない対応】　*52*
　　　【支えとなる対応】　*53*
第*3*章　家族をつくるために提供精子による
　　　　人工授精を使うと決める　　*59*
第*4*章　秘密と提供精子を使った人工授精　　*87*
　　　　－不健全なパートナーシップ－
第*5*章　隠さず正直に話そうと決断する　　*121*
第*6*章　治療から子どもが誕生するまでの道のり　　*143*
第*7*章　子どもたちに事実を話す　*167*
　　　子どもたちに話すための物語　*179*
　　　「ほかのパパから種を借りるんだ」　*180*
　　　「それで君が生まれたんだよ」　*183*
　　　「何を言おうとしているか知っているよ」　*187*
　　　「種は男の子からきて、卵は女の子からくるのよ」　*189*
　　　「話してくれなければよかったのに」　*194*
　　　「どうしてぼくはパパに似ていないんだ」　*196*
　　　「最初から話しておくべきなんです」　*201*
　　　「身体的に似ているところから話す」　*205*
　　　「ぼくにはパパが二人いる」　*210*
　　　「ドナーは、ぼくたちを助けてくれたから友だちでしょ？」　*214*

家族の物語から学ぶこと　*220*
　　　親になるための準備　*220*
　　　子どもの質問に対する準備　*221*
　　　さまざまな反応への準備　*222*
　　　混乱させる言葉と用語　*225*
　　　関連のある本や情報を利用する　*228*
　　　家族の歴史を記録する　*229*
　　　愛情を示すメッセージは双方向　*230*

第*8*章　他の人に家族のことを話す　*233*

第*9*章　家族と精子提供者　*261*
　　■ドナーが直面する問題　*294*
　　　① ドナーのほうから接触を求める場合　*294*
　　　② 生まれた子か、もしくは精子提供を受けた人のほうから
　　　　接触を求めてきた場合　*295*
　　■レシピエントが直面する問題　*295*
　　■提供精子を使った人工授精で生まれた人が直面する問題　*295*
　　■クリニックのスタッフが直面する問題　*296*
　　　同じドナーから生まれた異母姉妹　*298*
　　　姉妹がうまくやっていく　*299*

第*10*章　自信に満ちた健やかな家族　*303*
　　1 対応の仕方を学ぶ　*307*
　　2 自分で決断したことに自信を持つこと　*308*
　　3 愛情を持って真実を話す　*309*
　　4 自分自身の子を持つと決心する　*309*
　　5 支援と情報を入手する　*310*
　　6 専門家との付き合い方を学ぶ　*311*
　　7 親の役割を再定義しよう　*312*

協力者のことば　*315*
訳者あとがき　*325*

カバーイラスト・挿画　ひがしのようこ

家族をつくる
──提供精子を使った人工授精で子どもを持った人たち──

第1章

隠しごとのない
健やかな家庭を築くために
―― 本書の目指すこと ――

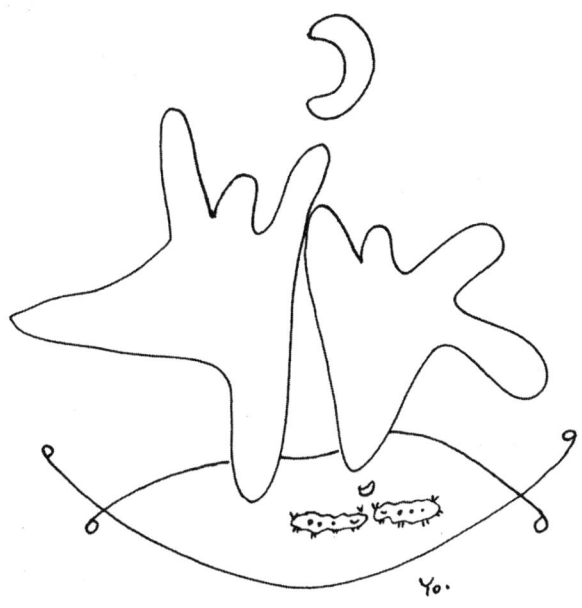

BUILDING CONFIDENT AND HEALTHY FAMILIES
-THE GOAL OF THIS BOOK

いまこの本を手にしているということは、提供精子を使った人工授精で子どもを持つこと、つまり通常誰だか分からない男性から提供された精子を使って家族をつくるということに関心を持っているからだろう。こうしたことに興味があるのは、あなたが次のような立場にあるからかもしれない。
① 子どもを持つために、選択肢としてこれから提供精子を使った人工授精を利用しようかと考えている。
② 提供精子を使った人工授精ですでに子どもを持っている親である。または自分が提供精子を使った人工授精で生まれている。
③ 他の人を助けたいと、クリニックに精子を提供したことがある。もしくはいま精子提供を考えている。
④ こうした人たちの親戚や友人である。

　提供精子を使った人工授精に関わる人で、とくに家族や友人、そして専門家をはじめとする身のまわりの人が、この医療技術に対し、どのような考えを持ち、どのような姿勢をとっているかに影響を受けない人はいないだろう。こうした他の人の考え方や態度は、提供精子を使った人工授精への取り組み方にも大きな影響を与えるはずである。

　こうしたことから、この医療技術に直接関わる家族だけでなく、そうでない人たちも、この本に載せた個人的な経験から、さらに何か学びとりたいと思ってくれていることを切に願う。

　家族以外の人の中には、弁護士や科学者、聖職者に加え、治療に関わる医療従事者、つまり医師や看護師、カウンセラー、ソーシャルワーカーも含まれている。本書は提供精子を利用した家族のための社会政策を考えている人にも役に立つだろう。

　加えて、家族を研究している研究者、とくにその中でも家族の多岐にわたる形成方法を研究している人には、この本は啓発するものがあるかもしれない。それは提供精子を使った人工授精が利用されるときの、家族づくりや家族の力関係（力学）への理解を深めるという点においてである。

　先に述べた人たちはみな、本書が一番目指していること、つまり、「隠しごとのない健やかな家庭を築く」という目的を達成するために独自の役割を演じている。しかし、本書を含むどんな本も、役に立つかもしれない一方で、人びとのさまざまな興味のすべてに応えることはできない。

そこで、家族の基盤は主に親や親になろうとしている人たちによって築かれるので、本書は、カップルやそれぞれの人が提供精子を使った人工授精を使った家族づくりを見つめ、経験し、人生を歩いていく際に、そうした人たちに対して支援や手引きを提供するというところに焦点を当てた。

家族をつくるために提供精子を使う人は少数派といえる。ほとんどの人は、自分の家族をつくるために、医療の専門家に助けを求める必要はなく、助けを求める人たちの中でもわずかな人のみが、提供精子を使った人工授精を利用する。その結果として、提供精子を使った人工授精はそんなに一般には知られておらず、多くの人はこれが家族をつくるための選択肢であることすら知らない。

他の少数派のグループに対してもあることだが、当事者でない人たちは提供精子を利用する人が標準から外れているということから、「普通でない」とか「変わっている」と、何かしら違和感を持つ傾向がある。とくにこうしたことは、提供精子を使った人工授精を使って親になることを選択するレズビアンのカップルや、独身の女性に対してそうである。

しかし、これを考えるときにふさわしい前向きな姿勢は、家族づくりにはいろいろな方法があり、提供精子を使った人工授精はその一つにすぎないと悟ることである。

提供精子を使った人工授精の助けを借りてつくられた家族は、他の家族と比べて、良くもなく、悪くもない。単に、他の家族と違うだけだ。しかし、他の人たちの理解が足りないことに加え、こうした違いは、提供精子を利用した人たちを、これが自分たちの家族をつくってきた方法だと認めるのを避ける方向へと向かわせる。

提供精子を使った人工授精を利用した親たちのなかには、自分たちの家族づくりについて、もっとオープンに話すことを選択している人もいる。こうした人たちが私に語ってくれた経験が、この本の重要な情報源となっている。したがって、私や読者のために、自分たちのことを語ろうと覚悟してくれた方たちのその勇気に心から敬服したい。

こうした親たちは、自分自身の言葉で、自分たちのたどってきた道、経験、考え、心配、喜びを話してくれた。彼らにはひとつとして同じ経験はなく、当然彼らは、自分たちが経験した対処の仕方を他の人もやるべきだとは考えていない。

しかし他方で、読者はこうした親たちのコメントのいくつかにとても共感できるかもしれないし、何か使えそうな実際のアイデアとあわせて、それらのなかに

強さやひらめきや、役に立つことを見いだせるかもしれない。

　こうした人たちが親の代表だといっているのではない。また本書は、科学調査に基づいた研究の説明でもない。むしろ、これは、提供精子を使った人工授精の先駆者として、踏み入れたことのない領域に入り、それにともなうリスクや不安、葛藤や緊張を経験した人たちの物語である。

　ここに登場する親たちは全員、自身の身元を明かすことを望んでおり、もし読者が彼らの経験についてさらに話を聞きたいなら、喜んで連絡を受けようと言ってくれている。しかし、この本に彼ら各人の電子メールアドレスを載せるよりも、読者のメッセージを私に送ってもらい、それを彼らに転送したほうが、読者にとってもいいだろう。そうすれば彼らから読者に、直接連絡がいくと思われる。私の電子メールアドレス Ken.daniels@canterbury.ac.nz に連絡してもらいたい。

　実名で登場する一人ひとりの親たちは、自身の簡単なプロフィールと家族の情況を提供してくれており、それらはこの本の最後に〔協力者のことば〕として載せてある。彼らの出身国はさまざまである。

　本書全体を通して、私が個人的に話してもらったり、もしくはカップルとして話してもらった親たちの言葉は、どの親の語ったことなのかすべて分かっている。しかし残念なことに、ロンドン、シドニー、メルボルンで行なった三つのフォーカスグループの話し合いに参加した親たちの言葉は、どの人がどの言葉を言ったのか特定できなかった。これは彼らが身元を明かしたくないと言ったのではなく、誰が何を言ったのかを知ろうと話し合いをテープ起こししたときに、発言者を判明できなかったためである。

　本書に描かれている親たちの経験は非常に異なっている一方で、みな、極めて重要な一つの要素を共有していた。それはどのように家族がつくられたかということを、子どもたちに話してきたという点である。

　そうすることを選択したことで、こうした親たちは、過去から長く存在している潮の流れにさからって泳いできたのである。というのは、多くの親たちが子どもにこのことを話さないようにとアドバイスされたり、そうしてはいけないと警告されてきたからだ。

　親たちは事実を告げるという決断をめぐってたくさんの困難に出会ってきたが、いまは正しいことをしたと、前向きな姿勢をとっている。こうした親たち

は、健やかで幸せな家庭をつくるためには、自分たちが提供精子を利用したことをきちんと話し、正直でいることが重要だと確信している。こうしたことを子どもに話さないということは、何かそれが恥ずかしいことだという見方を伝えることになるだろう。

　本書のいたるところに、親になりたいという人たちに対して送った手紙をはじめ、世の中にあるいろいろな著述の引用も入れたが、それは非常に役立つものである。提供精子を使った医療を考えている方たちにとって、非常に豊かで役に立つ見識を含むこうした手紙は、イギリスのドナーコンセプションネットワーク（DCネットワーク）で用意されており、このDCネットワークを通して手に入れることができる。

　さらに、この本の情報源になっているのは、27年以上にもわたる私のこれまでの仕事の結果でもある。私にその経験を話してくれた親たちと同じように、私自身も提供精子を使った人工授精を理解するのに長い旅をしてきた。

　私がニュージーランドのカンタベリー大学で常勤の大学教員の身分を得たのは、カウンセラーとして、またソーシャルワーカーとして数年過ごしたあとだった。それからのちに、クライストチャーチ・ウィメンズ病院のソーシャルワーカーとなったマリオン・ワードが、カウンセリングに何らかのかたちで関わり続けたいと思っていた私に、提供精子を使った人工授精を求めているカップルのアセスメントに参加しないかと声をかけてくれた（非パートナー間人工授精（DI）は、以前はAIDという言い方で知られていた）。

　私は、「非パートナー間人工授精とは何ですか」と質問しなければならないほど無知だった。マリオンが声をかけてくれたおかげで、私には興奮と刺激、挑戦、そして時にはフラストレーションのたまる、まったく新しい世界が開けた。それが私の旅の始まりだった。

　親になろうとしている人で、提供精子を使うことにはどのような意味があるのだろうと考えている人たちと行動することが、学習の近道となった。この分野の仕事に関わるようになればなるほど、マリオンと私は、提供精子を使った人工授精について本当に知らないことばかりだということを悟った。

　私たちは養子の経験を利用しようしたが、それには限界があった。また、将来出てくるであろう多くの問題、とくに子どもやその家族に起こり得る問題にも気づくようになった。私自身、双子を養子に迎えた父親であるが、その経験がこの分野への洞察力にも足しになったと思う。

学問的な生活と、仕事のすべてを占める研究という旅をするということは、カップルや医師たちからまずは情報収集するということを意味していた。私はまた、提供精子を使った人工授精のコミュニティや体外受精（IVF）が登場したことから、その見方を探った。
　こうした情報は、次々と登場する不妊のカップルのための医療消費者グループに向けて文章を書くだけでなく、医師やソーシャルワーカー、カウンセラー、精神科医、そして弁護士に読まれる学術的な論文を書くことで共有した。
　その頃はまだ、提供精子を使った人工授精で何が起こっているのかという情報はほとんどなく、この医療技術は結局のところ、秘密のベールに覆われて実施されていたのである。
　私が初期の頃に集めた情報は、それ以後に私や他の人が行なってきた研究とともに、提供精子でつくられた家族や、精子を提供した男性たちが経験してきた問題に対する、より深い理解を導いてきた。
　私が書いたものの多くは、医療従事者や社会政策の発展に関わる人たちの教育に役立つように考えられている。いくつかの国では、私の研究が家族の福祉を高め、すべての関係者の権利や責任を維持する政策を政府に提案する際の後押しとなっている。
　しかし、私が一番力を注いできたのは、いつも提供精子を使った人工授精の末、家庭を築いた人たちに対してだ。私はこうした人たちのニーズに強く関わり続け、そして自分の研究が私にそうした多くの人たちと関わりを持ち続ける機会をずっと与えてくれていることに感謝している。また、世界中の多くの国で開かれる消費者団体の会議にスピーカーとして招いてもらえたことも、とてもありがたく思っている。
　この継続的な関係は、私にとって、提供精子を利用してつくられた家族の一員であるということが、親やその息子、娘たちに何を意味しているのかを深く理解するうえで、大きな助けとなっている。
　まだ、提供精子を使った人工授精で生まれた人たちからの情報を収集し始めたばかりの頃、私は非パートナー間人工授精で生まれ、当時58歳だったビルと出会った。そして何年にもわたって彼をはじめ多くの人たちから、自分の考えや感情を聞かせてもらってきた。
　ビルの経験は、私をはじめ、多くの人たちへの刺激となったので、私はビルに「本書の序文を書いてもらえないか」と頼んだ。彼は私たちに提供精子を使っ

た人工授精を使うということについて、多くのこと——たとえば、専門家の影響、世論の力、成長していく子どもの家族生活に対する影響、子どもにとってのより大きな保護と認識の必要性、そして子どもが大人になるという事実——を気づかせてくれる。

　私の専門的な仕事やキャリアは、旅も最終段階に向かっている。だからこの本はある意味、提供精子を使った医療において自分を初心に帰らせるものである。

　私は、提供精子の利用を考え、準備している人たちに接しながら仕事をしてきたが、この本の中で、すでにこうした道を歩んできた人たちの心の内や経験を提示することができればと思っている。そして、提供精子を使った人工授精を使って家族をつくることが、将来、他の人たちにもより豊かで、満足のいく経験になることを願っている。

　自分の家族に関する重大なことを決定し、実行することによって家族の状況をつくるのは親であるから、最終的に子どもに保護や健康、福祉を最もよいかたちで与えてあげられるのも両親といえる。

　もし本書が私の望みどおり、子どもを求める人たちが最もよい親になれることに貢献するなら、ビルが歩んできた道に後続する多くの子どもたちが、より豊かな人生や、両親ともっとオープンで、信頼できる関係を持てるようになるだろう。

　重要なメッセージを伝えるときに使う言葉は非常に重要なはずである。したがって、本書が一貫しているテーマの一つは、適切な用語を使うということである。たとえば、提供精子を使った人工授精の末に生まれた人たちを示す適切な用語探しが、その大変さを示している。

　本書を通して気づくと思われるが、人はそれぞれ違う言葉を使う。「子ども（child）」という言葉が長い間使われてきたため、いまだにある人たちからは、「子ども」という言葉が使われているが、ビルやその他の成人した人にとっては、これは明らかに適切な言葉とは言えない。

「生まれた存在（offspring）」という言葉が次第に使われるようになってきているが、これにも反対する人がいて、それは、この用語が人に対してよりも動物に対して使われる用語だと信じられているからである。

　最近私は会議に出席し、そこでは「提供精子を使った医療技術で出生した人（DI conceived person）」というのが最も適切な言い方だと言われていた。

　私はその言葉を、「提供精子を使った医療の末に生まれた人（person conceived

as a result of DI）に言い換えたいと思った。そうすれば、最初に人（person）を強調し、次に生まれた方法がくるからだ。

　しかし、私が使いたいと思ったこの言い方は長たらしくて、頻繁にこの本の中で使うには難しいものがある。それでも、もちろん言葉や言い方を選ばなければならないので、とくに幼い子ども（child）に言及したいとき以外は、私は「生まれた存在」（offspring）という用語を使うことにした。
「生まれた存在（offspring）」は、動物に対して使う用語だから、私の選択は適切でないと思う人もいるだろう。そういう方たちには申し訳ないと思う。しかし私は、明らかにこの用語を人や人間的を意味するもの以外に使わないし、また考えているわけでもない。つまり私は、offspringを「生まれた人」という意味で使おうと思う。
『家族をつくる——提供精子を使った人工授精の助けを借りて』（Building a Family with the Assistance of Donor Insemination）というタイトルは、非常に慎重に選択したものである。
　どの家族もつくられるものである。物理的につくりあげることも大事だが、いわば心理的・社会的につくりあげる過程も同じくらい大事であろう。
　この本に貢献してくれた親の話を読めば、彼らが自分の家族について悩んだ問題のほとんどが、心理的・社会的なものだということが分かるだろう。そしてこれは私の専門としているところでもあり、本書全体にわたって私が焦点を当ててきた部分である。
　提供精子を使った人工授精の物理的な状況（医学的治療）については、他の資料からそうした情報を得られるので、ここでは取り上げない。
　家族をつくろうということは、計画づくりや、入手可能な情報先についての検討、意思決定、基礎づくり、専門家と素人の両方でよく分かっている人をどのように利用するかを考えなければならないということを意味している。
　提供精子を使った人工授精の「治療」は、その家族づくりの計画の単なるひとつの段階である。親たちがたどってきた道を見る時、提供精子を使った人工授精をした後だけでなく、そこに至るまでの準備や治療を含む経験も重視した。
　こうした親たちはみな、「家族をつくってきた」とは言わず、むしろ「家族づくりをしている」という。彼らが自分たちの経験を語ってくれるのは、自分たちの反省や後からわかったことを含めて、自身が提供精子を使った人工授精の旅を始めたときにはなかった機会を利用して、読者に何か得てほしいと願うからにほか

ならない。
　実際に、他の人の経験を知ることは、提供精子を使った人工授精の準備過程の一部としてもみることができる。この発想は20数年前、アメリカのパティ・マルステッドとドロシー・グリーンフィールドによって最初に提言されたものである。この「準備」という概念が、最近私の中では次第に重要性を占めてきており、ドイツの同僚、ペトラ・ソーンと一緒に推進している。
　私たちは提供精子を使った人工授精において、治療の段階ばかりが非常に強調されているように感じている。なぜなら、それは医療従事者が関与する段階だからだ。
　クリニックに行って、掲示板にある赤ちゃんたちの写真を見るたびに、こうしたことを非常に痛感させられる。いろいろな意味で、こうした写真はクリニックのスタッフにとっては成功の証といえる。ある人が提供精子を使った人工授精のためにやってきて、治療してもらい、かわいい赤ちゃんの写真がその結果を示している。
　でも、こうした掲示板の中に、私はいまだかつて10代の子どもや家族の写真を見たことがない。こうした赤ちゃん一人ひとりは、当然、子育てや家族の一部でしかないというのに。
　提供精子を使った人工授精に関連するプライバシーや秘密にしたいという理由から、そこに家族の写真がないというのは大いにあり得ることである。親の写真よりも赤ちゃんの写真のほうがクリニックは見たいのだと親のほうが気をまわしているのかもしれない。
　10代の若者の写真がないということも、その年齢に達する頃には、クリニックは忘れてしまっているか、もしくは興味がないのだろうと親たちが考えたせいかもしれない。
　いずれの理由にせよ、治療の段階と同様、赤ん坊の時期というのは家族づくりのひとつの段階にすぎない。だから私は、この本では、大きな視野、つまり家族をつくるための手助けが必要だということが分かった時期から、治療の期間を経て、妊娠出産、そしてその後何年も続く家族の生活までを取り上げたいと思っている。
　読者には、私が提供精子を使っての家族づくりにおいては、本当のことを隠さず話し、正直であるほうがメリットがあるという立場を強く明確にとっていることが分かるだろう。

私が関わってきた学術的仕事や、専門家としての仕事とあわせ、個人が語ってくれたことからも次のようなことがわかる。（事実がわかってしまったら大変なことになるかもしれないという恐れよりも愛情があるから大丈夫だという思いの方が強く）、その愛情が家族内で、健やかでウソや隠しごとのないコミュニケーションをつくるための基盤になっていることを示している。恐れはただ汚点や恥、秘密を導き、それは子どもたちや家族の福祉や健全な機能に、意に沿わない効果をもたらすのである。
　世界でもとくにいくつかの地域では、多くの専門家たちが、子どもや他人に本当のことを話すようにしようというのは、あまりに行き過ぎた考え方だという。私たちが提供精子を使った人工授精のことを秘密にしておくとよくない影響があるという明らかな調査証拠を得るまでは、私の仲間の中にも、親たちに自分の家族に隠しごとをせず、正直であれとけしかけるべきではない、と反論する者がいた。
　これに対して、この本はこう問いかける。
「なぜ自分の子どもに、正直に何でも打ち明けたくないのか。もし、自分の子どもに正直であることや、隠しごとをしないこと、信頼、真実、愛情といったことの価値を教えたいのなら、なぜ自分自身が子どもとの関係において、こうしたことを示すことができないのか」――と。
　こうした哲学的で道徳的な対応はさておいて、いまはいくつかの調査からわかったこともある。イギリス・ロンドン出身のエマ・ライセット、スーザン・ゴロンボック、ルス・カーソンと私は、最近、論文を発表した。
　それは、4歳から8歳の提供精子を使った医療で生まれた子どもを持っていて、子どもに提供精子を使ったことを話してきた家族と、話してこなかった家族、計46の家族について行なった調査をもとにまとめた論文である。そして、私たちはこう結論づけることができた。
　「二グループの家族の間に見られた違いは、事実を話していない家族よりも、話した家族のほうが、家族間での問題がより少ないということを示していた。
　　事実を話す方向へと傾いている母親は、子どもたちとめったに口論をすることはなく、口論でも深刻にならない。またそうした母親たちは、自分の子どもは問題を起こしそうになく、精神的な緊張もないと考えていた。加えて、事実を話しているカップルは、話していないカップルの自己評価と比較

して、自分たちを親としてより能力があると考えていた。」

　こうした結果は、まだ初期の頃、別のサンプルを使った研究で分かったことを裏付けるもので、とくに興味深い。ヨーロッパでの生殖医療でできた家族についての12年後のフォローアップ調査では、提供精子を使った人工授精について話してもらっている子どもたちは、話してもらっていない子どもたちと比べて、母親と口論する頻度も激しさも低く、母親を厳しいとも思っていないと報告されている。

　事実を教えてもらっている子どもはわずかだが、子どもと母親にはこうした衝突について別々に報告してもらっており、それゆえにこうした結果が偶然である可能性は低い。現在の研究においても、さらにこうした結果がくり返し出ているということは、これが偶然の効果ではなく、むしろ確かな結果であるということを提示している。

　さらに、二つのグループに顕著にみられる相違の変数はそれぞれが単独にそうなのではなくて、子どもが問題を起こしたり、母子間の衝突、子どもの精神的緊張の認知と似通ったパターンをつくっていて、育児能力の低下の構図と関連していた。

　今回の父親に関する調査でも、子どもに事実を告げてきた父親と告げてない父親を見ると、子どもとの関係や子どもの適応について同様の結果が報告されている。父親については、以前の調査でも同じ結果を得ていた[1]。

　ニュージーランドは15年以上も前から、提供精子を使った人工授精を使ったことについて、隠さず、正直であれば、家族のウェルビーイング（Well beeing）が促進されるという考え方があり、社会的にも専門的にもそれを強く支持する雰囲気がある。私はそんなニュージーランドに住んでいて幸運だと思う。

　こうした考え方は、提供精子を使った人工授精を使ったニュージーランドの家族の4分の3あまりが、自分の子どもたちにどのように家族がつくられたのかについて、すでに事実を話しているか、もしくは話そうと考えているという調査結果にも表れている。

　過去20年以上も、ニュージーランドが現在のように、より隠しごとをせずに、正直であろうとする運動の最先端を行く国の一つとして貢献してきたのには、いくつかの要因がある。

変化は1980年代の初頭に始まり、それはカウンセラーが提供精子を使った人工授精をとりまく秘密がもたらす負の側面、とくにこの技術で生まれた子どもにその秘密がどのような影響を与えるのかを問題にし始めたときだった。マオリ族（ニュージーランドの原住民）の子どもや家族との関係における見方への認識と受容が高まるにつれて、養子に関する文献もマオリ族たちの考え方を支持したのである。

　マオリ族には、核家族とファナウ（Whanau）の二種類の家族があることが知られている。ファナウは祖先（Tupuna）のつながっている親類のグループであり、いくつもの世代と、いくつもの核家族、いくつもの世帯で成り立っている。

　ファナウに子どもが生まれると、ファナウの誰もが、絶対に子どもの利益を最優先するという責任を持つ。ファナウの概念は、ファカパパ（whakapapa）と密接に関係していて、ファカパパは家系図に似ていて、そのなかでマオリ族は、いのちの始まりにさかのぼれる血筋をたどることができる。ファカパパは、土地の所有権などの決定にも影響し、人びとの間の関係も規定するので、マオリ族の人には、自分の血筋を知ることは極めて重大なことなのである。

　いのちを創る人びととの間に共有されるあらゆる種は、ゆえにマオリ族にはタプ（tapu）[*1]もしくは恐れあるものとしてみなされ、それはもちろん、ヒト生殖補助や養子の両方においても重大な意味合いをもっている。

　そのほかに、ニュージーランドの提供精子を使った人工授精の環境に影響を与えた要因は、1988年にニュージーランド・インファーティリティーソサエティ（New Zealand Infertility Society、現在のファティリティー・ニュージーランドの前身）が設立されたことである。そのグループは、不妊治療を受ける人が本当のことを話せるようになるよう、励ますという重要な貢献を果たしたことで知られている。

　しかし、おそらく最も重要なのは、ニュージーランドの医師たちが、自分たちがこれまでに抱いていた考え方や提供精子を使った医療技術での家族づくりの社会心理的な見方、そして自分たちの主義や習わしを変え始めたことである。

　1990年、ニュージーランドのインファーティリティーソサエティはとくに提供精子を使った人工授精に関するワークショップを開催したが、その報告の中で、ジョン・ピーク（John Peek）博士は、多くの不妊クリニックが身元を明かす覚悟のあるドナーを探しており、これまでの考え方とは対照的に、ほとんどのドナーにはその覚悟があると述べていた[2]。

私たちの果てしない旅のなかで、ニュージーランドは2004年に、提供精子で生まれた人たちが将来、自分の誕生に貢献した精子の持ち主である男性を特定する情報を入手できる法を導入することになった*2。しかし、この法が提供精子を使った人工授精の実施に変化をもたらすことはないと思われ、むしろ専門家たちがすでにやっていることに念を押すだけのことだと思われる（これは、法や社会政策が変化の構築を模索して、その結果、多少の問題や対立を呼び起こした他の国と明らかに対照的である）。

　ニュージーランドも、多くの葛藤もなしにここに至ったわけではない。しかし、約15年も前から、自分の配偶子を提供する男性も女性も、将来生まれてくる人たちに身元を明かすのは当たり前で、その覚悟がないなら、提供するなという考え方があり、そうなったことはこの分野に関わる専門家たちの働きを示すものであり、それは知られるべきである。

　各国の政策や提供精子を使った医療の研究に関わった特権のひとつは、多くの国を旅してたくさんの家族と会えたことだ。しかしスウェーデンでは、この本のための協力家族探しはうまくいかなかった。そのことも記しておいたほうがいいだろう。

　スウェーデンは、提供精子で生まれた人が自分の誕生を手助けした精子の持ち主の男性を特定できるようにするという法律を最初に導入した国であり、私が継続して調査してきた国だ。

　しかし、隠しごとをしないことを支持する法があるにもかかわらず、スウェーデンの医療消費者組織（不妊治療を受ける人たちの組織）や私の仲間は、自分たちの経験を語ってもいいという親を見つけることができなかった。

　これはつまり、より健やかで、隠しごとをしないというアプローチを進めていくという法の目的が思ったほど成功していないということを示している。

　うまくいっていないということは、2000年に報告されたスウェーデンの研究の結果にも示されていて、この研究における89パーセントの親たちが子どもに提供精子で誕生してきたことを伝えていないということが明らかになった。さらなるコメントすることを選んだ105人の親たちのうち、61名は「将来は伝えるつもりだ」、28名は「伝えるつもりはない」、16名は「わからない」と答えていた[3]。

　ここでまず断っておかないといけないのは、この調査に参加した多くの家族のなかに、子どもたちがまだ非常に幼く、成長するにつれて家族の話を知るようになっていくであろうというケースも多かったということである。その一方で、最

初から意図的に、子どもにこの情報を絶対に話すまいと決めていた親もかなりいた。
　このことから伺える大事なメッセージは、たとえば法は、親たちに何も強いるわけではないため、ただ法を作っても、変化に続いて法ができたニュージーランドのようには、変化を達成することはできないということである。
　本書を執筆している頃、精子や卵子、胚の提供についての報道が立て続けにあった。世界ではサポートグループの飛躍的な成長があり、それは人と人との出会いを通してつくられたものや、インターネットを介してつくられたものである。
　インターネットは現在、ものすごい情報量を提供しており、そのなかには提供精子を使った医療技術で生まれた人や遺伝的なきょうだい（兄弟・姉妹・兄妹・姉弟）にコンタクトを取るグループへのアクセス、チャットルームを通して思いを交換する機会も提供している。
　サポートグループは、つねに親や生まれた人たち、そして配偶子の提供者と関わっていて、個人的なレベルのみならず、政策レベルにおいてまで驚くほどの影響力をもっている。
　こうしたたくさんのグループ、とくにオーストラリア、ニュージーランド、イギリス、カナダのグループから出されてきた資料を見ると、サポートグループには以下三つの重要な機能があり、こうしたグループがいかにそれを果たしているかは注目に値する。

- 情報を得られるようにする。
- 個人に対して支援を提供する。
- グループの会員の利益のために、社会政策や法を進めようとする。

　また今は、多くの国がドナーの情報入手に関する法の改革を考えるという、提供精子を使った医療において歴史的にも重要な時期である。今後予期される変化についての議論は、痛烈で白熱したものだ。
　家族のなかで情報を共有するという話題は、匿名性、プライバシー、秘密は守られるべきだと主張して、とくに自分の患者やドナーの多くを代弁していると思っている専門家たちには、強い感情を喚起するものである。本書は明らかに、こうした専門家たちや、また手引きを求めてこうした専門家からアドバイスを受けている政治家たちへの挑戦なのである。
　現時点での例として、情報共有についてカナダが考えていることに非常に興味

第1章　隠しごとのない健やかな家庭を築くために

深いものがある。ドナーの情報が不足していることに直接関わっていたり、心配している多くの医療消費者たち（不妊治療を受けている人たち）は、もし配偶子を提供する男性や女性を匿名にしておく現行のシステムが変更されたら、この医療を提供できなくなるだろうと主張する専門家たちと闘ってきた。

　これらは、スウェーデンで政府が法の導入を進めていたときになされたのと同じ主張だ。しかし、同僚のオソン・ラロス（Othon Lalos）と私は、1985年のスウェーデン法の導入以来、精子提供者の特徴が過去に精子を提供した男性たちと異なってきているが、事実、精子提供をしてもいいという男性の数が増えていることを示してきた[4]。これについては、9章でさらに詳しく取り上げる。

　この本を執筆しているとき、イギリスの重要な裁判例についての判決が待たれていた。それはジョアナ・ローズ（Joanna Rose）と匿名の子どもの二人が、情報の入手をめぐって、イギリスのヒトの受精および胚研究認可局（HFEA）と健康省を相手に法廷で争っているものだ。この判例の結果は、イギリスの将来の政策に非常に影響を与えると思われ、おそらく、他の国にも影響が及ぶことだろう。

　2004年の初め、イギリス政府は、2005年から提供配偶子から生まれた子どもはドナー情報を入手することができるようになると発表した。その情報はドナーの特定につながる情報も含んでいる。

　ニュージーランドやスウェーデン、カナダ、そしてイギリスのこうした概要は、それぞれの国が独自の提供精子を使った人工授精の「文化」を持っていて、それが家族をつくる手段として提供精子を使った人工授精を考えているときに、人びとの見方に影響を及ぼす役割を果たしていることを示している。

　その異なる見方がどんなものであったとしても、安心できる健全な家族をつくるという旅をするなかでは、誰もが経験する段階があり、本書はこうした段階に沿って構成してある。

　読者の中には、ある部分のみを拾い読みする人もいるかもしれない。それもためになるだろうと願うが、本書のために協力してくれた親たちが、自分たちの旅の途中の、ある特定の段階で言っていることはそれ以前に起こったこととの前後関係で見るのが、一番よく分かるというのが、私自身の考えである。

　マオリ族には「後ろを向いて未来へ歩んでいく」ということわざがあるが、それは、現在と未来は、過去によって形成されているという意味だ。言い換えれば、これまで出会ってきた人びとや出来事が、現在の私たちという人物を形づ

くってきているということを、いつも悟り知っておくべきだということである。

　まず最初に、私を雇ってくれたカンタベリー大学に、非常に刺激的でやりがいのある仕事を提供してくれたことに感謝を述べて、この章をしめくくりたい。

　提供精子を使った人工授精に関わるという仕事は、とくに私にとって実り多いものだった。さらに、もし大学が私に調査のために12カ月間大学を離れることを許可してくれていなかったら、本書の中で読者が出会う家族へのインタビューも実現しなかった。

　本書に掲載した家族や、私に何年にもわたって、自分たちの人生や出来事を聞かせてもらうという特権を与えてくれた、多くの方々に心から感謝している。協力者の方々は、非常に強力な教育者だ。さらに、不妊治療を受けている人たちのグループにも感謝している。個人的に会ったことはなくとも、私が雑誌やインターネットを通して知った物語の多くの主人公である人たちと、ずっと連絡を取れるようにしてくれたからだ。

　また、私たちが何年にもわたって重ねてきた多くの議論に加えて、親たちとの会合を円滑にしてきてくれた多くの同僚たちにも感謝を述べたい。こうした同僚たちは、私に色々なことを教えるという意味でも尽力してくれた。ゆえに、本書は単に私の仕事というだけでなく、医療の利用者と専門家の両方における多くの人たちの考え方や見方を表わすものである。

　最後に、この本を読み始めてくれた読者にも、お礼を述べたい。読者のみなさんには、ここに登場する親たちの経験を共有し、そこから得る知識で、読者の提供精子を使った人工授精に関する理解を深めてほしい。本書のために協力してくれた家族も私もそう願うばかりである。

　そして本書が、読者自身の提供精子の助けを借りて家族をつくることにまつわる感情や、考え、行動を自分自身対処するうえでの助けとなるインスピレーションを与えるであろうことを願っている。

［訳者注］
　　＊1　マオリ族の教えの一種で、聖なる掟や、禁忌、犯してはならないもの、を指す。タブーの語源である。
　　＊2　ニュージーランドでは2005年からこの法が施行されている。

[参考文献]
1 Emma Lycett, Ken Daniels, Susan Golombok, Ruth Curson (2004)(Non) Disclosure in Donor Insemination Families. *Fertility and Sterility* vol.82, no.2:172-179.
2 Ken Daniels(1999) Donor Insemination New Zealand: from Early Beginnings to the Millenium [sic]. *Pathways* (the Magazine of the New Zealand Infertility Society)
3 Gottlieb C, Lalos O, Lindblad F. (2000) Disclosure of donor insemination to the child: the impact of Swedish legislation on couples' attitudes. *Human Reproduction* 15:2052-56.
4 Ken Daniels and Othon Lalos (1995) The Swedish Insemination Act and the availability of donors. *Human Reproduction* 10:1871-74.

第2章

家族づくりに
提供精子を使った人工授精の
手助けが必要になったとき

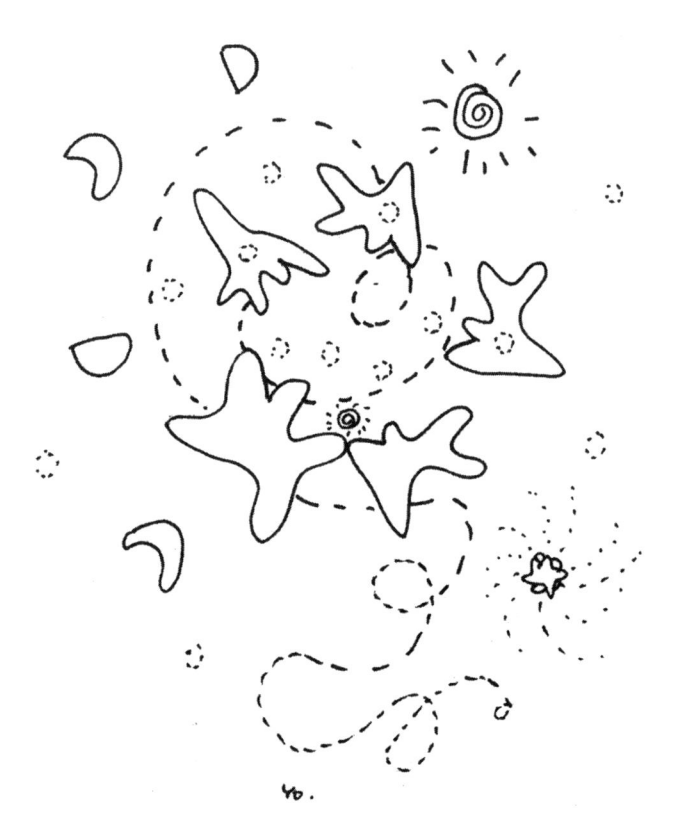

ARRIVING AT THE NEED FOR ASSISTANCE
IN BUILDING YOUR FAMILY

——トムとわたしは1980年に結婚しました。ふたりともまだ24歳と若くて、田舎にかまえたわが家に子どもが三人いるのをいつも夢みていました。（アリー）

　アリーとトムの「家族を持つ」という夢は、結婚したり、長期にわたって安定した関係に入ったカップルのほとんどが考えることである。そして、そうした関係になれば、子どもができるだろうと期待するのは当然のことといえよう。まだ結婚などの話のない多くの女性にとっても、当然、いずれ自分もそうした人間関係を築いて、子どもを持つことになるだろうと思っている。
　家族を持つということは、個々人が期待しているだけでなく、社会からも何か非常に価値をおかれていることである。社会は出産奨励主義をとっていて、とくに子どものいる家族に価値をおいており、そうした人たちが社会機能において重要な役割をはたしているという研究者もいる。結果的に子どもを持つという夢や期待は大きくなり、この望みが満たされないと、多くの人たちが非常に強い反応を経験することになる。

　——自分が、普通には子どもをつくれないだろうと知って、それは、おそらく自分にとって、これまでにない大きな打撃でした。（トム）

　——そのニュースは衝撃的でした。トムが泣いているのを見たのはあれが初めてでした。（アリー）

　——もう真っ暗になりました。わたしの夢は打ち砕かれたのです。（エヴリン）

　——ただただ泣いたのを覚えています。（スーザン）

　——夫のほうに問題があるといわれて、それはものすごい衝撃で、彼は「もう自分はおしまいだ」といいました。夫は打ちのめされたのです。（マリー）

　「衝撃」「ショック」「打ち砕かれる」といった言葉はすべて、反応の強さを示す典型的な言葉である。こうした強い反応があるのは、ひとつには、普通は自分が不妊だと分かることなど予想していないためである。検査などで問題があると分

第2章　家族づくりに提供精子を使った人工授精の手助けが必要になったとき　　35

かっても、カップルはなお、じきに子どもを持って家族になるという希望は叶えられるだろうと信じるものらしい。

　　── わたしたちは子どもを持てないかもしれない。それはあり得ることでした。でも人はたぶん、ときどき事実を認めないまま生きていくものなのだと思います。ローリーがしていたこともおそらくそうで、結果的にわたしもそうだったのだと思います。(エヴリン)

それはほとんど思いもかけなかった出来事であると同様に、そのショックは重要な問いと不信を招くことになる。

　　──ショックだったし、動揺しました。そして事実を受け入れるのにしばらく時間がかかりました。誰だって聞きたくない話です。「どうしてこんなことが自分に起きたのか」ということを考えようとしたときもありました。(グレッグ)

　　──わたしは、これまでずっと自分は幸運だったのに、その運が切れてしまったことが信じられませんでした。わたしが過去にしてきた悪いことのせいで、自分がいまこうなっているんだと感じていました。(ロマーナ)

　　──わたしは本当にがっかりしましたが、でも自分のせいじゃないのだから、たぶん妊娠できるだろうと考えていました。それは前向きな考えと否定的な考えが同時にある、わけのわからない状態でした。(スーザン)

不妊が人のアイデンティティにどう影響するかについて専門家たちがよく語っている。不妊だとわかるまでは、自分が妊娠すること（もしくはパートナーが妊娠すること）や、息子とサッカーをしたり、娘をバレエのクラスに連れて行くことを想像していたかもしれない。でも、子どもができないと分かった人たちは、自分を違う目で見るようになり、場合によっては自分にレッテルを貼って、将来における自分たちのアイデンティティの再評価と向き合うことになるだろう。

　　──家庭を持って、母親になることがずっとわたしの夢でした。だから本当に悲しかった。ウォレンと家族を持てるようになることが、わたしには本当に大

事なことだったのです。(リオニ)

　異性同士のカップルでは、とくに男性側は、不妊と診断されたのが自分であるために、すっかり変わってしまった自分のアイデンティティに苦しむ傾向がある。しかし不妊は二人で経験することであり、「カップルとして、欲しいと思っていた自分たちの子どもを持つことができないと考えるほうが助けになると分かった」と話すカップルがたくさんいる。自分たち二人と遺伝的なつながりのある「子どもを持つ」という夢や願いが打ち砕かれてしまったのである。

　　——わたしたち二人の子どもを持つことができないとわかったとき、ウォルターの気質を引く子どもを持てないと思うと、本当に悲しかった。だって、ウォルターのいいところをわたしたちの子どもには受け継いでほしかったんですもの。(オリヴィア)

　　——トムは、「もし自分が子どもを持てないとわかっていたら、結婚を申し込んだりしなかった」といいました。でもわたしは、「それはわたしたちの問題で、あなたのせいではないわ」といいました。だってトムはこの原因になるようなことを何もしていないんですもの。(アリー)

　　——ぼくは、不妊なのはぼくのほうなんだとはいわずに、「ぼくたちは不妊なんだ」と、しょっちゅういっています。(ウォレン)

　子どもを持てるという夢を失うことは、時々、死の痛みにたとえられ、深い悲しみの感情を伴う。カップルは実際に存在した人の死を悲しんでいるわけではないかもしれないが、生まれてくるはずだった自分たちの子どもや、自分たちが持つはずだった家族という希望や期待がなくなったことで、実際につらい思いをしている。

　　——本当につらかったです。最初にぼくが全面的にショックを受けて、じきにぼくたち二人ともがそうなりました。それはあたかも家族の誰かが死んでしまったようでした。誰でもみな同じような過程を経験することになります。まずショックを受けて、それが怒りに変わり、それから解決策を見つけようとする

のです。(トム)

　——子どもを授からないということは、近親者と死別したような感じがするものです。それをとりまく感情もそれを悟るためにかかる時間も、近親者の死別の場合と似ています。(ウォルターから提供精子を使った人工授精で父親になりたいと思っている男性たちに送った手紙から)

　死に対する反応を研究してきた研究者たちは、よく死別した人が経験する感情や反応の移行についての話をする。この見方において、最も影響を与えたのがエリザベス・キューブラ・ロスで、彼女は死別して残された人びとが経験する反応の段階を次のようにあらわした。それは、否認、怒り、取引、抑うつ、そして最後に許容である[1]。

　不妊を通して死を悼む人たちも、自分たちにもこれらと似たような段階や影響があるとよく言う。もちろん、ある段階が他の人よりも長く続くこともあり、人はそれぞれ、こうした段階を異なったように経験する。しかしこういう情報があるということは助けになる。なぜなら、経験した反応の多くは、誰にでも起こることで、予測されることなのだと知れば、人は気持ちを持ち直すことができるからである。

　一つ知っておかなければならない問題は、自分はまだ心の準備ができていないのに、善意ある友だちや親戚、もしくは専門家たちの方が自分に次の段階に進んでほしいと思うときである。本当ならあったはずの遺伝的なつながりのある家族を失ったことに折り合いをつけようとしていて、とくにまだ初期の段階にいて、自分の考えや感情を整理しようとしているときに、もし他人が自分に治療を始めるように勧めてきたとすれば、こうした問題が起こるはずである。

　またカップルは、不妊であることを知ったときに、ほかにも本当にたくさんの喪失感に見舞われることもあり、そのなかには、通常、親になる能力と関連している自尊心や性アイデンティティの喪失も含まれている。

　——わたしたちはほかの人たちのように子どもを持てないので、みんながわたしたちには価値がないと思わないかと心配でした。わたしは不妊を恥ずかしいと思っていたのです。(ロマーナ)

このほかに多くの人が向き合う上でつらいと感じる喪失感は、遺伝的なつながりの喪失だ。家族の生命は現在を越えて続いてほしいという思いがあり、多くの家族にとって、こうしたことは非常に重要で大きな意味がある。

　——血筋を受け継いでいるという感覚が、ぼくたちのなかに生まれ育まれています。ぼくたちは、父親の家系の血を引いているから父親の家系の名前を受け継ぐのです。一番シンプルな家系図は、血のつながりをたどるものです。でも何か失ってしまうものがあって、それは行方不明になってしまったぼくの遺伝子ということになるでしょう。ぼくはそのつながりを終わらせてしまうのです。(ウォルターから提供精子を使った人工授精で父親になりたいと思っている男性たちに送った手紙から)

　もうひとつよく起こる感情は、他人には簡単にできて、人生で当然そうなると思っていたことが成し遂げられない、そのことで、不公平さを強く感じるというものである。

　——家族の集まりで、トムの妹が4人目の赤ちゃんが生まれると言ったとき、わたしは完全に打ちのめされてしまいました。これは本当に不公平だと思ったのです。「わたしたちは2年半もはじめての赤ちゃんを持つために苦労しているのに、あなたは4人目の赤ちゃんを持とうとしている。あなたはトムのきょうだいだっていうのに」と。わたしには、とにかく本当にそれはずるいと思ったのです。そして内心、これはわたしの計画していたのとは違うと、本当に怒りがこみ上げてきました。(アリー)

　——何も考えなくても自然に子どもを持てるカップルに、ぼくは少し嫉妬を感じていました。「君たちがいまぼくたちの体験していることを知ってくれていたらいいのに。君たちが、ぼくたちの経験してきたことを体験しなければならなかったら、人生に対して違った見方をしているだろうに」と思いました。普通に子どもを持てないぼくらがいて、そのぼくらは子どものできるほかのカップルをみている。みんなは「もう一人子どもを持とうと思うんだ」といって、そしてすぐに子どもを持ってしまう。それはぼくの気を滅入らせて、内心穏やかではありませんでした。(トム)

——なんでぼくたちがこんな目に遭わなければならないのかと考えました。それはとても不公平です。ぼくたちの友だちはみな、なんの問題もなく、ただ子どもを持っているように見えます。みんな、特別なクリニックに足を運ぶ必要もなかったし、もちろん、ある決められた時にセックスをするように言われることもなかった。ゆるい下着をはくことも、精子をつくらなければいけないことで、自分自身を辱める必要もなかったのです。みんな、普通に性生活をしているだけで妊娠できるように見えます。（ウォルターから提供精子を使った人工授精で父親になりたいと思っている男性たちに送った手紙から）

　不妊の衝撃に対処しなければいけない男性は、自分自身の考えや感情ばかりでなく、パートナーが自分の不妊のせいで影響を受けているという罪悪感から苦しむこともあるかもしれない。

　——子どもができたならそれでいいし、子どもができないとしても、そのときもぼくにはたいしたことではなかったと思います。でも自分が不妊だとわかったとき、自分の不妊がリオニの子どもを持つということもダメにしてしまうということにもっと心が痛みました。（ウォレン）

　時々、子どもの父親になれないと分かった男性は、自分がほとんど偽りのもとで結婚や夫婦関係に入ってしまったと思い込んでしまう。これはその男性に、パートナーに対して自分たちの関係の見直しや、考え直し、さらには関係の解消の機会を申し出なければいけないというように感じさせてしまうかもしれない。

　——女性は自分の子どもの父親になって欲しい男性のなかから自分の相手を選ぶといわれています。いま、自分がそうなれないのは明らかで、だとしたら、彼女は本当に自分を必要としているのでしょうか。彼女は子どもが欲しくて欲しくて仕方がないのだから。（ウォルターから提供精子を使った人工授精で父親になりたいと思っている男性たちに送った手紙から）

　——自分が不妊だとわかったとき、ぼくが最初にとった行動のひとつは、リオニに「自分と一緒にいる必要はないんだ。君は出ていって、君に子どもを与えられる誰か別の人を見つけてもいいんだよ」ということでした。ぼくは、リオ

ニのチャンスまでダメにしてはいけないと思ったのです。もしそうしなかったら、おそらくぼくのもとにリオニをしばりつけることになって、彼女に子どもを持たせてあげられないという罪悪感をもったまま、自分が一生そのことを背負って生きていかなければならないんだと思ったのです。(ウォレン)

しかし、リオニやアリーの心強いコメントは、彼女たちが夫と結婚したのは、子どもを持つためというよりも、愛情があったからだということを示している。

──トムが、「ぼくは君の欲しがっているものをあげられない」と言ったのを覚えています。そしてわたしはただ、「わたしがいちばん欲しいのはあなたなのに」と思いました。(アリー)

──ウォレンは要するに、「君はぼくから去って、離婚することもできるんだ」といっていました。そんなのはバカげています。わたしはどこからそんな考えが出てくるのかわかりませんでした。わたしたちはただ子どもを持てないだけで、自分が夫から離れたいなんてことは考えもしませんでした。それで言ってやりました。「バカいわないでよ。わたしはあなたの子どもを持てる能力と結婚したわけじゃないのよ。わたしがあなたと結婚したのは、あなたを愛しているからよ」(リオニ)

家族をつくるために提供精子を使った人工授精の助けを必要とする一番の理由は男性不妊のせいである。しかし独身女性やレズビアンカップルも、もちろんこれまで私たちが話してきたような不妊の経験はしていないにしても、彼女たちもまた提供精子を使った人工授精の助けがないと子どもを持つことができず、それはしばしば「社会的不妊」と表現され、そのことも重要である。こうした女性たちの親になりたいという願いも、異性間の関係にあるカップルとかわらない。そして、身体的な理由での不妊ではないかもしれないが、彼女たちも提供精子を使うための個人的、社会的な理由をもっているといえる。

そのほかにも、一般的な感覚から言えば、不妊ではないが、提供精子の使用を必要としている人たちがいる。それは、自分たちの精子や卵子で妊娠した子どもたちに、身体的・遺伝的状態が伝えられてしまうということで苦しんでいる人びとである。

——ぼくは不妊ではありませんが、ぼくが自然なかたちで父親になる場合、子どもが、非常に重大な障害をもつ可能性がかなり高いのです。それでぼくたちは提供精子を使った人工授精を選びました。ぼくはいま、当然、自分が子どもの父親になれないということに慣れてはきましたが、でもそれは一撃でした。おそらく多くの人は、いわゆる正常であろうとなかろうと、自然にまかせて子どもを持つ機会に飛びつくでしょう。ぼくはそれについても悩んできました。
（男性、メルボルンのフォーカスグループ）

　ほかにも、2000年7月のドイツの新聞記事に遺伝のことと向き合う家族の話が出ていた。

　——私はいつも子どもを欲しいと思っていましたが、私たちの社会は障害のある人たちを適切に扱ってくれないということもわかっていました。私は痙性脊髄マヒという、年々悪化していく遺伝性の病気を患っています。私たちの子どもも障害をもつリスクが非常に高く、それで私は「自分の血を継ぐ者のためにも、私自身のためにも、それはいやだ」と思って決心しました。子どもが苦しそうに一歩一歩、歩くのをみたら、私は「ほら見たことか、自分のせいだ、その責任は自分にある」と考えるでしょうから[2]。

　個々人やカップルのなかには、おそらく医学的な問題や、以前に受けた精管切除術で、提供精子を使った人工授精の助けがないと妊娠できないとあらかじめ分かっている人たちもいる。トニー・ファーンスがその一人で、提供精子を使った人工授精ネットワーク（現在は非パートナー間生殖補助医療ネットワークとして知られている）のミーティングで、自分のことを次のように話した。

　——まだ若かったとき、ぼくのリンパ腺ガンは無事治療されました。でも化学療法は、死と向きあうという問題を解決した一方で、ぼくの精子の数を片手の指で数えられるほどにしてしまいました。それで、提供精子を使った人工授精が自分たちの家族のための一つの手段になるんだということは、常々わかっていました[3]。

　こういった場合には、思いもかけないことが分かったというショックはないだ

ろうが、それでもなお向きあって、解決の必要な問題があるということにかわりはない。

　　――ぼくのからだは十分なテストステロン（男性ホルモンの一種）をつくれないので、14歳か15歳のころ、自然には子どもを持つことはできないだろうと言われました。最初、それは空想的なことでしたが、ジュンに会うと、彼女には子どもについての夢があったので、話しづらく感じました。本当に彼女を失うことが怖くて心配だったのです。でもジュンは、何が起っているのかを知るためにも、二人で医者に行って、自分たちに何ができるか知るべきだと言いました。（男性、メルボルンのフォーカスグループ）

　　――グラントと出会ったときに、彼が24歳のときに精管切除術を受けたということを知りました。わたしは恵まれた星のもとに生まれてきたと思っていたので、逆転みたいなことが起こって、自分は家族を持つことになるだろうと、まったく決めてかかっていました。それで私たちはすぐに治療することさえしませんでした。それで結婚して数年たって、グラントが手術を受けて、それがうまくいかなかったと言われたんです。わたしにはそれがとてもショックでした。（ロマーナ）

　　――ぼくは前の結婚で子どもが二人いたので、精管切除術しました。その後、パムと出会って、考えが変わって、何か欠けていて、子どもが欲しいと思ったのです。それでぼくたちは精管切除術を元に戻そうとしました。（男性、シドニーのフォーカスグループ）

　　――それまでは、注意はいつもわたしに向けられていました。夫の精子の数が毎年、どんどん減っていっていることも知らないまま、そんなのがしばらく続いたのでした。誰も気づいていませんでした。（女性、シドニーのフォーカスグループ）

　不妊と分かったり、もしくは家族をつくるために提供精子を使った人工授精の助けを必要とすることと向き合うようになることが、もちろん、提供精子を使った人工授精の旅の出発点である。その旅がどのように展開していくかは、この段

第2章　家族づくりに提供精子を使った人工授精の手助けが必要になったとき　　43

階で直面している問題のあり方、とくにコミュニケーションのレベルや質に大きく左右される。

　カップルや個人は最初に専門家とコミュニケーションや連絡を取る。専門家たちは、カップルが不妊であると知ったとき、自分たちがカップルに圧倒的な影響を及ぼすのだということを知っておく必要がある。そしてカップルがこの知らせを受け入れられるように、専門家は二人と一緒にいてあげる時間をもつことも必要である。カップルは、この知らせを受けて今後どうするかについて考える前に、自分たち二人が失ったんだと、ともに理解し、そして二人は、自分の考えていることや思いについて、互いに話し合う必要がある。（その先に進めるようになるには、その前に不妊であると分かったことを自分たちの中で消化できることが必要である。これについては、次の章でさらに十分に検討しよう。）

　専門家たちはまた、人が妊娠するために提供精子を使った人工授精の助けを求めなければならないときのストレスについても知っておく必要がある。そうした人たちは、通常ならプライベートにかかわるような、個人的なことがらについて実にたくさん質問されるであろう。そして自分たちのプライベートに「踏みこまれる」ことも、不妊なのだからひどい扱いを受けてもしかたがないのだと受けとってしまうかもしれない。

　　──最初のショックのあと、不妊とは本来、他の人までも巻きこんでしまうのだということを、かなり強く自分自身意識しました。（男性、ロンドンのフォーカスグループ）

　ほとんどの医師は、検査をして不妊の診断を言い渡すときに、理解し、共感している。

　　──とても傷つきました。でも、わたしたちの医師は最高でした。本当に支えてくれました。その医師は、わたしたちに話さなければいけないことで、見るからに心を痛めていました。（アリー）

　　──このことをとおして、ぼくらを助けてくれたサポートスタッフや、すべての医師、看護師にしてもらったこと、それに対しての感謝と満足は言葉にできないほどです。みんなぼくらにとっては救世主のようでした。（トム）

とはいうものの、残念なことに、患者に接するのにあまり機転が利かない態度をとる医者もいて、とくに人が感じているかもしれないその痛みや嘆きを理解しなければいけないときになって、そうなる医師もいる。実際問題、そうした医師からこの重大な知らせが伝えられるというのは、とても痛ましいこともあろう。

　　──それはちょっとショックで、さらに突然、こうした結果がむしろ残酷に返ってきたことに、ぼくは傷つきました。(男性、ロンドンのフォーカスグループ)

　　──わたしから医師や看護師、カウンセラーに対するアドバイスは、診断を言い渡すときに、不妊の人やその人のパートナーの精神面に配慮するべきだということです。悪い知らせを突然告げるようなやり方で、どうして人を助けられるというのでしょう。医者たちの不妊の男性への接し方、それは本当に罪深いものです。夫には電話で診断を伝え、傷ついた夫はシドニーの通りをずっと歩き続けました。そんなふうにさせるなんて、無神経です。不妊だと知った夫を支えようとする気持ちは、どこにあったのでしょうか。(リオニ)

　さて、パートナー同士でとるコミュニケーションのことに話を戻そう。私たちはコミュニケーションと言えば、いつも言葉によるコミュニケーションを思い浮かべる。しかし、幸せなときに互いに微笑んだり、一緒に泣いたり、気が動転しているときに互いに抱き合ったり、もしくは目を通して愛情や理解のメッセージを伝えたりというような言葉にしないコミュニケーションもまた、人と人との関係性においてはとても重要である。とくに不妊のような重要な知らせを受けたときにはそうである。
　どのようなコミュニケーションの形をとろうとも、パートナー同士、自分の考えや感情を他人と共有することは極めて重要なことであり、言い換えれば、個人としてもカップルとしても、その両方に利益があると言えよう。自分のパートナーが何を期待しているのかをより理解するだけでなく、多くのカップルが互いの助けを引き出し、その結果、より近い関係になれることに気づく。

　　──もしぼくらが一緒に取り組んでいなかったら、それにアリーがそこにいて、ぼくが乗り越えるのを支えてくれなかったら、いまよりもっとひどく打ち

のめされていたと思います。それはチームワークでした。(トム)

——それはぼくら二人をもっと近づけたと思います。別れをあおるようなものではありませんでした。(ウォレン)

——それはぼくにとって、本当に忘れられないほど衝撃的だった。君がベッドの中で泣いていたから、ぼくはお昼に君のためにベッドにトーストを持って行ったんだよね。(グラント)

——そうね、あなたの大好きなアボカドトーストだった。でも気分が和らいだから、わたしはそれを食べたのよね。(ロマーナ)

　なかには、不妊であることを知ったことに伴う強い感情が、検査や治療を受けるストレスに加えて、自分たちの関係によくない影響があると思っている人もいる。

——不妊は、いっそう(私たちの結婚を破綻に近づけるもの)でした。不妊だったから提供精子を使った人工授精をするしかなかったのです。(マリー)

——不妊が影響していました。それはまさに、精神的緊張や不妊の検査を受けているためのストレスそのものでした。それが中心にありました。わたしは不妊のなにもかもに腹を立てていました。(スーザン)

——もし子どもを持てなかったら、それにこの提供精子を使った人工授精のプログラムがなかったとしたら、わたしたちがまだお互い結婚を続けていたかどうかわかりません。だって、自分の心の中では、さらに自分たちの大きな見通しの中では、子どもを持つことがまず最初にあって、それがもっとも重要だったからです。(アリー)

　自分のパートナーがこうしたショック状態にあって、支援を必要としている。でもそのパートナーは、自分に対してそうした支援をしてくれることはなく、一方通行だと感じている人もいる。もしパートナーの両方がすでに苦痛を感じてい

るなら、二人とも互いにこれ以上の負担はいやだと思うかもしれない。しかし、パートナーがともに、自分自身の考えや感情で頭がいっぱいになっているときには、それに手を差しのべることも、相手がどんなメッセージを発しているのかも知ろうとせず、理解するのがむずかしくなる。反対に互いがかばい合い、これ以上の痛みの原因を避けたいと思っているときも、自分にもっとも近い関係にある人（つまり自分のパートナー）と正直にやり取りすることを非常に困難にすることもある。

　私はカップルと仕事をしたことがあるが、その経験が絶えず示しているのが、不妊について話し合うことが、不妊そのものと向き合うのと同じようにストレスになっていて、コミュニケーションをとりなさい、と言ってもなかなかそうできないということである。

　自分のパートナーや、他の人と誠実にコミュニケーションできるということが、不妊の衝撃に対処する際には、もっとも前向きでよい方法である。ドイツで、ペトラ・ソーンと私は、提供精子を使った人工授精を求めるカップルのための準備セミナーを行なったが、それを通してはっきりと分かったのは、こうした人たちがコミュニケーションや、また互いの期待についてかなり不安を感じているということである。そして、私たちが気づいたのは、パートナー間のよりよいコミュニケーションと理解を促すためには、感情、考え、行動という主に三つの部分で、二人が不妊の影響を自覚して、これらが男性と女性の間でどのように異なるのかを認識することが重要だということだった。

　セミナーで、男性と女性が二つの別々のディスカッショングループに分かれると、しばしば似た問題なのに、男女のグループがまったく異なったやり方で対処していることに気づく。

　女性は主に、自分の感情と向き合う傾向があり、普通、自分の感情を表に出して、パートナーに助けや愛情を求めながら、十分にその問題を話し合い、検討していく必要がある。また、女性たちは、彼女たちの男性パートナーが、「現実的で、一見、情緒や感情が欠けているように見える」と、よく口にする。

　男性は一般的に、より自分で考えたり行動をとって対応する。子どもを持つ機会を失ったことを思い出させられるようなときや、とくにパートナーの女性が生理になってとても感情的になったりすると、パートナーである女性に「どうやって接し、支えてあげたらいいのか分からない」と男性がしばしば言うのも、こうしたことの表れである。

また、男性はよく、同じ問題について終わりのない話し合いをくり返すことは、「何の役に立たないし、苦痛に感じる」とも言う。男性たちは、決定してその先に進もうというように、より実利的なアプローチを好むようである。
　こうした過程には、もちろん、他のすべてのステレオタイプ同様に、ジェンダー（性差）のステレオタイプがあり、例外も本当にたくさんある。私が観察してきたところ、男性も女性もともに非常に激しい感情の変化を経験し、そうした問題のアプローチの方法とか物事の解決法について非常に深く考えてはいるものの、それらの表現の仕方が異なっているといえよう。
　これはある意味、人と人とのコミュニケーションにおいて課されている問題であるが、一方で、それは自分のパートナーが単に本人にとって一番話しやすい形で話しているだけで、自分の立場に対する理解が欠けているわけでないということを理解するのにも非常に役に立つ。
　こうした過程におけるコミュニケーションは、カップルの間だけでなく、家族や友だちにまで及ぶものである。おそらく、不妊が分かったときに、カップルがまずしなければいけない決定の一つが、この大事なことをどういった基準で誰に伝えるかということである。最初に何が起こるのか、その可能性を話し合わないまま、自分のパートナーがすでに誰かに話してしまったと知るのは有益ではない。

　　――「妻がたくさんの友だちに話してしまって、なのに自分は誰にも話していない」となるとそれは問題になるはずです。男性は、「自分はまったく感情面でのサポートを求めないし、必要もないけれど、妻は起こっているこのすべてを話すために女友だちのグループにいるみたいだ」と言い、それがむしろ男性を心配にさせているのです。（ウォルター）

　　―― 最初、ぼくは人に話してはいけないということに気づいていませんでした。それで、出かけて行っては人に話していました。だからロマーナがぼくに、人に言わないで欲しいと頼んできたとき、誰に話して、誰に話していないのかを覚えていなくて、どうしようと思いました。（グラント）

　女性のなかには、他の人に話すことで、何か自分の夫を貶めてしまうように感じる人もいる。女性たちはよく、他の人から支援してもらうことは必要だが、自

分のパートナーが時々社会的に不名誉であるように見られそうで、そうしたことから自分のパートナーを守りたいと思い、その両者の間で、どうやってバランスをとろうかと悩む。

　　——わたしは、不妊のパートナーをもつ女性たちの頭の中にはスイッチがあると思います。自分がパートナーを守らなければならないというスイッチです。いまはそう思っていませんが、当時は、たぶんそう感じていたと思います。(リオニ)

　　——グラントを守りたかったのです。わたしが心から愛しているグラントはすばらしい人で、みんなに好かれていて、仕事の能力もあり、わたしは彼に子どもができないことで、みんなに彼を低くみて欲しくなかったのです。わたしは彼を守らなければならなかったし、すべてにおいて、女性は自分のパートナーを守ろうとするところがあるということがわかります。(ロマーナ)

　私たちは、自分たちにとって重要なことを話すことで、自分たちの感情を共有する必要性は満たされるものだ。しかし同時に、私たちが他の人たちから受ける反応という問題が出てくる。もし、他の人が否定的な形で反応したり、人が自分たちを違うように見て、通常よりも自分たちを見下げているように感じさせられたなら、そうした人たちと話すことを避けたり、その結果、もっと関係を悪くしたり、自分たちをより孤立させることになるかもしれない。
　不妊は汚点や恥と関連するため、ヒト生殖補助という方法を使う人たちのなかには、時々、どのような経緯で妊娠したかを秘密にしておくことを選ぶ人もいる。(提供精子を使った人工授精に関する秘密は第4章で詳しく検討する。)
　私たちが不妊のことを話す相手も、その人自身のあらゆる経験をもとに、独自の見方や受け止め方をもっているということを認識しておくことは大事である。なかには、どのように受け止めていいのかわからず、とても気まずい態度で接する人もいるかもしれない。そうした人たちはあなたをかわいそうに感じているのかもしれないし、もしくはあなたの悲しみに向き合えず、あなたが言ったことに対して、聞かなかったふりをして問題を避けているのかもしれない。また、解決策を見つけて、あなたがしていくべきことをアドバイスしたがる人もいるかもしれない。こうした人たちがこれまで、他の人の重大かつ意義ある経験にどのよう

に対応してきたかを見ることによって、あなたの場合にどのように反応するかも、およそ検討がつくだろう。

　友人たちの反応のなかで、もっと否定的な言い方のひとつが、「ところでどうして子どもを持ちたいの」というような質問によるものである。とくに何の助けもなく子どもを持てるカップルは、普通はそのような質問をされることがないので、どのようにその質問に答えるかを知ることは難しい。また、ある人たちが報告しているように、救いようのない冗談や、「君は空砲を撃っているだけだ」というようなことを言われることもあり得る。これは友だちからだけなく、専門家からでさえも言われることがあるかもしれない。

　　——とにかくこのことを、どうやって話せっていうんだろう？　このことを話そうと思った人は、ただ大笑いするかもしれない。不妊の男性。無精子。男じゃない——つまり種無し。こうしたこと全部に関する冗談をたくさん聞いたことがある。今度はみんながぼくらを笑おうとしている。（ウォルターから提供精子を使った人工授精で父親になろうと思っている男性たちに送った手紙から）

　　——わたしにこんなふうに言った医師がいました。「君は入れ物に（精液ではなく）ツバでも吐いたのかい？」（男性、ロンドンのフォーカスグループ）

　ある人たちからは、不妊は性的な関係の満足度の妨げになっていると誤解されているが、そうした人たちはセクシュアリティーと生殖の間にある違いについて十分に理解していない。こうした思い込みのせいであろうとなかろうと、人が妊娠するのは当たり前と考えていたり、ただ不妊についてまったく同情など感じないせいで、友だちが冗談まじりに、精子の数が少なかったり、精子のない男性の代わりに「性的なパートナーになってやろう」と言うこともあるかもしれない。実際、理解のない他人のこうしたコメントに対処するのは、非常にやりきれなさや痛みを伴う経験であるはずだ。

　不妊は確かに親戚や友人もよく考えなければいけない難しい問題であり、そのことを、私と数年間一緒に仕事をしたリサーチアシスタントがうまく言い表している。

　ある日、彼女は自分の母親が、娘と義理の息子に子どもがいないことは、その母親にとってもまったく困ったことで、自分の友人たちはいつも孫のことについ

て話すのに、自分には話せるような「孫がいない」と言っていると、私に話してくれた。ほかにも、これから祖父母になろうとする人たちがベビー服を編んだり、将来の孫のためにお金を貯めたり、また自分たちが年をとっていって、「孫たちが成長していくのをそばにいて楽しみたい」というようなことを言って、間接的なり直接的なりにほのめかすことがある。

　親たちはこれから生まれてくる孫たちに大事な投資をすると感じているだろうが、こうした理由から、祖父母にならなければいけないという彼らの思いが、不妊カップルの、本当に親になる必要があるのかどうかそれを見極める能力の邪魔になることがあるだろう。逆に、気持ちが合致して、カップルが経験している情況を十分理解し、同情につながることもある。個人やカップルのなかには、自分たちの目的を達成できるようにと、家族のなかの他の人が代理母をすると申し出てくれたり、卵子や精子の提供のような何かの形で支援しようとしてくれたと話してくれた人たちもいる。

　　——心配だったのは、「わたしたちが子どもを持てないことを家族にどうやって話したらいいのだろう」ということでした。わたしたちは自分たちの家族に手を握ってもらって、抱きしめてもらって、「こんなことがあなたたちに起こるなんて本当に悲しいわ。これがたいへんな知らせだってことはわかるわよ」と言ってもらう必要がありました。（アリー）

　また自分の親が、親であるゆえに自分を責めて、自分たちが何かその不妊につながるようなことをしたのではないか、と問いかけていることに気づく人もいるだろう。したがって、親たちが支えの源になる可能性がある一方で、その親たちも支援や理解を必要としているのかもしれないということも、覚えておくに値する。

　　——ぼくたちの不妊のことを知ったときの母親の落胆は忘れません。母は、不妊の原因は自分が何か悪いことをしてしまったことにあるのではないか、もしくはぼくを育てるときに何か誤ったことをしてしまったのではないか、ぼくを守るためにしなければいけなかったのに、何かしなかったことがあるのではないかと明らかに考えていました。ぼくたちは夫婦として、「母のせいではない」と、母を安心させてあげなければなりませんでした。母は何もしていないし、

これはただの身体的な問題なのだからと。(トム)

　友だちや親戚は、初めて不妊のことを知るとき、かつて自分も心の準備もなくて、無知であったときと同じように、よく彼らもそうなるのだということを理解しておくといいだろう。たとえ意図は善意であったとしても、彼らはどのように対応したらいいのか分からなかったり、どのように手助けを申し出たり、提供するのが一番いいのか分からないのかもしれない。そして、もちろん、自分が喪失感やストレスを感じているときに、彼らに「こんなふうにすれば自分たちの助けになる！」と教えるために時間を費やしたいと思う人もいないだろう。

　ニュージーランドのサポートグループのメンバーだったある不妊の女性は、「無神経なコメントは、子どものいない者にとっては本当に苦痛になることもある」と言っていた。彼女はどういった対応が支えとなり、どういった対応が役に立たないかを他の人に知ってもらおうと、次のようなリストを用意していた。

【役に立たない対応】

1. 不妊の問題についての冗談。
2. 「ちょっとゆっくりすれば妊娠するわよ」とか「自然にまかせなさい」のようなアドバイスをすること。
3. 「早くしなさい」とか、家族を持ちなさいとか、いつもいつも「時間はすぐに経つのよ」と私たちにくり返し言うこと。私たちも年齢的に時間に限りがあることは十分わかっている。
4. 「自分がどうにかしてあげよう」と言う人がいて、「きっと大丈夫だ」と言ったりすること。実際には「大丈夫」ではないから、そうした発言は結局問題を無視しているだけ。
5. 「あなたのために祈っているわ」と言うこと。それは実際の助けや思いやりのある支援が続かないときには、逃げているように見える。
6. 「すべてうまくいくわよ」など陽気に励ますこと。こうしたコメントは楽天ぶりをよく表しているが、現実味に欠け、助けにならない。
7. 「マーサおばさんは、41歳まで妊娠しなかったけれど、いまのあなたよりも4つも年上で妊娠したのよ」と言うこと。
8. 無視されること。一人にされること。

⑨ 問題を組み合わせること。たとえば「妊娠するのに15年もかかって、3回流産もしたけれど、見てちょうだい。いまは6人もいるわ」みたいに。
⑩ 自分の妊娠の情況について、事こまかに話すこと。

【支えとなる対応】

① 私たちの不妊のことが話題になっているときに、少しばかり何か言ってくれること。もし私たちがすでに自分たちの問題を話していて、私たちがそのことについて話したいと思っているように見えるなら、そうしたときには、そのことを切り出す。
② たいてい、私たちは誰かに聞いてもらい、理解してもらって、気づかいを見せてもらいたいと思っている。
③ 「何かできることはあるかしら？」と聞いてくれること。
④ 私たちは時々、めんどうな情況（ベビーシャワー、洗礼式、家族の集まりなど）に言い訳が必要になる。私たちのことを分かってほしいし、何か逃げ場を残してほしい。
⑤ あなたのそばで悲しむことを許してほしい。それは私たちが殻に閉じこもることから守ることになるだろうから。
⑥ 私たちをよい友だちとして扱ってほしい。私たちは依然、友人関係を必要としているのだから。[4]

　友だちや家族から助けてもらうことに加えて、価値のある支援を提供してくれるところが、あと二つある。一つは、世界中にできてきたサポートグループや自助組織であり、理解するうえで本当に重要な情報を提供している。そうした組織は同じような道をたどり、人が不妊になって直面する問題を数多く経験してきた人たちと一緒に話したり聞いたりする機会を提供している。こうした医療消費者グループは、そうしたサービスを情報や支援活動の提供にまで広げている。

　　――サポートグループは、ただもう、すごいです。みんな自分は一人じゃないと知る必要があります。みんな同じ問題を抱えているのです。（アリー）

──相談相手としては、同じ経験をしたことがある人が一番いいでしょう？（エヴリン）

　不妊がどういうものかを個人的に分かっている人に話すことで、心配なことがはっきりと分かり、対処される。パートナーが考えたり、感じているかもしれない懸念も、より率直に言ってもらえて、それが現実でなく、むしろ思い過ごしであることに気づかされることも本当によくある。そして、パートナー同士のコミュニケーションがより意味あるものとなり、役立つようになるはずである。

　──サポートグループを見つけるまで、わたしたちは自分たちの経験を話したことはなく、提供精子を使った人工授精を経験しているほかのカップルも知りませんでした。（エヴリン）

　──男性にとっても、サポートグループでは「妻がこれをどんなに望んでいるかわかっているから、妻には聞かれたくないけれど、でも本音では自分はこんなふうに感じているんだ」なんて思わずに、言いたいことを言える。そういった場は助けになるはずです。（アリー）

　もうひとつは支援を提供してくれるのがカウンセラーであるが、カウンセラーは常に専門の訓練を受けていて、人が不妊の悩みに取り組むときに克服しなければいけない問題を認識・理解するという技能を持っている。カウンセラーはまた、カップルに情報を与え、彼らの選択肢を明確にするのを支援するほか、さらに主な機能として、二人のコミュニケーションを促し、高めてやることや、カップルの痛みや悲嘆の対処法や決定を見つける手伝いもする。そうしてカップルは治療を受けて、さまざまなやり方で家族をつくるための、より最善の準備をしていく。

　──ぼくらがこの問題に本気で取り組んでいたとき、ぼくらがそのことを話したいと思えばカウンセラーたちは快く会ってくれていたように思います。ぼくらのためにかなりの時間を割いてくれて、それはすばらしかったです。（男性、シドニーのフォーカスグループ）

カウンセラーは、心理学やソーシャルワーク、カウンセリングのための教育を受けてきたような人たちばかりでなく、なかには看護師をしてきてカウンセリングに移行した人や、そのほかにはカウンセリングに関心をもってスペシャリストになった医師もいる。こうした異なる専門職を持つ一人ひとりは、明らかにカウンセリングに対し異なる考え方を持っていると思われ、したがって特別な立場や視点からの機能を果たすことだろう。カウンセリングを必要としている人が、こうした人たちの背景や位置づけを知ることは重要である。

　また、専門家としての資格を持つカウンセラーは、あなたに考えるべきことやするべきことをアドバイスするより、あなたが自分自身の決定にたどり着くように働きかけてくれているということを知っておくことも大事である。

　カウンセリングのサービスについて、私が抱いている一つの心配は、そうしたサービスが例外なく不妊クリニックの中に置かれていて、そのためにクリニックによるサービスとのセットで提供されているということである。私は、カウンセリングは、すでに生殖補助医療を利用しようと決断して、クリニックに紹介されて、そこで初めて機会を提供されるというのではなく、最初に（多くの場合、一般開業医から）診断が出されたときに受けるほうが、カップルにとって有益なものになるはずだと考えている。

　カウンセリングの提供というのは、生殖補助医療において比較的最近取り入れられ始めていることであり、世界の多くのクリニックはカウンセラーを置いていなかったり、もしくは意味があるとはみていない。しかしクリニックによっては、家族づくりに向けたカウンセラーたちの貢献を理解し、支持するようになってきている。

　特定の性別のカウンセラーのほうが安心感を覚えるというように、カウンセラーのジェンダーに関する問題を提起している人もいる。ほとんどのクリニックは男女両方のカウンセラーを置いておくような余裕はないので、もしそうなら、ほかのサービスの紹介を求める必要もあるかもしれない。

　私の経験では、この分野のほとんどのカウンセラーは女性で、不妊の感情的な側面に対する認識や理解の点においては、非常に的を得ている。しかしカウンセラーはみな、どんな問題が提示されても、また（認知や感情、もしくは行動面などにおいて）どんな状態が見られたり、男性と女性の両方から問題提示されたとしても、それに対応できることが望まれる。

　人が何か不安になりながらも、カウンセリングを受けようとするのは稀なこと

ではない。こうした人の心配には、次のようなことが含まれている。
- カウンセラーに会いにいくというのは、自分が根の深い精神的な問題を抱えているからだ。
- 自分は気がおかしくなりつつある。
- 医師が私にカウンセリングのことを言うようになったのは、私がおかしくなりつつあると思っているからだ。
- 私が動揺して、悩んでしまったら、私は不安定に見られるだろうから、治療にアクセスできるかどうかにも影響を及ぼすかもしれない。
- 私は自分でこうしたことをどうにか取り除くはずだから、別にカウンセラーに話すことはない。

——わたしたちは一度、カウンセラーのところへいきました。自分たちが親になれるのかどうかが判断されるためにそこに行くんだと思っていましたし、成功を左右する夜なのだと感じていました。わたしたちはあたかも、自分たちはこれを処理できるように振る舞いました。なぜなら、カウンセラーに自分たちがボロボロに傷ついているように見られたくなかったからです。(女性、メルボルンのフォーカスグループ)

カウンセリングは、不妊に影響を受け、その選択肢に関してどうするかに直面している人たちが利用できるリソース(資源)であるという見方が役に立つと、私は考える。不妊の人たちは客観的に見ることができて、また自分たちを気づかい、支援を提供して、コミュニケーションを助けてくれる人(カウンセラー)と話すことができる。

多くの場合は、カウンセリングを利用するかどうかの選択は、完全に個人が決めることになっているが、クリニックから提供されるトータルヘルスケアプログラムの一部としてカウンセリングを位置づけ、提供精子を使った人工授精を受けるすべての人にカウンセラーに会うことを要求するクリニックもたくさんある。

カウンセラーに会うことは、人の選ぶ選択がどのようなものであっても、その人に、自ら十分覚悟があることを保証する機会を与えている。けれども、次の言葉が示すように、カウンセリングの利益は、あとになるまで気づかれないこともある。

——いまからふり返ると、もしやり直しがきくものなら、まずカウンセリングのセッションを違ったかたちで受け直してみたいです。わたし自身が判断されるのではないかという恐れから、わたしにとっては機会というよりも、障害物のように見えて、それを「ようやく終えた」あとは、もう一回受けたいとは夢にも思いませんでした。でもいまとなっては、わたしが当時あまり考えなかったことをちゃんと話し合って解決する機会だったのだから、それを利用すればよかったのにと思います。カウンセリングのセッションは意外に興味深く、示唆に富み、楽しかったですが、わたしはいくつか重要な問題に気づいていませんでした。(エミリーから独身女性たちへの手紙から)

ほとんどのカップルにとって、不妊の問題に向き合うことは、二人が一緒に暮らすなかでぶつかった大きな試練であり、どうにもできなかったり、克服できない人もいることだろう。そうした否定的なことに不妊のカップルが対処する手助けとなるのが、互いのコミュニケーションの能力と、そもそも二人を一緒にした愛情を再確認することなのである。

——これは、わたしたちカップルに起こったことであり、わたしたちはカップルとしてそれに一緒に向き合わなければなりませんでした。それはたぶん、以前にはなかった親密さをわたしたちの間にもたらしました。(オリヴィア)

［参考文献］
1 Elisabeth Kübler-Ross(1970) *On death and dying.* Macmillan: New York
2 Uli and Valeria Stockey, quoted in 'The Unknown Fourth' by Christiane Grefe (2000) *Die Zeit* Nr.29 13 July.
3 Tony Ferns (1998) Untitled. *DI Network Newsletter* No.11, May
4 匿名 (1990) Bombarded by Blunders! *Christchurch Infertility Society Inc newsletter.*

第3章

家族をつくるために提供精子による人工授精を使うと決める

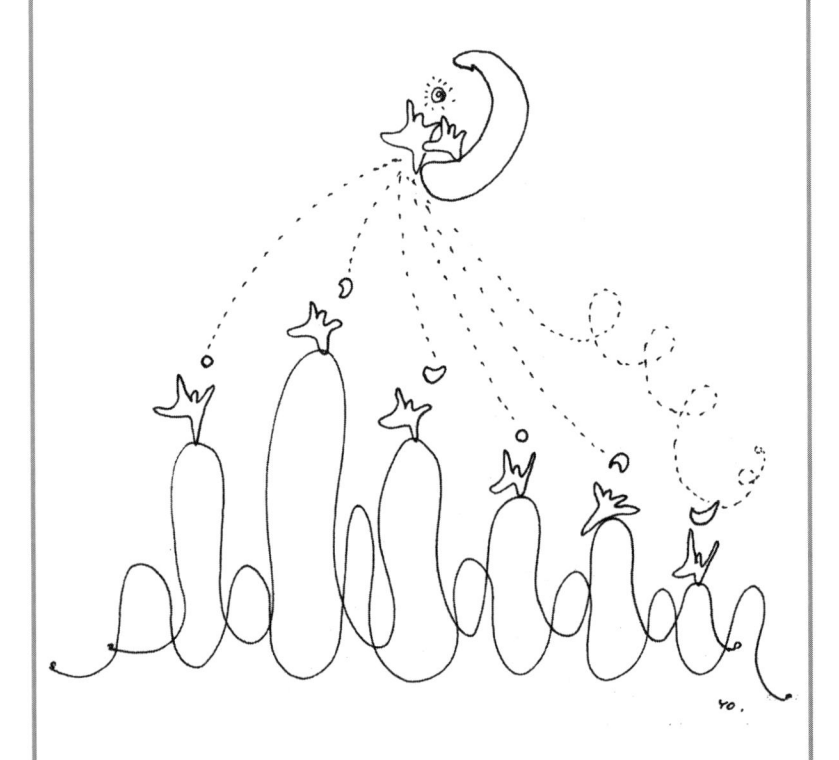

DECIDING TO USE DONOR INSEMINATION
TO BUILD YOUR FAMILY

前章では、不妊だと告知されたことによる喪失感や、悲しみを認知するということの重要さ、そして生活の中でこうした感情をおさめようとするときに、大事な人たちから、どういった支援が大きな助けになるかについて述べた。しかし、喪失感はおそらく一生涯続くことだろう。それは押し入れの奥にしまいこんで、記憶から消してしまえるようなものではなく、むろんもう「終わった」ことでもない。

　——いまでは自然にまかせていては、子を持つ父親になることはないだろうということに慣れてしまったと思います。でもそれは衝撃でした。たぶんそれはいまもぼくに影響しています。はっきりとはわからないけれど。（男性、メルボルンのフォーカスグループ）

　——自分が不妊であるということをこれからも忘れることはないけれど、子どもを持つことで気持ちは紛れるもんです。（ウォレン）

　——嘆きと悲しみの感情のなかにはすぐに消えていかないものもあるけれど、ぼくらはいろいろな混ざりあった感情とうまくつき合うことを学びます。その感情とは、ぼくらと血のつながった子どもは持てなかったという喪失感と、いま、ぼくらの元にいる子どもたちに対するワクワクするような楽しい感情のことです。（ウォルターから提供精子を使った人工授精で父親になりたいと思っている男性たちに送った手紙から）

　ある人が私に話してくれたのだが、落ち込みのプロセスにも、不妊を知らされて、その衝撃が次第に膨らんでいって、徐々に現実的なものになっていくという過程がある。だからその問題は不妊を受け入れさえすれば解決するのだという人もいるが、私には誰もが不妊を受け入れるとは思えない。不妊と折り合いをつけるのかもしれないが、その喪失感はとても大きなもので、常に疎外感や、その疎外感に関連したつらさがあるのではないかと思う。
　カップルが自分たちの治療の選択肢について問い始めるのは、そうした過程に適応していく段階においてである。一定期間のあと、といっても、それは人やカップルによってさまざまだが、心の中で、もしAプラン（自然に妊娠すること）が無理ならば、Bプランがあるのではないかと問い始める。人によっては、

しかもそれは男性によく見られることだが、こうした自分への問いかけはすぐに始まる。それはちょうど、人の心がその考え（もしくは認識）にとりつかれてしまって、その選択肢についての情報をさらに求めたくなるようなものである。これを典型的な実際の男性の反応だと述べる人もいる。

　　——ぼくは、本当にあっという間に簡単に決断しました。ぼくには三つの選択肢しかないとわかっていたからです。ぼくは「子どもがいないままではいかないけれど、養子もとらない」と言っていたので、それはもうはっきりしていました。ぼくは理論的にそう考えたんです。（男性、ロンドンのフォーカスグループ）

　　——ぼくたちを突き動かしたのは、ぼくたちが二人とも子どもをとても欲しいと思っていて、しかも自然なかたちで子どもを持ちたいと思っていたんです。でももしそれがダメなら、一歩踏みだして、さらにぼくら二人が納得する解決法を見いだしたかったのです。でも、もし自己憐憫（れんびん）や怒りでもがいていたら、それは健全ではありません。ぼくは自分がそれについて思い悩めば悩むほど、自分がただただ落ちこんでいくことに気づいたのです。このまま落ち込んでいくか、解決策を見つけるか、選ばなければいけないのです。（トム）

　解決策を見つけるにおいては、適切な情報がいつ、どのように、カップルもしくは個人に伝えられるかにしばしば左右される。そのような情報を伝える専門家たちには、悲しみから怒りに至るまでのあらゆるものを含む感情的な問題が、どこでどう起こるか分からず、さらにそれがカップルたちにさまざまな形で現れるということを認識しておいてもらいたい。
　また、情報を早急に伝えても、いつも聞き入れられて、受け入れられるわけではないということを、専門家たちには知っておいてもらいたい。医師のなかには当然、彼らの仕事がら、問題の解決にだけに目を向けて、下手すると悲嘆や喪失といった感情の影響が出始める前に、選択肢のことをアドバイスしてしまう者もいる。これは、ニュージーランドのクライストチャーチで関わった初期の頃のいくつかの仕事にもよく裏づけされている。多くの不妊のカップルは、自分たちが不妊であると不意に言われ、次の瞬間にはその医師が電話で、患者カップルのために養子サービスや、もしくはヒト生殖クリニックに予約をいれていた。そこで

ソーシャルワーカーや心理学者のグループが、そういうことに危機感を持って集まった。

　こうした結論ありきのアプローチは、ある人たちにはいいかもしれないが、人によっては、その先の選択肢を考えられるようになるまでに、支援や理解、不妊の意味や事の大きさを捉えるための時間、そしてこれについて互いにコミュニケーションをとる時間が必要なのである。

　　——医師たちは不妊の診断について悪い知らせを伝えるときに、これが本当に悲しい知らせなんだということを自覚する必要があります。医師たちは、自分たちが家族を持てると思ってきた人に悪い知らせを伝えているのです。「お気の毒です。あなたの選択肢のことなんですけれど、提供精子を使った人工授精か養子です。家に戻って決めてください」なんて、あんまりです。どうして、不妊だと告知された直後の話で、その後の選択肢のことまで言われなくてはいけないのでしょう。その悲しい知らせを自分で消化するための機会を与えてもらう必要があるし、フォローアップのための来院があるべきで、そこでようやく選択肢について話されるべきです。（リオニ）

　2002年のオーストラリアの「ドナー・コンセプション・サポートグループ」のニューズレターに掲載されたある人の出来事の記述には、あるカップルが決断する前に、その問題を検討するための時間がどんなに必要だったかが示されている。

　　——不妊クリニックの医師との最初の接触は何より不快なものだった。医師はわたしたちにプログラムへの参加を急かしているように見えた。わたしたちは軍隊に入れられてしまって、「今後の生活を放棄します」ということにサインしなさいと言われているような感じがした。わたしたちは自分たちの問題を落ち着かせるためにカウンセリングを受けることにして、（クリニックと関わりのある）ソーシャルワーカーと外部の情報を提供してくれるところの両方から専門家のアドバイスを仰ぐことにした[1]。

　身体的な面や医学的な面から、さまざまな選択肢をあげている本はほかにたくさんあるので、この本では、助けがないと子どもを持てない不妊の人やカップル

に、どんな選択肢があるかといった詳細は記述しない。しかし、次にあげるものが、おそらく役に立つと思われる大まかな選択肢であり、一般的に言われていることである。

選択肢の一つは、「子どもを持たない」と決断することである。「チャイルドレス（childless：子無し）」という言葉は、子どもを持っていないので何か欠けているということを示していて、こうした文脈で使われていることは興味深い。子どもを持たないと決めた人や子どもを持てない人のなかには、自分たちのことを「チャイルドフリー（childfree）」と表現する人たちもいて、これはもっと前向きな言葉だと思われる。その一方で、「チャイルドフリー」という言葉を使うことは、子どもを持つ人たちを「チャイルド・キャプティブ（child-captive：子どものために捕われの不自由な身である）」という意味合いを含んでいる。すべての言葉がそうであるように、利点と問題点があって、したがってすべての人にとって適切な言葉を探す際の難しさがそこにある。

二つ目の選択は、新生児の養子縁組は欧米では稀になってきているが、養子縁組や里親を考えることである。逆に言えば、他の文化や国からのたくさんの新生児や子どもの養子縁組は増えつつあり、これは不妊治療を受けている人たちのグループではよく話題になることである。

三つ目の選択肢は、生殖補助というものに分類される多くの医療技術の一つを利用することである。なかには、（異性のカップルであれば）自分たちの配偶子を使った医療技術を利用できる人たちもいるが、その一方で、親しい間柄にないほかの人からの卵子や精子、受精卵を使うことが必要な人もいるだろう。異なる医療技術を利用できるかどうかは、もちろん、医学的な条件やその医療に関わる人たちの社会的な状況によって決定される。

養子を迎えるための待機期間の長さのことも含めて、現実的な問題が、しばしば親になりたいという人たちの提供精子を使った人工授精の選択の決断に影響を及ぼしていると言えよう。

　　――ぼくたちは養子を視野に入れていました。でも、待機リストでは5年から7年も待たなければならないとわかったのです。ぼくたちはそんなに長く待ちたくありませんでした。（トム）

　　――わたしたちは意を決して養子を迎える道に踏み出したのですが、待機リス

トでは10年も待たなければならず、わたしたちはそれを受け入れなければなりませんでした。養子の待機リストの一番上にくるまでにはずいぶん時間がかかるということを悟るのに、わたしは13カ月もかかりました。(リオニ)

――ぼくにとって、提供精子を使った人工授精をするのはまさに論理にかなっていました。もし子どもを持ちたくても、10年も待つのなら、それはあまりにも長く、子どもを養子に迎えるころには自分たちはすっかり年寄りになってしまうだろうから。(ウォレン)

提供精子を使った人工授精はまた多くの人から、成功率や健康リスク、医療過程を続けていくときの大変さの意味からも、一番簡単な選択肢であると見られている。

――ぼくはある晩、ロイヤル子ども病院に行って、そこの病院では、人が子どもを持つための方法を比較していました。その病院には、ドナーを使ったプログラムのことを話す看護師がいて、成功率も非常に目覚しかったんです。(グラント)

――ぼくらは二人とも子どもを持ちたいということでは意見は一致していましたが、ぼくらは代償を払わずに、子どもを欲しいと思っていると言いました。ぼくのいう代償とはお金のことではなく、健康リスクや身体的リスク、とくに妻にとってのリスクのことでした。ぼくは子どもを持つことは簡単であるべきで、たくさんの不自然な医学的補助を必要とするような複雑なものであってはならない、でもその点、提供精子を使った人工授精はいたって自然だと考えていました。子どもを得るのに多くの時間とエネルギーを投資したくはないでしょう。だって、子どもを持ったときにこそエネルギーが必要なのだから。それのほうがより重要です。それで、「じゃあ、提供精子を使った人工授精をひとつ検討しよう」ということになったんです。(スヴェン)

カップルが提供精子を使った人工授精を選択するもう一つ理由は、妊娠して出産したいという、女性のしごく当然の希望からである。

──わたしたちはしばらくジタバタしてから、自分たちの選択肢を見つめて、わたしはすごく妊娠してみたかったので、提供精子を使った人工授精がいちばんだと決めました。(アリー)

──もし成功すれば、わたしにとっていちばん必要な、「ママになる」ということを達成できるのです。(エヴリン)

男性は、「妊娠・出産したい」という女性の強い願いをかなえてあげることで、自分のパートナーに愛情という贈り物を与えていると言えるかもしれない。

──ぼくたちは養子についても少しは話をしましたが、妻のスーザンが本当に望んでいたのが妊娠することだったので、彼女のためにも、彼女が妊娠するかもしれないということで、本当によかったと思いました。スーザンはその子どもたちとつながりを持つことになるし、ぼくが提供精子を使った人工授精のことで反対するのは、スーザンに対してフェアではなかったでしょう。(グレッグ)

──彼はもし誰かを喜ばせることができるなら、そうするでしょう。そして彼はわたしを誰よりも喜ばせたいと思っていて、そうしてくれたと思います。今日にいたるまで、彼が迷いを持ったかどうか、私はときどきわかりません。それが正直なところです。(エヴリン)

──ぼくにはそのとき、なんの迷いもありませんでした。それはぼくのためでもあったんです。本当にそうなんです。(ローリー)

もし男性が提供精子を使った人工授精を使うことに何か気遅れしているのに、パートナーを喜ばせるためだけにそれをすると、よくない影響がその家族に及ぶリスクは大きい。シャーリー・ブレイリー(当時52歳)が提供精子を使った人工授精で生まれてきた自分の経験を語ったときのことが2002年にスコットランドの新聞で報じられたが、その内容にそうしたことが見られる。

──母は私に、父も提供精子を使った人工授精をすることに賛成していたと言

います。でもそれは母がそれを望んでいたからです。私は、父がこの選択を心よく感じてはいなかっただろうと思うのです。父は自分の不妊に折り合いをつけていなかったし、私を見るたびにいつもそれを思い出したのでしょう。父は私を嫌い、私にとっても父は大好きな父ではありませんでした[2]。

　自分のパートナーの思いに敏感であることは、提供精子を使った人工授精の利用を考えているときには不可欠で、多くの女性は不妊が分かった時に、自分のパートナーを守らなければならないと感じている。

　　――わたしたちは、家族になれるチャンスがあるということに本当にワクワクしました。「家族」とは本当に大事な言葉で、ただ赤ちゃんというのとは違います。私は、「このことで自分がこんなにもワクワクしているけれど、それをウォレンにどうやって伝えたらいいのかしら。こんな思いを話したら、彼は傷つくかもしれない。彼には悲しい思いがあるはずだもの」と思ったのを覚えています。わたしにも悲しみはありましたが、彼に対してもう少し気を遣わなければいけないと思ったのを覚えています。でもいまは、彼に対して守ってあげることも、母親みたいな優しさをあげる必要もないとわかります。彼はとても落ち着いていますから。（リオニ）

　親になりたいと思っている独身女性やレズビアンカップルは、こんなふうに男性パートナーを守るというようなことと向き合うことはないだろう。しかし、異性のカップルが遭遇することはない、別の多くの問題を考えることが必要になるだろう。アンドレアとブリジェットはこうしたことを解決するために時間をかけた。

　　――わたしたちは物事に徹底的に打ち込みます。自分たちは、物理的にではなく、親になれるという自信を持てるようになるまでに、2年かかりました。そして、「さて、どうするか」です。友だちのなかには、知り合いを使って自分たちで提供精子を使った人工授精をした人もいるけれど、わたしたちは、それはしたくはありませんでした。（アンドレア）

　　――問題は、同性の世帯に子どもを授けてもいいのか、そうすることが子ども

に対して果たしていいことなのか、また、父親を知っているとか知らないことをどう考えるべきなのか、それは私たちの場合にはどうなるのだろう、などなどでした。そうした複雑な駆け引きの中で、わたしたちはあれこれ考え、長い時間を費やしました。（ブリジェット）

――わたしたちは情報をもらったうえで、本当に決定したかったんです。それで、わたしにとても正直に接してくれたクリニックの一人が、「私たちはレズビアンカップルには治療できません。問題はセクシュアリティではなくて、あなたたちが結婚しているか、していないかなのです」と言ってくれました。それで、わたしは違う病院に行ったときに、「結婚していない女性に治療をしてくれますか」という新たに質問するようになりました。そして、１カ所を除いてすべてから「だめです」と言われました。（ブリジェット）

アンドレアとブリジェットのように、多くの人が提供精子を使った人工授精を使うかどうか考えるのには時間が必要だと感じている。

――提供精子を使った人工授精をするかどうか考えていたとき、ぼくたちはすべての選択肢を探し出して、そうした選択肢の検討にとても時間をかけました。（男性、シドニーのフォーカスグループ）

その一方で、子どもを求めすぎるあまり、問題すべてを考えない人もいる。多くの人が短期間のうちに自分たちの腕に赤ん坊を抱くことばかりに目を向けてティーンエイジャーになった子をどのように扱うかという問題を見ていない。こうしたことは一般の親になろうとする人にも言えることである。子どもを持つことにばかり目を向けると、人は、提供精子を使った人工授精の助けを借りて家族をつくる時の影響全般を探ろうとしなくなる。

――この情報は、これを使う人たちにとって、話題のひとつになるはずです。赤ん坊はティーンエイジャーとも、大人とも違うということを認識するためにも。（女性、ロンドンのフォーカスグループ）

――ぼくは、正直でいるという問題にはまったく目を向けていませんでした。

自分たちが最初にこのことを話し始めたときには、そのずっと先にある影響まで見ていなかったのです。それがまさに問題の解決策だったのです。（ウォレン）

――グラントの赤ちゃんが欲しかったんです。この用紙に載っている陸軍事務官とか、知らない誰かの赤ちゃんが欲しかったわけではありませんでした。でもわたしは、本当に赤ちゃんが欲しくて、自分の気持ちに気づいていませんでした。わたしは自分の気持ちを無視して、拒否していたのです。少し落ち着いて、そうしたことに向き合ってももう大丈夫だと感じられるようになったときに、初めて自分の気持ちがわかるようになりました。（ロマーナ）

――思い返すと、正直言って、自分はたぶんそれを十分に考えていなかったんだと思います。ぼくが覚えているのは、それが当然の決断だと思えたことと、そうした決断に踏み出すことが自分にとってそれほど大変なことではないと思ったことです。複雑な問題がたくさんあって、いまではもちろん十分わかっていますが、当時、よくよく考え抜いたとは思いません。（ウォルター）

――わたしたちには素姓のわかるドナーがいました。わたしたちは（カウンセラーのところ）に行って、そこで4人で腰を据えて話をしましたが、わたしはまだ、その影響については知りたいと思いませんでした。ただただ、赤ちゃんが欲しかったのです。（女性、シドニーのフォーカスグループ）

――わたしたちはそれを養子と同じように考えたいと思っています。つまりどうにもならない結婚を救うために急いでやるのではなく、決断する方法を教えてもらって、それをもとに、その場に行って、聞いて、決定するといったやり方です。（エヴリン）

　効果的なカウンセリングとは、カップルが過去の問題（不妊）を受け入れる機会を持ち、かつ現在の問題（選択肢）を探り、自分たちの決定から将来の問題を予測するというようなものである。1995年のオーストラリア、メルボルンのフォーラムで話をしたカレンやテリーの次のコメントは、男性と女性が問題に対して違う見方をしていることを表している。テリーは、自分自身の不妊をもっと

実践的な解決方法が必要な、より現実的な問題であるというようにみていて、一方、カレンは、提供精子を使った人工授精を考えているときに、感情的な問題の対処に重点をおいていた。

　——以前受けたカウンセリングで、法的な情況とプログラムの背景を知りましたが、今度は自分にとって何より対処が難しいと思われる感情や、社会の問題に取り組まなければいけませんでした。たとえば、わたしが妊娠したとき、テリーは、本当はどのように感じるだろうか、というようなことです。夫は、本当に自分の子として赤ん坊を受け入れてくれるだろうか。わたしが妊娠したときに、夫はどのように感じるのだろうか。もし赤ちゃんに障害があったなら、などです。（カレン）

　——カレンが感情的な面について全部説明しましたので、ぼくは典型的な男の理論的な解説をしましょう。（－略－）ぼくはがっかりしてはいましたが、これまでの人生は不満もないほどよかったし、加えてその問題はどうすることもできないのだから、悩んでも仕方がないと、そのように自分の問題を合理化しようとしていました。幸運なことに、ぼくの自尊心とエゴは、自分の男らしさにではなく、もっと自分の達成したことにあるのです[3]。（テリー）

カップルは提供精子を使った人工授精を使うという決定に至るまでに、専門家にとても大きな影響を受ける。多くの意味で、専門家がこの分野において非常に多くの知識と技能を持っているため、そうであると思われる。一方で、次のようなコメントは、この特別な分野を操作している専門家がいるということを、たくさんのカップルが、（もちろん回想して）心配していることを示している。

　——たくさんの人がクリニックに行って、自分たちがベルトコンベヤーの一部になって、個人的に今後も続く社会的・感情的な問題が軽減されることはないと感じていることを、わたしは知っています。医療スタッフは週7日間、さまざまな不妊の情況をもつ人たちと関わっています。それで、クリニックに足を運ぶ人たちは自分がクリニックのスタッフにきちんと扱ってもらっていないと思うのです。みんな、一人ひとりとして扱われませんし、そうしたことでとても傷つけられたように感じるのです。（女性、ロンドンのフォーカスグループ）

——臨床をする人は、「提供精子を使った人工授精」とか「医療」に執着したり、「子どもができて、不妊が片づいて、赤ん坊が手元に入って、家に戻ったらハイおしまい」と考えたりするのをやめる必要があります。それは間違いです。養子と提供精子を使った人工授精は同じだという見方へと大きく飛躍する必要があり、そうすれば提供精子を使った人工授精のよりよい臨床者になれるでしょう。（ロマーナ）

——「赤ちゃんを腕に抱けば、不妊のことはすべて忘れますよ」と言われました。そんなふうに言うのは本当に間違っています。（リオニ）

こうしたコメントは明らかに、カップルのなかに、自分たちの感情ときちんと向き合ってこなかったり、専門家の前で無力だと感じた人がいるということ示している。多くの人が自分の家族づくりのもろもろの選択に関して、独立心や自己決定の能力を失ってしまうと感じているようである。ほとんどの人は、自分自身の人生を（可能な限り）、そして自分の決定についても自分でコントロールしたいと思っている。こうした願いが専門家や専門的な知識の必要性と一緒になることが理想である。おそらくその目指すところは、カップルと専門家によって等しく共有されるようなコントロールを求めることであり、両者のいずれかが相手に頼ってしまうというものではない。

——みんなが求めているのは、自己決定するための力をある程度つけて、このことを話したり考えたりできるようになることです。提供精子を使った人工授精の過程を経験しているカップルには、自分たちにとってこれは何かしら前向きなことだと確信を感じられるようになる必要がありますし、（専門家たちは）こうしたことは問題だというように見るべきではありません。（男性、ロンドンのフォーカスグループ）

——医師には社会を変える操縦士になる権利はないし、医師に誰が子どもを持てるか持てないかについて言う権利もないと思います。（女性、シドニーのフォーカスグループ）

——わたしたち二人では、どうやっても妊娠することができなかったのです。

それで、待機リストの順番待ちもないだろうし、自分自身、何が起こっても自分でどうにかできるだろうからと思ったので、個人の開業医に行こうと思ったのです。わたしは、自分でどうにかできる力を取り戻したかったし、それが大事だと思いたかったのです。(女性、ロンドンのフォーカスグループ)

人がある状況で、自分ではもうどうにもならないと感じているときに、自分の意見を述べたり、いろいろ質問をしたりすることは決して簡単ではない。これは「ニュージーランド・インファティリティ・ソサエティー」(いまはインファティリティNZとして知られている)のビデオ『どうして私が?』に録画されているグループディスカッションでもこのことがはっきりと示されている[4]。

あるカップルは尋ねたいことがたくさんあって、医師に相談に行ったが、何も聞くことができず、欲求不満を抱えて相談室から出てきたと話していた。話し合いのなかで感情的なことに圧倒されて、自分たちの質問を忘れてしまったからだ。それで、次の相談の前に、二人は質問をメモしていったが、そのセッションのおしまいでも、また二人はフラストレーションを感じた。というのは、二人は女性が持っていたバッグからそのリストを取り出すのを忘れてしまったからだ。

専門家と個人、もしくは専門家とカップルが会うというのは、非常に影響力のある機会であるはずで、専門家はこれを認識して、カップルが直面するであろう感情や問題を認識しておくことが大事である。専門家は話してもらいたいと願うのではなく、むしろこうしたことを話してもらう必要があるのだ。

——医師は不妊を治してくれるわけではありません。心をこめて、「どうですか」と尋ねることもありません。(女性、メルボルンのフォーカスグループ)

——わたしはあなた方(医師たち)に言いたいです。「自分たちのしていることを医学の側面を越えて考えてもらいたい。だって、あなた方は人や人間関係、そしてもう一人の人間をつくることに関わっているのですから」と。(男性、ロンドンのフォーカスグループ)

こうしたコメントは、クリニックが自分たちのすべきことをどのように考えるか、そしてクリニックの人たちにとっての成功とは、妊娠やその結果、赤ん坊が誕生することなのか、もしくは安心できる家族をつくることなのか、そこに立ち

返ってみることにかかっている。

　提供精子を使った人工授精を使おうかどうしようかと考えているときに、すでにこの問題を経験してきた人たちと話せるということには計り知れない利益があるということに、多くの人が気づいている。クリニックはサポートグループのことを掲示板に載せているが、サポートグループで活動している人たちのほうも、ほとんどの人が、もっと何か専門的な活動をする必要性があると感じている。サポートグループの人たちは、話をするには、すでにこの過程を経験してきた当事者が一番の適任者であると言う。

　──カップルが、実際にドナーや提供を受けた家族、生まれた子どもたちと会って情報交換するための夕べがあるべきです。（リオニ）

　──こうした過程のなかで、非常に孤独だと思っている人がいます。わたしたちが（他人のために支援を提供するのを）続けている理由は、ひとつには非常にやりがいがあるからです。わずかな時間とエネルギーを使うだけで、経験者と話をしたということで、大きな安心感や勇気を人に与えることができます。

　たとえば、ぼくが誰かと電話で話していて、ウィリアムが帰ってきて、「父さん、出かけるんだけれど、ちょっとお金貸してくれないかな」と言って、ぼくが「ああ、いいよ」と言うのが、彼らに聞こえたりします。すると、彼らは「提供精子を使った人工授精で生まれたお子さんですか。彼、なんだか自然でいいですね」と言うんです。そして、そんなことでさえ、普通の家族のように、普通のことをして、うまくやっている家族がいると感じることで、人にとても安心感を与えるのです。（ウォルター）

　──わたしは、提供精子を使った人工授精が正しいことなのか、悪いことなのか、まだ決めかねている人たちに話をしてきました。「わたしたちにはまったく正しいことだから、ここにきて、わたしたちと一緒にお茶して、家族としてうちがどんなふうにやっているかを見てから、自分はどうなるかを想像してみてごらんなさいよ」と、わたしは言ったものです。うちに来て、帰るときにはみんな、「ふつうですね。どこか人と違うところなんてないんですね」と言います。わたしはまったく何ひとつ言う必要はありませんでした。子どもがただ

わたしにそうするのですから。うちに来る人たちにとって、うちが実際にうまくいっているのを見ることはいいことだし、それで最終的に子どもを得ることもいいことだと思います。（女性、メルボルンのフォーカスグループ）

——ほかの人に話すことで、自分が何をしてきたのか、それにどのように対処してきたのかがわかります。そして自分が考えている以上にたくさんの可能性があることに気づくでしょう。（女性、シドニーのフォーカスグループ）

——本当にぼくらの助けになったのは、提供精子を使った人工授精をとおして子どもを持ったカップルに会えるように、手配してもらったことです。そのカップルは、専門家がぼくらのためにどうにかしようとしてできなかった何かを、ぼくらに教えてくれました。そして、そう決断させてくれたのです。ぼくは本当にありがたいと思いました。（男性、シドニーのフォーカスグループ）

　提供精子を使った人工授精を利用してすでに子どもを持っている親たちは、自分たちの経験は、専門家にとっても将来、親になる可能性のある親たちに接するときのために、さらにきちんと準備するうえで役に立つことになろうから、非常に価値があると感じている。

——提供精子を使った人工授精を考えている人たちに話をする専門家たちには、この過程を経験して10年か20年たっていて、そのことを話してくれる家族に会って欲しいと思います。実際にこうした人たちと話したり、何かを一緒にしたり、彼らの話を聞くことは何にもかえがたいものです。（男性、ロンドンのフォーカスグループ）

——専門家たちがさらに教育しておこうと思うなら、必ずこれを経験してきた家族と会うことを取り入れていくべきだと思います。専門家たちにもまだ知らないことがたくさんあるのだから、専門家はすべてを知っていると考えるよりもむしろ、その当人にほかの家族と話をしたいかどうかを決めさせるべきだと思います。それを経験してきた人以上に誰がそのことを一番わかっているでしょう？（エヴリン）

——わたしは専門家たちに、いまよりも、もっと長い目で見てほしいと思います。過去に提供精子を使った人工授精をした人と連絡をとって接触し、彼らの話を聞くことで、唯一、それが可能なのです。(女性、ロンドンのフォーカスグループ)

——専門家たちに、自分たちはただの赤ん坊をつくっているのではなくて、大人をつくっているんだということを知ってほしいと思います。専門家たちはこれまでそういうことを言ってきてはいませんが、その点についても本当に目を向けて欲しいと思います。(エヴリン)

——これまでサポートグループと医師たちの間には確かに双方向のやりとりがあったのですから、わたしはサポートグループが本当に医師たちの態度に影響を与えてきたと思いたいです。(女性、シドニーのフォーカスグループ)

提供精子を使った人工授精を決断する際に、カップルは二人でその問題に一緒に取り組む必要がある。つまり情報は、パートナーの両方に同じように提供されて、その過程に入る必要がある。

——わたしたちは、クリニックにはいつも一緒に行きました。そして、この情報をもらうことは母親だけにとって重要なのではなくて、父親にも同様に重要なのだとクリニックにも伝えたいと思います。その情報はわたしたち二人に重要なのです。だって、わたしたちはチームなのですから。(リオニ)

話し合いをするのみならず、なかには、自分の気持ちをはっきりさせるために、提供精子を使った人工授精を使うことの是非について書き出してみると、役に立つということに気づく人もいる。

——提供精子を使った人工授精で子どもを持つことに関して、良いことと悪いことをリストにしました。わたしたちは、「家族になる、妊娠を経験する、子どもを愛するようになる」と書き出しました。「この子を愛せない」などの否定的なことはありませんでした。(リオニ)

第3章　家族をつくるために提供精子による人工授精を使うと決める　　75

パートナーが違った考えを持っている場合もあり、両方のパートナーが幸せになるような決定に至るには時間がかかることもあるということを認識しておくのも大事だ。

　　――わたしはそれ（提供精子を使った人工授精）をしたくありませんでした。デイヴィッドが子どもを持てないなら、わたしも子どもを持たない。養子をもらうか、世界を旅してまわるかだと、わたしは譲りませんでした。彼は要するに、そのことについてわたしを説得しなければいけませんでした。彼は必死になってわたしを納得させなければならなかったんです。（女性、メルボルンのフォーカスグループ）

　　――ウォレンはわたしに、この方法で赤ちゃんを持とうと、強引に迫ったりしませんでした。ウォレンがわたしにくれた最高の贈り物は、寛大さと、追い詰めなかったことです。提供精子を使った人工授精をするかどうかは、わたしが決めるべきことでした。もしわたしがこの方法で家族はほしくないと思っていたら、それまででした。わたしがしたいと思うことを、ウォレンは何でも受け入れてくれたんじゃないかと思います。（リオニ）

　またそれぞれの人には、自分の思いで頭がいっぱいになったせいで、パートナーの思いに気づかなかったり、配慮が足りなかったり、または将来的に生まれるであろう子どもの立場に立って選択を検討しなくなる危険性がある。

　　――最初に訪ねたときは、なんで子どもが必要なのかについてほとんど話し合いませんでした。たぶんわたしは、ローリーの気持ちなんてきちんと考えてすらいなかったのです。正直に言うと、自分のゴールは赤ん坊だったのですから。（エヴリン）

　　――わたしはとにかく、とっても赤ちゃんが欲しくて、夫に対して強引に迫って、それで彼はそれに協力したんだと思います。（マリー）

　　――ぼくたちがそのときにまったく話していなかったことの一つで、ぼくにまったくわからなかったことは、妻がぼくの子どもを持つわけじゃないという

ことについて、妻がどう思っているかということでした。人はよく、自分のパートナーの遺伝子を持つ子どもを欲しがります。最初のころのサポートグループのミーティングで、ぼくはいつか話さなければいけないと思いました。それは、女性は自分の子どもを持つのだから構わないだろうと、決めてかかっていることについてです。(男性、ロンドンのフォーカスグループ)

男性のなかにはもちろん、自身の不妊のせいだから、決定するプロセスに参加する権利をなくしたと感じている人もいる。

——夫は、わたしに子どもを授けることができないのだから、自分の権利は奪われてしまったと考えていました。だから、それは基本的にわたしが選ぶべきことなんだと思っていたのです。子どもを持つことに関して、夫は「こうしよう」と口をはさむ権利は自分にはないと思っていました。(女性、メルボルンのフォーカスグループ)

この状況は、前に述べたことと似ていて、専門家とカップルの間で起こりうるコントロールや力の喪失というものが、パートナー同士の間でも起こりうるということを示している。

——もし男性が不妊の場合には、とくに女性が母性の強いタイプで、二人とも自分たちのためにこれ(提供精子を使った人工授精)をしなければいけないと感じているなら、女性は男性を少し気の毒だと感じるのではないかと思います。(マリー)

——わたしたちは顕微授精を考えましたが、それはわたしたちの関係を緊張させるものでした。わたしは投薬を何も受けずに、提供精子を使った人工授精で子どもを二人もって、いまここに至っています。ほかにも子どもを持つのに顕微授精という方法があると知って、体外受精を見たとき、ガンになるリスクが本当に心配になりました。夫が覚悟を決めて、最初、精子の数を増やそうとしているときに、わたしはそうした薬剤のリスクを覚悟できなくて、夫は「また拒否された」というように感じてしまったんです。それでわたしたちは本当にたいへんな時期を経験しました。(女性、メルボルンのフォーカスグループ)

第3章 家族をつくるために提供精子による人工授精を使うと決める

上記のコメントは、極端な感情の問題に直面すると、パートナー同士の関係がどのように緊張するかを描いている。包み隠さず、正直に話し合うということは、ただ自分自身の考えを伝えるだけではなくて、自分のパートナーの見方を理解しようとしていると思えばいい。
　提供精子を使った人工授精を利用しようと決断するに至るとき、その方法に関しての心配や、困難がたくさんあるかもしれない。思い描いていたような方法で家族をつくるという夢が破れたことにまつわる感情が表面化し続けることもある。しかし、困難のなかにはもっと希望の光が差す方向に向きを変え、見いださせるものもあるはずだ。

　　──ぼくは（提供精子を使った人工授精を考えている）男性にこう言いたいです。「これまで想像もしなかったようなことをしなければならないのです。そして自分が決して考えたことのないようなことを決断しなければならなくなるのです。でも最後はその方法に報われますよ」と。そういったうえで、ぼくはその人に自分の家族を見せたいんです。（男性、メルボルンのフォーカスグループ）

　　──ぼくはなんだか親になることに気が進みませんでした。でも二人で子どもを持つと覚悟を決めたので、それは実際にはなくなりました。さあ、それからが大変でした！　本当に妙なことに、それで前向きでやる気満々の姿勢が出てきました。（男性、ロンドンのフォーカスグループ）

　この数年間の医学の発展から、不妊のカップルに紹介されるようになったもうひとつの医学的な手段が「顕微授精」（ICSI）であり、正常な精子が一つだけでも採取されればいいのである。承知のとおり、顕微授精は次世代に不妊の遺伝子を伝えるかもしれない精子を利用するということで、その影響が問題視されている。しかし、多くのカップルはいま、提供精子を使った人工授精よりもむしろこれを選んでいる。この問題にまだ結論は出ていないが、しかしこれは、すでに提供精子を使った人工授精で子どもを持っている親で、そうした親たちがもう一人子どもを持とうと考えているときに検討される手段である。

　　──ぼくたちは1995年に二人目を持とうと決め、この段階になると、医学的

な可能性が広がって、専門家がぼくの精子でどうにかできる可能性がありました。ぼくたちは、「もし自分たちの子どもが持てるなら、やってみよう」と言うこともできました。でもぼくたちは、「いや、子どもは二人とも、同じドナーで、同じ提供精子を使った人工授精という方法にするべきだ」と言いました。子どもたちは同じスタート地点に立つのですから、二人のうちのどちらかが、「自分のほうがおまえよりいい」というようなことに直面することもないですから。(スヴェン)

――ピーター(息子)は、わたしたちが自分に満足していないから、「わたしたち二人」の(血のつながった)子どもを持とうとしていると思っていたようです。でも、提供精子を使った人工授精をすることで、説明する必要もなくなって、よかったと思っています。(ベティーナ)

――ぼくたちは、顕微授精を試す価値があるかどうかについて、話し合いました。ぼくは、実際にはやりたくなかったのです。もし、もう一人子どもを持つなら、できることなら同じドナーからの子にするべきだと思っていました。ベサニーのほかに、ぼく自身と遺伝的つながりのある子どもをつくれたとしても、自分が望むのはそうした状況ではなかったのです。(男性、ロンドンのフォーカスグループ)

――もし、今いるうちの子どもたちのほかに、ぼくが自然に子どもを持ったとしても、今いる二人の子どもを愛する以上に顕微授精で生まれた子のほうを愛するとは思えないので、顕微授精で何か違ってくるとは思えません。(男性、シドニーのフォーカスグループ)

　この最後のコメントは、遺伝的なつながりの重要性における興味深い見方を示唆している。多くの親たちが、ひとたび子どもが生まれて家族になれば、両方の親と遺伝的なつながりのある子を持つ必要性は消えてしまうことに気づいている。しかし、カップルが自分たちの選択肢を考えているときに立ち戻ると、家族のなかに遺伝的なつながりがあるいうことが、カップルが提供精子を使った人工授精を選ぶうえでの大きな動機になっている。

第3章　家族をつくるために提供精子による人工授精を使うと決める

——もしぼくが不妊なら、ドナーを使って子どもを持つことのほうが、まったく何のつながりがないよりも、少なくとも子どもたちはリオニと遺伝的なつながりがあるんだから、何らかの生物学的なつながりがあっていいんじゃないかなと思います。(ウォレン)

　——ぼくは、自分の遺伝子を継いでいない子どもたちを持つだろうという事実と、依然として向き合わなければいけませんでした。自分は、まだその部分を本当には乗り越えていなかったのです。でも自分の遺伝子はなくても、ぼくたちの子どもがアリーの遺伝子を半分持つ可能性があるということで、ぼくには十分でした。つまり、ぼくたちとまったく遺伝的なつながりがないよりもいいと思ったのです。それが決め手でした。(トム)

　——考えてみると養子をもらうこともできたのですが、そうすると、子どもとぼくたちの間の遺伝的なつながりはなくなります。ぼくたちには提供精子を使った人工授精ができるという選択肢があって、そのときには、少なくとも妻とは遺伝的なつながりがあることになります。(グレッグ)

　遺伝に関連するもう一つの問題は、「血のつながりか、養育か」という議論である。子どもの性質は、どのくらい遺伝からきていて、どのくらい育つ環境に左右されるのだろう。

　——わたしたちは父親になるとはどういうことなのかということを、本当にかなり時間をかけて話し合いました。父親とは、「子ども」と髪や身長、体格、笑顔が似ているというのでありません。それが父親であるということのすべてではないのです。それにわたしたちは、子どもたちが親を見て覚える身振りについてもたくさん話しました。誰かと話すときに、どのように笑うか、どのように話すか、どのように眉を上げるかといったことです。単に身体的な特徴ではなくて、子どもたちが親を真似して覚えた、そうした多くのことも子どもの特徴なのです。(アリー)

　——子どもの身体的な特徴が絆(きずな)ではありません。人格の形成や、そしてどのように子どもを育てるか、それがもっと大事です。人がきて、「息子さん、あな

たに本当にそっくりね」とか、「娘さん、アリーと瓜二つね」と言います。でも二人には、本当にたくさんぼくと性格的に似ているところがあって、それが、「あら、お子さんたち、見た目があなたと似ているわね」と言われるよりも、ぼくをもっと満たしてくれています。(トム)

――わたしたち二人はとても現実的な人間で、人は80パーセントが環境に、20パーセントが遺伝子に影響されていると考えています。(ベティーナ)

――ぼくには（子どもを持てるようにぼくたちを助けてくれたもう一人の男性を受け入れることは）まったく問題ではありませんでした。なぜなら、ここまでくれば、それはぼくにはそんなに重要ではないと思うからです。子どもが生まれたときや、子どもが育つときには、ぼくのほうがもっと重要です。それにぼくは、どうしても自分の遺伝子を次の世代に伝えたいわけではありません。(スヴェン)

　提供精子で子どもを持ったほとんどの親たちが、ひとたび子どもが生まれると、子どもと築いてきた関係こそが何より大事だと言う。親は子どもたちと強い絆をつくり、子どもたちにとっていい親であるために、遺伝的なつながりはさほど重要でないと言う。

――男性は子どもと社会的なつながりを持つようになるまでは、子どもとの絆はないとわたしは考えています。なぜなら、男性は赤ん坊を身ごもるわけでも、授乳するわけでもないからです。文化的に、父親は（母親よりも）子どもと、より距離があって、それで男性はいい父親になるためには、社会的にいい父親にならなければいけないのです。たとえ自分が遺伝的につながりのある父親だったとしても、だからって必ずしもいい父親になるとは限らないでしょう。(女性、ロンドンのフォーカスグループ)

――遺伝的に似ていることは、まったく重要ではありません。重要なのはその関係と、その関係の質です。(ブリジェット)

――多くの男性が、愛情関係にはこの生物学的なつながりが重要で、生物学的

第3章　家族をつくるために提供精子による人工授精を使うと決める

なつながりのない者とは持つことのできない愛情関係があるのではないかと心配します。でもそんなものはすべて、子どもができたとたんに、あっという間に消えてしまいます。(男性、ロンドンのフォーカスグループ)

——子どもたちはトムを尊敬しています。わたしも、トムはそのままで父親らしいから、彼を尊敬しています。そして何度もくり返しますが、遺伝子でもなく、身体的・生物学的特徴でもなく、厳密に言えば、人が自分のなりたいと思うような父親や母親になるということが大事なのです。(アリー)

自分がなりたいと思うような親になるという発想は、「父親」とはまさに何を意味しているかという問題を提起する。

——父親とはただ遺伝的にいのちを授けた人を意味するのではなく、父親は養育し、愛し、守る人だと思います。(女性、メルボルンのフォーカスグループ)

——ぼくは子どもが生まれることでも、子育てでも、本当にあらゆることでその一部を担ったし、この子の現実をみても、本当にこの子の父親なのだと思います。自分も子どももそれを理解することができれば、あとはとっても楽になります。(男性、シドニーのフォーカスグループ)

——自分の精子ではなくて、誰かほかの人の精子だと考えてしまうのはまったく当たり前ですよ。でもぼくは、それはそんなに重要ではないと思うんです。それが意味すること？　たいしてないですよ。二人ともぼくの子どもですから。ただ精子が、その男性のものだというだけのことです。(スヴェン)

こうした親たちの考え方をくり返すように、生まれた子も、通常、誰が自分たちの唯一の父親なのかは非常にはっきりしていて、遺伝的なつながりのないことがその事実を変えるものではない。

——わたしの父親は100パーセント、ウォルター・メリックスで、わたしが生まれた日からそこにいる人で、自分の娘としてわたしがいることを求め、わたしを心から愛し、これまでも、そしてこれからもずっとわたしのためにいてく

れる男性です。(スザンナ・メリックス／14歳)

――息子はいまでも、(離れて暮らす)父親と連絡を取り、父親を理想としています。彼が息子の父親であり、息子はほかの誰も望んでいません。(マリー)

――親としてのあらゆる点で、ケンは絶対にわたしたちの子どもの父親です。子どもたちはそのことをよくわかっていないかもしれないけれど、子どもたちは遺伝的につながりがなくても、ケンが自分たちの父親であるということはわかっています。(女性、シドニーのフォーカスグループ)

片方の親と遺伝的な関係があって、もう一方とは遺伝的なつながりのない子を持つということは、ある意味、特殊な関係を生み出すのではないかと不安を感じているカップルもいるかもしれない。しかし現実には、子どもと父母の関係は、遺伝的につながっているか否かの違いにすぎない。

――父親であろうが母親であろうが、一人だけが重要だなんてことは絶対にないのです。家族、しかも家族全体が重要なのです。(スヴェン)

――わたしは、自分が遺伝的つながりがあるということにこだわっていません。子どもたちを見ていて、自分を見ているようだなんて思うわけありません。ただし、子どもたちが悪いことをして、自分自身の悪いところを見ているみたいな気がするときはありますけれど。(スーザン)

遺伝的なつながり全体の問題を取り上げて理解することは当然であり、必要なことであるが、その一方で、最も強い一般的なメッセージは、愛情とは、一緒に家族になることであり、遺伝ではないということである。

――赤ちゃんたちはあなたを愛し、あなたを必要とし、それが赤ちゃんたちにあなたとの絆を与えています。でも大人は、「わたしはどうやって血のつながりのないこの小さな赤ん坊を愛することができるのだろう」ということに向き合わなければならないかもしれません。それは大人の側から見る、さらなる問題なのです。(スーザン)

第3章　家族をつくるために提供精子による人工授精を使うと決める

――その子が自分の遺伝的な子どもだとしても、結局、あなたには同じように責任があるのです。そこにはまったく違いなんてありません。(スヴェン)

　パートナー同士の愛情の関係は、遺伝的な結び付きでつながっているわけではなく、互いの愛情が大きな結び付きになっているということを、覚えておくといいだろう。
　まとめとして、子どもについて考え、家族を持つ方向へ向かう前に、私は、喪失感や悲しみ、怒りを含めて、不妊の問題と向き合うことが重要だと思っている。カップルや個々の人は不妊を通じての喪失感を思い出してしまうことが、なおもあるかもしれない。しかし、それが喪失感と向き合うということであり、それが重要なのである。ある意味で、自分が置かれている状況にただ反応するという姿勢から、たとえ初めに自分が望んでいたのとは異なるような方法であっても、前向きに家族をつくる方向へ心が動いていくという積極的な姿勢に変わっていくのである。

　――提供精子を使った人工授精はまだまだ普通ではない行為のままですし、好き嫌いもあります。それは型どおりでなく、生きていく覚悟をしなければいけないことを意味しています。つまり、家族をいくぶん違って定義しなければならず、家族にドナーを迎えなければならなかったり、ドナーを自分の家族の歴史の一部であると明示しなければなりません。それができないなら？　あなたは(提供精子を使うことは)できないし、ほかの人と同じようにも生きていけないのです。(男性、ロンドンのフォーカスグループ)

　――みなさんはただの生物学的な過程や、親らしいことをする過程へ参加するのではなく、社会的な過程に参加することになります。ほとんどポストモダン的な親子の関係として、みなさん、それに誇りをもつべきだと思います。親業は変わりつつあり、進化しつつあります。ぼくらは、ぼくらの元にいる子どもが自分の子であり、そして自分たちがその方法を選択したのです。ぼくたちはこれを前向きな一歩だと見ることができます。(男性、ロンドンのフォーカスグループ)

　提供精子を使うと決める道のりは挑戦であり、起こり得るすべての問題に対し

て、注意深く配慮されることが重要である。提供精子を使った人工授精はすべての人のためのものではないが、子どもを持ち、家族になるという「夢」を達成するために、提供精子を使った人工授精は正しい選択だと納得している人たちには、とてもワクワクするものである。それと同時に、ある種、大きな癒しとなるものでもあるだろう。

――どういうわけか、それは本当にすばらしいものに感じられて、この問題を解決するのに、なんて簡単な方法なのだろうと思ったのを覚えています。ある人たちはすすんでその段階にゆき、その経験をわたしたちにも話してくれて、それが小さなドアを開けさせてくれたような気がします。提供精子を使った人工授精はまったく探索されていない未開のものではないのです。誰かがすでにやっていて、なにかなじみのある選択でした。わたしは、このことすべてを解決できるかもしれないし、わたしも妊娠して授乳できるようになるだろうという、その可能性に本当にワクワクしました。それでその悲しみに暮れる時期を乗り切ったあとに、雲の切れ目を見たような気がしました。終りはすぐそこにあり、可能性があったのです。(スーザン)

[参考文献]
1 匿名 (2002), Personal Story: Our Decision to Tell. *Australian Donor Conception Support Group Newsletter*, November.
2 Shirley Brailey(2002), Margaret Mallonによる 'The mother and father of all dilemmas'から引用。*The Scotsman*, http://lifestyle.scotsman.com/home/headlines.specific.cfm?articleid=6557 2002年9月26日検索
3 匿名 (1995), 'Infertility: a Personal Perspective' in *Donor Families: Raising the issues*. Forum presented by the Victorian Standing Committee on Adoption and Alternative Families, and the Victorian Infertility Counsellors Group pp.22-24.
4 New Zealand Infertility Society Inc (1991), 'Why Me'?

第4章

秘密と提供精子を使った人工授精
―― 不健全なパートナーシップ ――

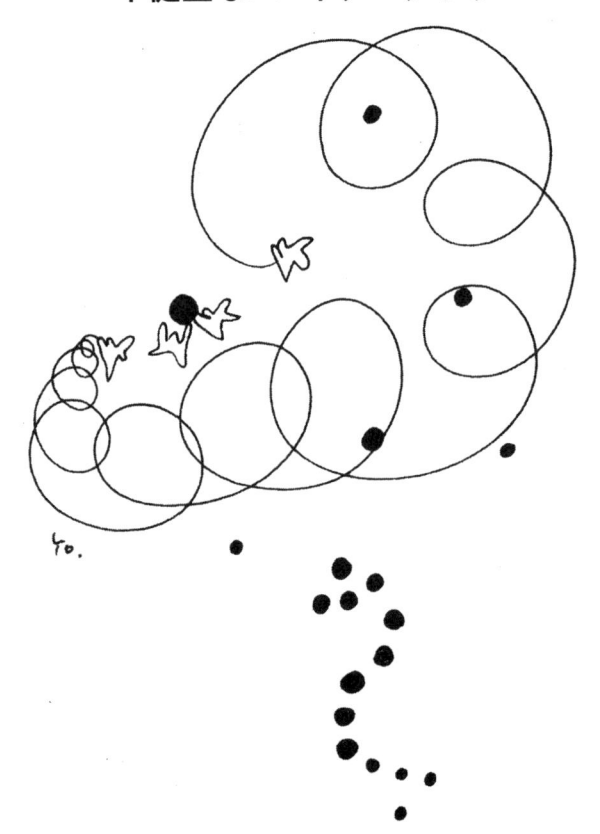

SECRECY AND DONOR INSEMINATION
-AN UNHEALTHY PARTNERSHIP

この章のタイトル、「秘密と提供精子を使った人工授精──不健全なパートナーシップ──」は、提供精子を使った人工授精において、昔から言われてきたある事柄に強く反対する立場を表している。現在では変化も見られるようになってきたが、伝統的に、提供精子を使った人工授精は秘密に覆われ、多くの人が提供精子を使った人工授精のことを秘密にしておくのは当然だと言ってきた。
　しかしこの本は、提供精子を使った人工授精というものはだいたいにおいて、不平等で、意に沿わない関係性に基づいているため、このようにパートナーシップが不健全でも仕方がないという考え方に異議を叩きつけるものである。秘密とか、それが生み出す不平等さは、それに関わるすべての人たちを傷つける可能性がある。しかし、その中でもとくに、提供精子を使った人工授精の助けを借りてつくられる家族のウェルビーイングや幸せを損ねることになる。

　　──ぼくたちは、このこと全体を覆っている秘密のベールを見つけたとき、ただ愕然として、これから子どもを育てていくのに、とてもじゃないけれど、こんなことはうまくいくわけがないと悟ったのだと思います。こんなに大きなことを秘密にしておくことはできないのです。(グレッグ)

　秘密とは、もちろん、他の人が知らない何かをある人は知っているということを意味している。たとえば、自分は他の人たちの情報、しかもまだその本人たちすら知らされていない情報を持っていて、でも他の人たちにそれを話していない。それは私が、その人たちはこの情報を知らないほうがいい、と決めたということを意味している。その人たちは相談もされていないし、その決定にも関わっていないのだ。
　人が自分に関する重要な情報を長い間秘密にされてきたということに気づく(もしくはおそらくすでに気づいている)とする。それが自分にどんなことを意味しているのかを想像してみて欲しい。秘密にしてきた人は、力があってコントロールする立場にある人で、その一方で、あなたは自分が話してもらっていなかったり、蚊帳の外に置かれてきたことで、自分を情けなく感じることだろう。しかも、なお悪いことに、あなたは信頼してきた人たちからだまされたと幻滅し、その人たちとの関係に疑問を持つことになるかもしれない。当然、その反応は、「もし、このことでこの人たちを信頼できないなら、どんなことなら彼らを信用していいのだろう」と思うようになるだろう。次のコメントは、提供精子を

使った人工授精で生まれてきたことを大人になって知った人たちがよく口にする言葉である。

　——最初、これで自分の人生でつじつまが合わないたくさんのことを説明できると、ほっとしました。でも、次第に時間がたつと、そのことが非常にわたしの悩みの種になってきました。わたしの中核をなすもので、本当にコツコツと築きあげてきたもの、それが壊されてしまったかのように感じたのです。わたしのアイデンティティという感覚だけでなく、わたしの中の人に対する信頼感もなくなってしまいました[1]。(リン・スペンサー)

　——秘密を知って以来、わたしは何者で、自分の居場所はどこなのだろうという問題に向き合うことになり、それだけでなく、もっと難しい問題を抱えるようになりました。信頼です。ほかにもわたしに隠していることがあるのではないかと思ってしまうのです。母親を疑わなければいけないなんておかしい。でもわたしは、事実を話してもらっているのだろうかと、自問する自分に気づいたのです[2]。(マーガレット R. ブラウン)

　——ぼくは5歳の頃から、自分の父は遺伝的な父ではないのではないかと疑っていました。自分は養子なのかと母に尋ねましたが、母は「いいえ、あなたは私の子よ」と言いました。母がぼくにようやく話してくれたのは、ぼくが37歳のときで、自分が提供精子を使った人工授精で生まれ、母親の不倫のせいではなかったということに、なによりも驚きました。実に長い間あった母に対して持っていた恥はなくなりました。でもそれは、真実を話してくれても大丈夫だったのに、母は自分を信用していなかったのだという憤りに取ってかわりました。母に勇気がなかったことで裏切られたと感じたのです。(亡き) 父と (亡き) 弟ともっといい関係になれる可能性がなくなってしまったことも、本当に悲しく思いました[3]。(ビル・コードレー)

　ビル・コードレーの考えと似たような声も聞かれる。自分が提供精子を使った人工授精で生まれたことを知っていて、それを理解しているオーストラリア在住の子どもが、その情報が与えられてこなかったら、それは何を意味するのかについてこんなふうに言っている。

——もしお父さんとお母さんが、提供精子を使った人工授精で生まれたことを教えてくれていなかったら、わたしは自分のこれまでのことを話してもらっていないことになるから、二人にとても腹を立てていたと思います。きっとそのことでは、二人は、わたしを信用してくれていなかったんだと感じたのではないかしら[4]。(11歳)

　秘密に関して、私は、その道徳性（こうした行動の良し悪し）を問うことすら必要ないと感じている。なぜなら、子どもたちに自分の家族の歴史や遺伝的な継承のことにウソをつくことが道徳的に正しいという立場を支持する意見なんて、読んだことも聞いたこともないからである。また、親たちも秘密にすべきだという主張を支持しないだろう。

　——大事なのは、隠しごとをせず、信頼と何でも話すということを基本とする家族でありたいということです。デスモンドに言わなければ、根本から傷つけることになっていたでしょう。(グラント)

　しかし、これまで私が耳にしてきたのは、秘密という道徳的問題には目を向けないで、代わりに現実的な問題と呼ぶものに焦点を当てている多くの人たちの意見である。医師たちは、「もし自分たちが秘密にしなかったら、十分なドナーを得られなくなるだろう」と言うこともあるだろうし、一方親たちは、「子どもを不名誉から守るために必要だ」と言いそうな気がする。
　こうした人たちには提供の目的とか、人を守るという目的があるために、こうした主張はしばしば受け入れられると思われている。しかし、この守るためというタイプの意見には欠陥があり、それは「あなたは守られる必要があると私が決めた」と言っているようにも聞こえるし、また、親や医師たちがおそらく自分自身を守ろうとしてやっているのである。
　カーリン・テイラーと私は、一緒に書いた論文の中で、しばしば秘密がカップル、子ども、ドナー、医療者、そして家族の理想を守るものなのだと主張されていることをあげた[5]。親たちのなかには、最初はこうした考え方を歓迎し、支持する人たちもいるかもしれない。しかし、秘密に関する見方は時間とともによく変わることがある。

——自分では家族を守っていると考えていても、それはヘンです。自分では、その状況のなかですべてに良かれと思っていても、その情況には真実がないのですから、自分で何かの形でその根幹をなすものを弱めているのです。(女性、シドニーのフォーカスグループ)

　——わたしたちは子どもたちに話すつもりだったのですが、医師からは「そうするな」と忠告されました。それでわたしは、子どもたちに秘密にしておけるかもしれないと思い直しました。そうすることが、自分たちを守り、ドナーを守ることになるんだと考えて、わたしたちは守られるのだから本当にいいのではないかと思っていました。でも、本当は何もわかっていなかったのです。わたしはいま、自分は絶対に子どもに秘密にしておけるような人間にはなれるはずなかったとわかっています。(エヴリン)

　ある時期、見方によっては守りであるかのように思えるものが、あとで明らかにまったく違ったものに見えることがある。たとえば、子どもには分からないような情報から子どもを守るために、隠しておくほうがいいと感じることもあるかもしれない。しかし、子どもはいつまでも子どものままでいるわけではなく、なんらかの時点で、もし何か話してもいいような情報があるなら、話すべきではないだろうか。さもなければ、その情報がないということが、将来、大人になった彼らにどのような影響を及ぼすかわからない。

　——提供精子を使った人工授精の末に生まれた子どもは、権利を持つ自律した人となり、母親やドナーと切り離して、自分自身に関するあらゆる情報が必要になるのです[6]。(シェリー・プラテン)

　——「それは秘密にしておきなさい。そのほうが簡単だ」と、医師にアドバイスされました。しかし、そんなに簡単ではありません。バブバブ言いながら幸せそうにしている赤ちゃんも、成長して複雑なことを必要とする大人になるのだということを、みんなは忘れてしまっているのです[7]。(マリー・ブレイド)

　今まで提供精子を使った人工授精で生まれた多くの人は、こうした複雑なニー

ズを満たしてもらえなかった。ビル・コードレーもその一人だが、秘密と隠蔽（いんぺい）の織りなすものを、次のようにうまくまとめている。

　　——親は子どもに本当のことを話してくれていると信じていました。でも、両親はぼくたちにウソをついてきたのです。ぼくたちは、人を傷つけないと誓いをたてた医師たちに期待しました。でも、医師たちもぼくたちの医療記録を破棄していました。科学者や心理学者なら、ぼくたちの感情面での経験を理解してくれるのではないかと期待しました。でも、彼らも調査しようとすると、秘密という壁にぶつかって、それが妨げとなり、さもなければ、研究でぼくたちのことをあたかも何もわからない幼い子どもであるかのように扱って、まったく問題は見当たらないと言いました。ぼくたちは、成人した市民として、正義と自分たちの権利が政府や裁判で平等に守られることを望んでいます。でも、政府も裁判も、ぼくたちが何者なのか知ることができないように、法的なもので妨害しました。いつまでこんなことが続くのでしょう。いつになったら、一般の人が持っている自分のアイデンティティを知り、祖先から脈々と受け継いでいるものを知る権利を得られるのでしょう。ぼくたちは、自分たちの遺伝的な青写真という地図がないまま、取り残されたような思いでいます。見慣れない景色のなかで道に迷ってしまっているのです。ぼくたちには何も見えないのです[8]。（ビル・コードレー）

　多くの人たちから提供精子を使った人工授精は否定的に見られている。そのため、提供精子を使った人工授精の中で秘密にすることがあたりまえになってきたが、この秘密は、どうしてこんなにも大きな役割を演じるようになったのだろう。この秘密と提供精子を使った人工授精の不健全なパートナーシップ関係は真新しいものではない。過去にさかのぼれば、1909年にアディソン・ハードによる提供精子を使った人工授精の報告が最初の報告であると一般的には言われている[9]。そんなはるか昔から、秘密にしておくことには重きが置かれていたのである。

　ハードはウィリアム・パンコースト医師の学生だった。パンコースト医師が1884年、ジェファーソン医科大学で教えていて、クラスの中であるカップルの状況について議論したときのことである。そのカップルとは、男性が無精子症と分かり、女性は「子どもを産むことが100パーセント可能である」と分かって

いるカップルであった。このクラスの学生たちは問題を解決するために、「誰か、別の男性を使ってみるといい」と提案した。結果から言えば、パンコースト医師は「クラスの中で一番見た目のいい人」から精子を採取し、女性の了解も同意もないまま、彼女が麻酔で寝ている間に、彼女に人工授精したのである。

そのパンコースト医師は後になってしぶしぶ夫に話し、その夫は医師の行為を許して、医師はそれで安堵した。しかし夫は、妻には事実を伝えないように言った。1909年、アディソン・ハードは、この医療行為で生まれた若い男性と握手をするために、ニューヨークに行った。その後、この行動は、アディソン・ハードがおそらく1884年に精子を提供した学生であり、だから世界初の提供精子を使った人工授精で生まれた人の精子提供者なのではないかと推測されている。

この例では、秘密にもいくつかの段階があった。第一に、専門家たちが同意なしに治療を実施したそのやり方で、専門家たちの間の秘密があった。第二の段階では、妻には絶対にその治療のことは知らされないが、夫は基本的に秘密で了承していた。夫はそれゆえに、妻にも、おそらくは息子にも秘密にしたままだっただろう。第三に、憶測にすぎないが、誰が精子の提供者であるか、その確認もなかったと思われる。それゆえに、その息子の遺伝的な家系を取り巻く事柄も秘密のままであっただろう。

明らかに、この初めての事例の報告書における決定は、非常に実利を重視したものであった。つまり、非常に迅速かつ実利的な策で解決されたことに問題があった。けれどもここから生じた主要な問題点は、長期にわたる結果と影響に対して、あまりにも考慮されていなかったということである。

なぜ秘密にすることから決別することが必要になってきたかを理解するためには、最初に、誰が実際に秘密にすることを望み、そして（もしくは）、なぜ秘密を必要としていたかを考えてみるといいだろう。確かに20世紀の前半には、世の中の常識という基準が、秘密にするのが望ましいという考え方に一役かっていた。その時期に、セクシュアリティや生殖は、公に議論されることもなく、認識されることもなかったのである。

1948年、カンタベリー大主教が議長を務めた委員会は、提供精子を使った人工授精が、ある種の姦通であると主張した[10]。委員会はまた、マスターベーションを促すという理由から、提供精子を使った人工授精を非難し、提供精子を使った人工授精を刑法上の犯罪とするように要求した。

フランスでは、1949年、フランス道徳・政策・科学協会が、正式に提供精子を

使った人工授精を非難した。その考えは、フランス語圏の産科婦人科学会連合の会合でくり返して言われてきたことである[11]。シモーネ・ベイトマン・ノバエスはフランス人社会学者として、「補助生殖の歴史的な起源は、それに関わる行為の道徳性についての疑いと、医学的な治療としての妥当性の疑いによって明らかに損なわれている」と言った。

　フィーヴァシャム委員会はイギリスで、提供精子を使った人工授精の法的な側面を検討し、提供精子を使った人工授精（当時はAIDとして知られていた）は犯罪であると断言されるべきだとは思わないが、それでもまだその実施は思いとどまるべきだと主張した。

　提供精子を使った人工授精で生まれた子が非合法なのは言うまでもない。だから非合法であることが分かっている子は次のように出生登録されたに違いない。つまり、意図的に偽りの登録をした人は偽証罪を犯して登録したのである。提供精子を使った人工授精に手を貸した人は、非合法の子どもをつくったという共謀の罪になるとされた。委員会は、提供精子を使った人工授精は望ましくなく、それは結婚制度と、結果的に生まれる子どもにとって危険性があるからだと結論づけた。つまり、提供精子を使った人工授精は彼らの生殖に対する責任と、子どもを育てる責任を切り離して考えている。そして、その実施に反対する医学的な意見を重視するなかで、提供精子を使った人工授精は医師の適切な責務の範囲内にあるかどうかが問題となった[12]。

　ゆえに、こうした類いの社会環境のなかで、提供精子を使った人工授精を使ったカップルがこのことを公に話さないことが一番だと信じ、安心して話せる人などほとんどいないと感じたのは合点がいく。

　また、提供精子を使った人工授精の治療をあえて提供する医師にも、おそらく社会や専門家たちから受けるであろう反発という点で、かなりのリスクがあっただろうことも理解できる。彼らは不妊のカップルの救済に関わることで、たとえ一方で賞賛されたとしても、提供精子を使った人工授精に関わる人たちの中でも、一番高いリスクを持っていると見られていた。それゆえに、医師たちは自分たち自身を守る必要があり、自分たちがしていることを広く一般に宣伝することに興味を持たなかったのである。

　医師たちはサービスを提供する者として、常に提供精子を使った人工授精の、とくに秘密を取り巻く文化の発展のなかで重大な役割を演じてきた。そして、世間からの非難を含む潜在的な問題を避けるために、伝統的にどうやって妊娠した

かということを秘密にしておけば、すべての人の最善の利益になるという考え方を持っていた。

しかし、考え方は劇的に変化してきており、現在では、セクシュアリティや生殖といったことについての知識が非常に豊かになり、率直に話されるようになっている。また、とくにヒト生殖補助を使っての家族づくりという、これまでとは違った方法が一般にも広く受容されていて、さらに、これに関わるすべての人たちのニーズや、権利に対してもより理解されつつある。

このような変化が簡単には起こるわけはなく、提供精子を使った人工授精をまだ秘密にしておくべきだと感じている多くの人たちは、このように変化しつつある文化にもなかなか馴染めないと感じている人もいる。自分たち家族がどのようにできたのかについて親子が話すのは適切ではないとか、もし親子がこうした情報を共有することになれば、生まれた人たちがドナーを特定できるような情報を得られるようになり、そうしたことをよくないと主張する医師たちが、とくに世界のある地域にはいまだかなりいるのだ。

カナダの男性不妊学会の会長である医師のアーサー・リーダーは、最近、次のようなことを語った。1981年、オタワ病院の彼の提供精子を使った人工授精の患者で、子どもに出生について「話すつもりだ」と言う人はたったの5パーセントだったが、いまは50パーセントもの人が伝えるつもりだと言っている[13]。しかしアーサーは、子どもには伝えないだろうし、だから匿名のドナーのほうがいいと、かなり頑な人たちがいるということも付け加えている。それに、親には自分たちの子どもの育て方を方向づける権利がある。つまり言うか言わないかは、その人が選択することであり、自分たちがそうした人たちに押し付けることはできないと、アーサーは言った。

　　──ちょうどぼくらが秘密にしないことを選択して、それでも（医師たちが）自分たちのことを支持してくれたように、ぼくらが秘密にすることを選択したとしても、医師はぼくらの選択を尊重してくれたんじゃないかと思います。基本的に医師たちは、それに反対する態度をとってきてはいないのです。つまり医師たちはただ、ぼくらが決めたことを何でも支持してくれたのです。（グレッグ）

　　──ウソをつき続けて生きていくという考えは、わたしにはありえませんし、

発想することもできませんでした。病院でほかの人たちと話していて、隠さないのは非常にめずらしいことだということに気づいたとき、わたしたちは本当にふっと隠すまいと思ったのでした。みんな（わたしたちに）反論しませんでした。ただわたしたちが変わっていて、おかしいと考えたのでした。（オリヴィア）

親たちは気持ちの上では、何がなんでも子どもたちにこのことを話さなければいけないと思っているのに、それとは裏腹に、伝統的にはその逆のことが起きてきている。かつては、医師から親に対して、子どもたちに話してはならないと圧力がかけられることがよくあった。つまり親たちの多くが不満に感じるようなアドバイスをしていたのである。

——医師はわたしたちに実際に、絶対に誰にも話すべきではないと、口やかましく言いました。医師は、子どもに話せばメチャクチャになって、わたしたちが破滅するだろうと言いました。でも、子どもは貴重な存在であり、人生におけるこの大切な贈りものに対してこんなふうにするなんて、本当に間違っています。わたしは相手にされませんでした。それは屈辱的だったし、わたし一人が責められている感じがしました。誰もこんな思いをさせられるべきではないです。（マリー）

——医師は「誰にも言ってはいけない」と言っていました。なぜかというと、子どもにとって、自分がいま暮らしている家族の中で育ったと考えながら成長するほうがいいからだと言うのです。（女性、メルボルンのフォーカスグループ）

——それは隠しておくことで、夫とわたしの間でさえも、話し合ってはならないことだと言うのです。わたしたちはそのことには触れず、そんなことは起こっていないかのようなふりをしていました。（女性、シドニーのフォーカスグループ）

——提供精子を使った人工授精をしたとき、ぼくらはそれを秘密にしたので、誰もそのことを何も知りません。みんな、その子が自分の子ではないというこ

第4章　秘密と提供精子を使った人工授精　97

とを知ることはありません。（男性、シドニーのフォーカスグループ）

　これは実に、専門家の役割をどう規定するかという問題に帰結する。人は情報を得られるようになれば、問題やそれに付随して起こることすべてを考えて、決断できるものだろうか。もしくは、どうすればいいのか、アドバイスしてあげればいいのだろうか。かつては医療のパターナリズムが色濃く前面にあって、医師たちは自分たちの患者への影響を考えるのに長けていると考えられていた。その結果、多くのカップルは、治療を拒否されないように、医師のアドバイスに従わなければいけないと信じたのである。

　——それはかなり医療的指導のようなものでした。医師はただわたしたちに、わたしたちの権利を話しました。つまり、わたしたちはドナーに連絡をとることはできず、子どももドナーに連絡をとれず、その逆もできない、と言ったのです。わたしたちはそれを、ただ受け入れただけなのです。子どもを得るには、そうするしかなかったのです。（エヴリン）

　——当時を振り返ると、ぼくたちは決して医師に質問をしませんでした。医者はすべて知っていると思って育ってきたのです。ぼくたちは、いまみたいに何でも知りたがろうとはしませんでした。（ローリー）

　——二回目のとき、わたしたちは「同じドナーを使うことは可能か」と尋ねました。医療側は、「そんなのはどうでもいいことだと思いますが」と、一蹴しました。わたしたちは医師に何も言い返そうとしませんでした。もしそんなことをしたら、ドナーを紹介してもらえなくなるのではないかと思ったからです。（エヴリン）

　——クリニックは、わたしたちが当然、秘密にしておくものだと思っていました。わたしたちが子どもに話すかどうかを問題にすること自体、信じられなかったのです。クリニック側は、わたしたちの人生をどのように生きてきたかについて何も知りませんでした。つまり彼らは誤った思い込みをしていたのです。そして、精子を獲得するためにも、当然この秘密ごっこに参加しなければいけないとわたしたちに思わせたのです。（女性、ロンドンのフォーカスグルー

プ)

　現在では、カウンセラーが似たようなリスクを持つ立場になりつつあると言う人もいる。それは、秘密にしておくことが害を与えることになると、人びとにアドバイスしているという点においてである。しかしこの議論の要(かなめ)は、どのように秘密に関する情報が親や親になろうとしている人たちに提示されているかということである。カウンセラーは提供精子を使った人工授精のサービスを提供する医療専門家と同様に、個人やカップルに情報を提供して、そうした人たちがこの問題を克服し、理解するのを助け、彼らが自己決定するように支援しなければならない。

　過去において、医師たちがもうひとつ気にかけてきたことは、ドナーとして医師たちが採用した男性を守るということであった。この守るというのは、ドナーが知られたら、生まれた者がドナーの財産を要求するかもしれない、その可能性を避けるためという相続の法的な悪影響とあわせられて、ドナーを特定するような事柄は秘密にされていた。この問題は現在、多くの国で、生まれた者とドナーは互いに法的な権利や責任を有していないことを、極めて明確にしている法を導入することによって解決されてきている。

　　――最初の医師がぼくらにはっきりと言ったことの一つが、ドナーは匿名で、何があってもずっと匿名は守られ、こうした状況は絶対に変わらないということでした。その先も、ぼくらにはそれを変える方法は絶対になかったのです。(グレッグ)

　　――医療側はこの先いつか、わたしたちが何か強行な手段でそれを積極的に追求しても、その頃には記録がなくなっているだろうと言いました。医師は、ドナーの匿名性を保障していると言ったのです。(スーザン)

　匿名にしておくというシステムのもとで採用された、ドナーたちを対象に行った質問調査のいくつかで、匿名にしないで実施されていたなら、こうした男性の多くが精子を提供しなかっただろうということが結果に出ている。しかしこれまで、同僚と私がスウェーデン、ニュージーランド、オーストラリア、アメリカ、イギリスで関わった他の多くの研究では、オープンにすることが必ずし

も精子ドナーの数を減少させるわけではないということを示している。(精子ドナーにおける研究の全体的なレビューとして、「提供精子を使った人工授精：国際社会科学の展望」原題：Donor Insemination: International Social Science Perspectives[14] を参照。)

オープンシステム(匿名にしないシステム)のもとで採用されることに満足している男性もいれば、将来、生まれてきた者に自分の身元を明かしてもいいという男性もいる。しかし、こうした男性は匿名を好む男性とは異なった特徴を持っているように思われる。(匿名性と身元を明かすことについてドナーがどう思っているか、また、どのような要因が彼らの考え方に貢献しているかについては、第9章で詳細に取り上げる。)

たとえ精子提供者の数が減ったとしても、ルイーズ・プライデがイギリスの健康省大臣へ公開質問状で述べているように、これがまだドナーの情報公開を妨げるのを認める理由であるとは思えない。

　　匿名性の排除でドナーの数の減少を導くだろうという恐れに基づいて方針を立てるのは、目先のことしか見ていない誤った方向性の取り方である。でもドナーの数の問題も二次的な問題である。匿名性の排除は無慈悲なのか、そうでないのか。もっと多くの赤ん坊が提供精子を使った人工授精でつくられるようになるのだから、無慈悲でないわけがない[15]。

医師たちが匿名性のシステムを続けることに対して心配してきたもう一つの理由は、医師たちの中に、自身が医学生としてや、開業医としてドナーになった者もいたからだということが指摘されてきている。この理由は、事実というよりも人の話に基づいて、よく取り上げられる見方である。

　　——ほとんどの医師は、その問題に気づいていないと思います。また、いつだってみんなにはこんなことは知らされませんが、彼らの多くがドナーであるという事実もそれを複雑にしていて、必ずしも医師たちがこの問題に広い心を持っているわけではないのも、そういうことを意味しているのです。(女性、シドニーのフォーカスグループ)

今日でも、提供精子を使った人工授精や他のヒト補助生殖の形式をまったく許

容できないという考え方を持つ人はいる。だから、医師たちの中には、自分が提供精子を使った人工授精サービスの提供者であることが、他の分野の仕事とか自分たちに会いにやってくる患者の多くにも影響を与えかねないと、自分が提供者であることを伏せたままにしておきたいと思っている者がいる。もちろん、実際にはすべての医師がこのような考え方を持っているわけではない。ニュージーランドやスウェーデン、オーストラリアのような国では、提供精子を使った人工授精に関して文化に変化が起こってきている。これは多くの医師たちが事実を話すことを強く支持する立場をとるようになってきているということを意味している。これは家族の健康とウェルビーイングの重要な社会心理的な見方の認識が高まってきているためである。

　専門家の中には、とくにある国では、いまだに秘密主義を続けていくべきだと主張する者がいる。しかしそのもう一方で、個人的には本当は別の考え方であるにもかかわらず、周囲から秘密主義であるように期待されているため、表面的に秘密主義の考え方を支持している者がいるということも興味深い。このことも記しておいたほうがいいだろう。

　　　——わたしたちは実際に、そのことを秘密にしておくように助言されました。「私たちは、あなた方に、家族をはじめ誰にも口外せず、二人の間の秘密にしておくことをお勧めしますよ」と。2年半経って、看護師は「私たちは変わりました。あの時、私たちは本当はそうしたほうがいいとは思っていなかったけれど、あなた方にそう言うようにと言われていたのです」と言いました。（アリー）

　なぜ専門家が秘密主義を勧めるのか、そのさまざまな理由を見てきたが、今度は親たちに目を向けてみよう。親たちの中には、必ずしも秘密にしたくない、もしくは秘密をまったく必要としていない者がいる。他方では、実際には秘密を望んでいない一方で、傷つけられるなどの心配や不安を感じるために、オープンに話すことを避ける者もいる。典型的な不安の例を以下のようにまとめた。

1　秘密にしておきなさいとアドバイスする医師に質問したり反発したりすれば、治療をしてもらえなくなったり、ドナーを得る権利を拒否されるかもしれない。そのことが怖い。もし専門家が、治療やドナーの紹介を拒否したら、それは

専門家らしか知らぬ行動であり、こうした情況においては、提供精子を使った人工授精で子どもを持った他の親から、強さや理解、役に立つ支援を得ることが重要である。

②　自分の不妊を知ったことに不安を感じている人たちにとっては、提供精子を使った人工授精についてオープンであることは、不妊の痛みを思い起こすことを意味している。子どもがいることで、不妊が治ったように見せることができ、彼らが思っていたような家族になったように見せかけることで、事実を押し入れの奥にしまい込んで、忘れられると思っているのかもしれない。

　かつて、不妊に対する拒否感は、夫の精子とドナーの精子を混ぜたり、医師たちが人工授精のあと、夫婦に家に帰って性交するようにアドバイスすることで助長されてきた。そんなことをするのは、こうすることが、カップルに必ずしも提供精子を使った人工授精で妊娠したわけではないと思わせるのに役に立つかもしれないと思われたからである。それは、ドナーの精子でなくて、夫の精子が妊娠させて、赤ん坊は本当に彼らの遺伝的な子かもしれないという可能性を広げたのである。これは場合によっては、たぶん性交のせいで妊娠したと言っているのではないけれども、その意図は、そのカップルに不妊であることを考えさせないのに役立つということで、二人を守ろうとする、誤った試みであった。

③　不妊の人が、不妊の検査や治療を受けている間にすでに無力感を抱いていたら、事実を隠さないという選択をすれば、親になっても再びそうした感情に悩まされるだろうということを恐れているのかもしれない。

　　――秘密にしておくことが採用されている理由の一つは、わたしが思うに、人びとがそうした情報を操作しているからです。そこから離れてもすぐに、あなたはまたどうにもできない情況に戻るのです。（女性、ロンドンのフォーカスグループ）

④　ある親たちは、もし親戚が提供精子を使った人工授精を利用したことを知ったら、子どもを家族として受け入れてくれないかもしれない、ということを怖れている。これは、家族のなかの、他の人たちへの教育が必要であることを

はっきりと示しており、それと同時に、その親たちがどんな選択をしたとしても、その人たちは家族みんなの理解と愛情ある支援を必要としていることを示している。親の中には、悲しいことに、自分たち家族が傷つけられるような否定的な反応に直面した者もいれば、家族から受けた前向きな支援に、いい意味でびっくりした（そしておそらく、少し安心した）という者もいる。

　　——ほかの孫たちは、生まれたときに祖母からそれぞれ50ドルずつもらっていましたが、提供精子を使った人工授精で生まれてきたことを知っている孫に対しては20ドルしかくれず、それは本当にわたしを傷つけました。わたしはそのことから立ち直るのにずいぶん時間がかかりました。（女性、メルボルンのフォーカスグループ）

　　——実際に、人に話すのは慎重であったほうがいいと、ぼくらは思い始めていた頃でした。そんなとき、いくつか本当にいいことが起こりました。ぼくは父親がどのような反応をするだろうとためらっていたのですが、実際には、父はマックスウェルと同じように、デスモンドを孫として受け入れてくれました。それは本当にすごいことです。本当はぼくらが父に話すのをためらったのではなく、ぼく自身が最悪を考えて、身構えていたのです。（グラント）

⑤　提供精子を使った人工授精は不道徳な行為であり、それゆえに非難するに値すると考えている人たちがいるようである。だから親たちの中にはこうした反応を恐れている人がいる。しかし、その一方で、この本に協力してくれたり、自分の経験を語ってきた家族は、提供精子を使った人工授精の利用をそんなふうには考えてきていない。また、他人が特別な情況をどのように理解するかということは、私たちがどうこうできるものではなく、重要なことは、自分自身の信じることに自信を持ち、他人の反応に左右されないことである。

⑥　親たちは、もしかすると難しいことになるかもしれない問題と向き合わずに済むだろうと信じて、事実を打ち明けることを避けているのかもしれない。これは、生まれたばかりの赤ん坊のことを考えている短い間は確かにそうかもしれないが、長期的にはこの問題は避けられず、実際にはもっと複雑になって、ひとたびその赤ん坊がティーンエイジャーや大人になったときには、場合によっては

徹底的な打撃を与える可能性がある。

7　本当のことを話さない理由でよく言われるのは、親がいつ、どのように子どもや他人に話したらいいのか分からないというものである。幸いにして、これを解決するための情報が出てきている。この本のように、他の人の経験などの情報を提供するものや、提供精子を使った人工授精や家族をつくるためのさまざまな方法について、子どもに語りかけるための本もある。サポートグループやインターネットを通して、他の親たちと話し合う機会もある。

8　親たちの中には、提供精子を使った人工授精を取り巻く問題が子どもには複雑すぎて、その意味を理解したり、把握したりできないだろうと心配する人たちもいるだろう。しかし、「子どもたちに事実を打ち明ける」という問題を取り上げている第7章を読んでもらえば分かるように、これは必ずしもそうではない。

9　親たちは自分の子どもたちに、家族のなかで安心感を持って、家族の一員だと思って欲しいと、絶対に考えていることだろう。しかし、もし親が誤って、子どもは両方の親と遺伝的なつながりがあるときに（もしくは子どもが両親と血がつながっていると思っているときに）、子どもは安心すると思い込んでいるなら、そうした親たちは提供精子を使った人工授精を利用したと認めたがらないかもしれない。

　　――提供精子を使った人工授精について、本当にじっくりと考えるようになるまで、ぼくはまさにすすんでそのことを秘密にしていたと思います。そのことについて知っているのはぼくたち二人だけなら、子どもがそれに気づくことはないだろうと思っていました。どうして、永遠に秘密にしておけるといった幻想はうまくいかないのでしょう。子どもは誰でも、両親は本当に自分の親だと思いたがっているだろうと思っていたので、ぼくは子どもの立場からこう考えたんだと思います。子どもたちはただ、ふつうの子でありたいのです。事実を伝えることは、ぼくの利益よりも、子どもたちを守るための手段だったのです。（ウォレン）

10　親たちの中には、子どもたちが提供精子を使った人工授精の末に生まれた

ということを知ったら、その子たちが自分たちのことを拒否するのではないかと恐れている人もいるかもしれない。父親が子どもから距離を置くようになるといった恐れがある一方で、他方では子どもに過保護になったり、褒美をあげすぎてしまうような父親になる恐れもあると、ビル・コードレーは示唆している。どちらの情況も好ましくない。

　自分たちの家族や、出生に関する情報に好奇心を持つことは当たり前のことであるが、その一方で、提供精子を使った人工授精で生まれた人の苦労の種になりそうなことの一つが、親を拒否しているというように解釈されかねないということである。しかし、多くの生まれた人たちが言っているように、それは親を拒否しているのではない。関連のありそうな情報をできる限り持つことで自分たちの遺伝的ルーツの全体的な図式を広げ、つくりあげるということに重要さがある。

　　――ドナーはどんな人だろうと思います。ドナーはわたしの遺伝子の半分を提供してくれていて、わたしは自分の生物学的な起源を当然知りたいと思います。ますます知りたいという思いに取り憑かれています。彼はどんな容姿なのか、何に興味があり、どんな仕事をしているのか[16]。（提供精子を使った人工授精で生まれた者、成人）

　　――大人が自分の血筋を知りたいと思うのはあたりまえのことで、だから探すのです。両親を拒否しているからではありません[17]。（ビル・コードレー）

　　――自分の遺伝的な背景の半分を知らないまま成長するのはとてもつらいことです。ひとは、自分のどこが母親や父親に由来しているのか、それがわかってこそ、自分が何者であるのかを見つめることができるのです。それを補おうとするのはとても大変なことで、提供精子を使った人工授精で生まれた子どもはいうまでもなく、半分しかわからないのです[18]。（スザンナ・メリックス、14歳）

　　――オープンアダプションは、いまでは人道的で実用的であると受け入れられています。オープンアダプションは、養親の重要性やかけがえのない役割を損なわずに、養子全体の意義を受け入れているのです[19]。（ルイーズ・プライデー）

11　父親が親として欠けているとか、本当の親ではないとか、親として十分でないというように思われてしまうのではないかという恐れがある。しかしこの不安に対しては、今日、自分の考えを発言している多くの提供精子を使った人工授精で生まれた人たちが、自分の考えている本当の親とはいうまでもなく、自分を愛してくれた人であり、自分の成長における喜びや痛みすべてを自分とともに経験してきた人だと言っている。

　　——父がわたしを愛してくれていることを疑ったことは一度もありません。わたしにとって、父は絶対にわたしの父親です。父はわたしの宿題を手伝ってくれたり、わたしが元気がないときに夕飯を作ってくれたり、わたしのためにいつでもそばにいてくれます。わたしはもちろん父を信頼しているし、愛しています[20]。（スザンナ・メリックス、14歳）

　すでに成人している提供精子を使った人工授精で生まれた人の一人は、自分は父親の遺伝的な娘でないということを考えたことはなく、いろいろな意味で、自分の興味やユーモアのセンスは、母親よりも父親により似ていると言っている。

12　ある親は、もし自分の子どもが何も知らなければ、誰にも言わないし、不妊や提供精子を使った人工授精を取り巻いているあらゆる恥辱や、社会一般の誤った理解みたいなことから自分たちが守られると思っているのかもしれない。

　　——もしあなたが子どもに話すなら、その子が他人に話すのを承知していなければいけません。でも、「自分はこのリスクをとりたくない。だからそのことをみんなに秘密にしておく」と結論づけてしまうことは正しくないと思います。それは最悪の決断だと、ぼくは思います。（スヴェン）

13　提供精子を使った人工授精は珍しいことなので、他人があなたの家族について好奇心を持つのは、常にあり得ることである。しかし、こうした当然の好奇心も、もし他人が、自分たちの家族や、とくに自分たちの子どもを違う目で見るのではないかとビクビクしているなら、親には心配の種となるはずである。しかし、それはまったくそれぞれの家族次第であり、その家族が自分たちがやってきたことを祝い、喜んでいるかどうかによる。もし、自分たちのしてきたことに恥

や心配を感じているなら、他人に好奇の目で見られないかと、さらに親たちの中にある、心配やその先の不安に油を注ぐことになるだろう。

　——友だちはなんていうでしょう。自分たちを変だというでしょうか。「ヘレンとキースは提供精子を使った人工授精で子どもを持った面白い人たち」というでしょうか。それともただ、「キースは教師で、面白い仕事をしている」というでしょうか。それを調べてみると面白いかもしれません。人は自分の面白いところを見て、自分を特徴づけるのです。（男性、ロンドンのフォーカスグループ）

14　親は秘密にすることが自分たちを守ると同時に、自分たちの子どもも守ることだと信じているのかもしれない。しかし、息子がからかわれないかと心配していたある母親は、またこんなことも分かっていた。もし子どもたちが他の子をからかいたいなら、子どもたちはいつだって何かからかうネタを探している。それは提供精子を使った人工授精で生まれたことではなくて、その子の身長や髪の毛の色、洋服のことかもしれない。その母親は、からかわれるかもしれないということが、息子に事実を話さない理由にはならないと感じていた。

15　なかには、ドナーが子どもの親としての権利を主張したり、何か自分たち家族に立ち入ってくるのではないかと、心配している親もいる。しかし、先にも述べたように、ほとんどの国では現在、これを避けるための法律がある。多くのドナーが、自分の精子から生まれてきた子どもたちについて当然興味はあるが、その一方で、彼らはもちろん自分たちのことを、そうした提供精子を使った人工授精で生まれた人たちの親であるとは考えていないということが、研究で示されている。

16　また親たちの中には、もし子どもたちがドナーに会ったら、父親よりもドナーに愛情を持つようになるかもしれないといったことを恐れている人もいる。しかし、子ども協会のジュリア・フィーストは、2000年に実施された養子の研究を挙げて、その研究から「子ども時代に形成された関係は強く、生物学的な親に再会したからといって、弱くなったりするものではない」ということが示されたという[21]。

第4章　秘密と提供精子を使った人工授精

ここに挙げた、親たちが秘密にすることを考えるときに思いつくことで、注目に値するのは、「恐れ」という言葉が何度もくり返し出てくることである。無知である故の恐怖が心配をもたらしていて、提供精子を使った人工授精のプログラムに入る前に、こうした当然の感情に気づいて、適切に対処される必要があるだろう。私が心配していることの一つは、多くの人が、自分の不安や心配、恐れをあらかじめ探る機会が与えられていないことであり、問題が表面化して、対処されなければならないのが、子どもが生まれた後になってしまうことがよくある点である。

　専門家や親たちに加えて、生まれてきた人たちももちろんまた、秘密について考慮される必要がある。しかし、生まれた者たちが秘密を望んでいる証拠はまったくなく、そのために、このことは軽く扱われている。私は未だに、自分の家族が提供精子を使った人工授精の結果できたことを知っているが、「親が自分にこのことを話してくれなければよかったのに」という提供精子を使った人工授精で生まれた人には出会ったことがない。本当にたくさんの事例があるのだが、そこから私が学んだのは、自分の家族が提供精子を使った人工授精でできたことを知っている人たちは、しばしば、他人を通して知ってしまったり、危機的な状況のなかで偶然に知ってしまっている。こうした人はもっと早い時期に話してもらえていたらとか、愛情あるやり方で両親から知らされていたり、教えられていたらと願っている。そうした人たちの両親は、打ち明けるとか秘密にしておくことの必要性について、二人が異なった考えを持っていたということが大きなポイントで、多くの提供精子を使った人工授精で生まれた人は、両親が離婚したときか、もしくは親の一方が亡くなった後に、この情報を話してもいいと思うもう一方の親から、自分の出生について知らされているのである。

> ——父親が亡くなった4日後に、母はわたしたちに「あなたたちのお父さんは本当のお父さんではないかもしれない」と言いました。わたしたちがティーンエイジャーだった頃に、母はこのことをずっと話したいと思っていたけれど、わたしたちに話さないと、父から約束させられていたのです。そして父が亡くなったあと、母はどうしてもこれ以上約束を守らなければいけない理由はなくなったと思うようになったのです。でも、このタイミングは最悪でした。父親を失ったことを悼むどころではなく、わたしにできたことといえば、自分のアイデンティティについて、わたしたちにウソをついていた父に対して、怒

ることでした[22]。(リン・スペンサー、個人的なやりとりから)

秘密にするという選択を考えるとき、親たちは二つのはっきりとした結果を知っておく必要がある。一つ目は、秘密は家族のウェルビーイングに影響を持つということ、そして二つ目は、生まれた子が無意識に誤った遺伝的な家系を自分のものとして受け入れるということである。

秘密にすることの影響をまず見てみると、カップルの関係に問題が起きて、秘密にしていることの大きな圧力にしばしば耐えられなくなっているのが分かる。

——問題が本当に起こり始めたのはあとになってからでした。秘密にしておくことはむずかしいのです。それが一番むずかしいことで、結婚中、心の中では気になりながらも、口にできないことでした。(マリー)

——わたしはまさに、秘密にしたことが結婚がうまくいかなくなった要因だと思っています。もしわたしたちがもっとオープンにものごとを話し合えていたら、それは大きな助けになっていただろうと思います。わたしはできるだけ、それを秘密にしておこうとしていましたが、秘密にしていることがいつも心の隅にひっかかっていました。(女性、シドニーのフォーカスグループ)

秘密は不安感や恥ずかしいといった思いと相まって進んでいくだけでなく、不安感や恥といった感覚も生むものである。だから親たちが秘密にしておこうと躍起になって、とくに子どもたちに対してずっとウソや偽りを必要とすることは、ほぼ確実に、自分たちにもストレスを加えることになる。

——わたしたちの関係がこのウソに基づいていましたから余計に思うのです。事実を伝えることは、子どもたちにとって利益があるだけでなくて、自分たちの関係にも利益があると。わたしたちは結婚しているあいだ、ずっとこのウソを通していました。(女性、シドニーのフォーカスグループ)

——それはたいへんな重荷になるでしょう。あなたが肩に重荷を背負ったとき、それは結婚生活においてもストレスを増すことになります。子どもに生涯ずっとウソを言い続けなければならないのです。一つウソをつくだけなく、

最初のウソを隠すために、もっとウソを言い続けなければならなくなります。（ウォレン）

――どうしたら秘密にしておけたでしょう。わたしは、秘密が人に何をしてきたかわかっていました。そのウソが本当に大変だってこともわかっています。人は、ウソにもっとたくさんのエネルギーを注がなければならなくなり、それは本当に無意味です。秘密はとんでもないことです。それは人の基本的な権利に反することです。（ロマーナ）

――子どもにずっとウソをついていくということがわかっていませんでした。子どもに話さないというだけではなくて、進んでウソをつかなければならなくなるのです。（スーザン）

――人は一度ウソをつけば、何度も何度もウソをつかなければならなくなります。事態はもっと悪化して、人はウソをやめたくないと思い、やめるときもわからなくなります。そして、ウソをつき通せなくなったときがくると、子どもと衝突することになるのです。（ベティーナ）

――最初はコントロールできるのですが、どこかの時点で、絶対にそれ以上ウソをコントロールすることができなくなります。もし生涯ウソをつき続けようと決めるなら、それはとても苦しい重荷になると思います。（スヴェン）

　子どもがまだ、とても幼いうちは秘密にしておくことも簡単であろうが、彼らが子どもから、ティーンエイジャー、大人になれば、自分の両親が会話の中である話題になると、不安そうだったり、何か避けていると感じ取るようになる。それは提供精子を使った人工授精で生まれた者に、自分自身や自分の家族について不安感や疑いを持たせると言われている。言われているならまだいいが、言われることすらない。

――もし子どもたちが何かを尋ね始めて、あなたが答えるのを避けようとすれば、子どもたちはウソがあるのではないかと感じると思います。もしあなたがビクビクしたり、緊張して、話題を変えたがれば、子どもたちはそれを感じ取

るのです。(ベティーナ)

――もしあなたが、提供精子を使った人工授精を恥ずかしいと思ったり、ビクビクして、本当に隠さなければいけないことだと思っているなら、子どもたちもこうした不気味な、不安定な感情にどうしても気づいてしまうでしょう。それに気づかないような子どもであったり、人であったなら本当に大変です。(スーザン)

――だんだん年齢が高くなると、人はもっと敏感になります。それはみんながわかっておかなければいけないことで、つまり、人は偽りの世界では生きられないのです。最後にはただ、自分自身を傷つけることになるのです。(エヴリン)

――たとえば、こんなこともあるかもしれません。親たちは深夜のニュース番組を見ていて、提供精子を使った人工授精のことが話題になったとします。子どもたちはすでに寝ていて、両親は互いに手を取り合って、「うちは違うわ。うちのジョニーは知らないのだもの。わたしたちはそんな心配しなくても大丈夫」と言っているとします。でも、幼いジョニーは寝室に座っていて、こう続けます。「ぼくになにか問題があるのかな？　どうしてぼくはパパに似ていないんだろう？　だれも『おばあちゃんに似ているね』と言わないんだけれど」。そして、それが肝心な点です。両親はそのことを知っているのでしょうか？　(ロマーナ)

　大人になってから、家族が提供精子を使った人工授精を利用してできたということを知ったこの技術で生まれた人の一人は、秘密にするということは、自分たちの親たちが自信を持っていなかったし、安心もしていなかったし、それどころか恥ずかしいと思っていたのだと言っている。多くの事例で、こうした不安感が提供精子を使った人工授精で生まれてきた人の自信に影響を与え、自分は家族の一員でないというように思わせていたりする。もしくは母親が他の男性と関係を持ったせいで生まれたと信じていたビル・コードレーのように、彼らの想像が誤解によって増幅されることになる。提供精子を使った人工授精で生まれた人で、すでに成人している人のほとんどが、事実を打ち明けられる前に、たいてい何か

秘密にされていることがあると漠然と感じていたという。彼らは家族のなかに「何かおかしいことがある」と、それが何であるかは分からなくても、気づいていたのである。

——わたし自身も、そしてわたしが話したことのある提供精子を使った人工授精で生まれ、大人になっているほかの人たちもみんな、事実を打ち明けられる前にいつも心の底に緊張があり、家族の中に何かおかしいことがあると、不安な思いがありました。ひとつには、これは明らかに家族の偽りやウソの当然の結果です。でも、それだけではありません。どこか絶対に正しくないということを、その人自身もどこか奥深くで知っているのです[23]。(ルイーズ・プライデー)

——成長するにつれて、わたしはいつも秘密にされていることがあると気づいていたと思います。わたしはただ、本能的に不安を感じていました。父はときどきわたしをちょっと見ては、イライラしているようでした。母は抱きしめてくれたり、愛情ある言葉をかけてくれて、とても愛してくれて、大事にしてくれました。けれども、彼女はあまりにも過保護だったので、わたしは、外の世界は危険であふれていると思っていました。わたしは養子に出されるのではないか、そして両親が別れるのではないかと怯えていました[24]。(アマンダ・ターナー)

——ぼくは(両親に)、どうしようもないほどの後悔を感じています。両親はぼくたち4人(のきょうだい)とのより親密な関係を逃し、長い間、秘密にしておくためにものすごい量の感情のエネルギーを費やしたのでした。父とのオープンな関係を持つための機会や、父が心の中で息苦しさを感じていて、それを表に出してもいいと父にわからせてあげることにくらべれば、ドナーが誰かを知ることができないことは取るに足らないことです。ぼくは父が(生きていた)最後の5年間に、父からようやくもらえた父の子どもとしての感情的なつながり、それを失った悲しみは、いまもまだ癒えていません[25]。(ビル・コードレー)

男女のカップルが、ドナー選びの際に、しばしば男性のパートナーと身体的な

特徴が似ていることを非常に重要視するのは興味深い。ある意味、これは子どもが両親と遺伝的につながっていると錯覚させていく助けになる。それゆえに、隠さないことや、正直である必要性に背を向ける。言い換えれば、もし子どもたちが父親とそっくりに見えたなら、他の人は無礼で答えにくい質問をしないだろうし、またこの子の本当のお父さんは誰なのかしらなどと、デリカシーに欠ける冗談を言わないだろう。しかし、アンドレアが指摘するように、家族の似ているところを見つけたいと思うのは、人の本能である。

　　——娘が生まれて最初の数カ月間は、こんなふうに思っている自分がいました。「あなたがママに似ていてくれますように」。それは、人がどんなに子どもが誰と似ているかを気にするからです。誰もが子どもに（似たところを）探したがるものです。そしてわたしもそうします。わたしは、本当はもっとわかっていなければいけなかったのに。自分の子どもにはそうしないけれど、他人の子どもにはそうします。驚くことに、わたしたちは、提供精子を使った人工授精で生まれた子を持つ親として、そんなことよりも大事なことを知っていなければならないのにです。（アンドレア）

しかし安心できる家庭環境づくりは、「見た目が似ている」というだけでできるものではない。秘密によって膨らむ不安は、親子の間の親密さや、ある意味での本当の絆を妨げることになる。

　　——わたしたちには、子どもに話さないという考えは起きませんでした。なぜかというと、それが親子の間の決定的な壁になるからです。秘密とは恐ろしいものです。それは理に反しています。わたしにはどうして人がそんな面倒なほうへ行くのかわかりません。みんなこの子たちを持つのに大変な犠牲を払って、一生子どもを自分の手の届くところに置いているのです。それはバカげています（スーザン）

その他にも親密さや絆が欠けていたという事例がある。6歳のときに父親を亡くしたクリスティン・ホイップの例である。クリスティンは決して母親と親密ではなく、いつも人生に何か偽りがあったと感じていたという。しかし、彼女が30代のときに、母親が初めてこの秘密について直接口を開いた。5年後、クリ

スティンがこれ以上は聞かないことを条件に、母親はやっとすべてを話すことに同意した。以後、クリスティンと母親は、母親が亡くなるまで、再び話をすることはなかった。

　提供精子を使った人工授精を取り巻く秘密は、養子の方面で扱われてきた秘密と似ている。長い間、子どもは、自分が養子であると教えられないほうが幸せだと信じられてきた。振り返ると、それで幸せだったのは子どもよりも、親のほうだったのかもしれない。幸いなことに、養子の方針は現在、劇的に変わってきて、事実を打ち明けて正直であれば、子どもによいばかりでなく、親にもまた利益があるということを認めている。養子と提供精子を使った人工授精には違いはあるものの、共通点も多く、養子の分野は私たちに多くを学ばせてくれる。

　　――わたしは提供精子を使った人工授精を、養子と同様に扱うようになって欲しいと思います。それは一家族に一人のドナーにするということを意味しています。カップルはあらかじめドナーに会って、ドナーは子どもへの面会権を持っていて、子どもはそのドナーの子であることを知っている。コミュニティのみんなも知っていて、それで人が彼らの不妊を受け入れるようになって、そうすればその子はその出生について隠される必要がなくなります。実際、出生証明書にドナーの名前はありませんが、少なくとも養子にされた人たちはそれを持っています。提供精子を使った人工授精で生まれた人は完全に遺伝的なことについてはわからない。これは犯罪です、まったく。（ロマーナ）

　　――少なくとも、養子にされた子どもたちは、自分の出生の起源をたどることができるとわかっています。わたしたちの子どもは単純に情報がないから、それができません。こうしたことが、提供精子を使った人工授精で生まれて、この技術で生まれた場合には、自分の起源をたどれない、と知った人たちを、ドナーの情報を知れるようにしろということを求める過激な運動へとかりたてているのだと思います。（女性、ロンドンのフォーカスグループ）

　この他によく言われる提供精子を使った人工授精をめぐる秘密での影響は、正確で完全な遺伝や医療の記録が欠けているということである。もし親たちが子どもに話さないことを選択したら、そうした子どもたちは、おそらく父親かその子が病気を持って、そのせいで予期せぬ情報が明かされるときまで、両親と遺伝的

な背景が違うということを知らされないことになる。この発覚のトラウマは、それを導いたその出来事に加えて、家族全体に複雑でつらい時期をもたらすことになるだろう。こうしたことはほとんどの人には起こらないだろうが、20年以上も前にマリオン・ウォードと私はニュージーランドのクライストチャーチで、そういう経験をした人たちに会った。ロバート・ブライドンとクリスティン・ブライドンには、実際にそうしたことが起こってしまったのである。

　ブライドン夫妻は、提供精子を使った人工授精で二人の息子を持ったが、出生の経緯について、息子たちには話さないと決めていた。ロバートは透析の治療を受けるような病気になり、できれば腎臓移植を受けたほうがよかった。長男が父親に腎臓の提供を申し出たが、遺伝的適合がないためにそれはできなかった。結果として、長男は家族がどのようにつくられたかを知らされることになり、それは両親がまったく予期していなかったようなことで、何十年も前に両親がした決断とどのように向き合うことになったかを浮き彫りにしている。ロバートとクリスティンは、ドナー情報を持つことは二人の成人した息子たちの権利だと感じたため、二人は最近、提供精子を使った人工授精に関わった二人のドナー情報へのアクセスを求めている。

　病気が意図していないような告知の原因になるのと同じように、一方では、学校で血液型やDNA（私たちが次第により知識を得るようになってきている）について習い、そのために生まれた子が父親の生物学的な子ではあり得ないということを発見することもあり得る。これは明らかに若者にはたいへんなショックであろうし、おそらく両親はそうしたことを避けたいと、強く願っていることだろう。

　　――生物学的なことや医学的なことに関連して、こうしたことを秘密にしておくことはますますむずかしくなってきています。将来、最新の医学的治療や医療科学の発展もあって、ウソをつくことはもっとむずかしくなるでしょう。（スヴェン）

　　――今日では、子どもたちは学校で、科学や生物学の時間に基本的な遺伝子検査をします。それはまるで目の色が誰と同じかみたいなものなのです。ある日、家に戻ると、子どもたちが「お父さんって、わたしのお父さんのはずではないんだって」と言うのを聞くことになるかもしれません。それにどのよう

に応えられますか。「そうだね、本当はおまえにウソをついてきたんだ」と言わなければならなくなってしまいます。(ウォレン)

　悲しいことに、たとえ両親が子どもたちに提供精子を使った人工授精で生まれたことを打ち明けていたとしても、精子提供者やその家族に関する医療情報をすぐに得られないことも度々ある。こうしたことは提供精子を使った人工授精で生まれた人たちに不要な心配させることになるはずで、なかには自分の健康に影響があるかもしれない情報を求めたがる人もいるかもしれない。たとえば、提供者やその家族の完全な医療記録を持つことで、提供精子を使った人工授精で生まれた人は、ある種の病気がこれまで家系にあったかどうかを知ることになる。それで彼らはきちんと健診を受ける必要性に気づくだろうし、自分の健康に害をもたらすかもしれない何かしらの生活習慣や職場環境を避けるようになるかもしれない。

　当然、提供精子を使った人工授精で生まれた人の多くは、家系のこれまでの医学的、遺伝的な情報が自分たちには手に入らないことに対して、何らかの怒りや欲求不満を感じている。この欲求不満は、彼らに事実を打ち明けて正直だった両親に向けられるものではなく、ドナーの匿名性を保障することで秘密にすることを奨励してきたシステムに対してである。彼らはそれを、自分たちのドナーについての情報にアクセスする法的な権利、つまりは自分自身の情報にアクセスする権利を妨げていることから、ドナーのニーズよりも自分たちのニーズのほうが下に置かれているシステムだと解釈している。

　バリー・スティーブンスは自ら提供精子を使った人工授精で生まれて、遺伝的なつながりを見つけようとした自分自身の経験をもとにドキュメンタリーを製作し、それが受賞作品となった。彼はすべての既往歴を人に教えないことがいかに医療過誤につながるかについて、次のように語っている。

　　——自分の家族の既往歴を知らないことは深刻な医療上の損害です。遺伝子医療の時代になってきて、家族の既往歴は、必ずいま考えている以上にもっと重要になることでしょう。故意に患者(や患者の子孫すべて)に完全な既往歴を教えないということは、医療過誤であると考えられるべきです[26]。(バリー・スティーブンス)

ほかにも、提供精子を使った人工授精で生まれた人で、彼らのような立場の人たちだけが遺伝情報を知る法的な権利が拒否されているが、この遺伝情報を知る権利は提供精子を使った人工授精で生まれた人のみならず、それ以外の人の利益を守るためにもあるとコメントしている人もいる。

　なぜこれまでずっと提供精子を使った人工授精が秘密とされてきたかをみることで、この章では、どのように秘密が求められ、そう決断するようになったのか、そして提供精子を使った人工授精が始まった当時は、秘密にすることも無理からぬことだったということを説明しようとしてきた。しかし、もし恥や汚点、秘密にすることも、不妊や提供精子を使った人工授精に関係していることだから仕方ないと思ってしまったら、これからも何も変わらないだろうし、秘密にしておくことでの影響も続いていくことだろう。これをどうにかしようとするなら、一つには、提供精子を使った人工授精について隠さず話すようになる必要がある。もっとよく理解し、受け入れてもらえるように他の人を教育し、そうするなかで、この方法でできた家族への支援も広がっていくことだろう。

　　——不妊の問題は増えていて、おそらく、より多くの人がこの問題についてオープンに話すようになるだろうと思います。（ベティーナ）

　　——自分自身がそれについて話してもいいと思うようになる必要があります。なぜなら、わたしたちがそうなれば、ますます提供精子を使った人工授精が普通だとわかり、ドナーの獲得など、あらゆる効果にもさらに一役買うことになるからです。もし周りの一般的な人たちが提供精子を使った人工授精についてもっと認識を持つようになれば、もっと受け入れられて、オープンになって、提供精子を使った人工授精をとりまく秘密の問題もむずかしくなくなって、子どもに対しても問題は最終的にむずかしくなくなるでしょう。そして、みんなも過去に提供精子を使った人工授精ついて聞いたことがあるために、驚いたり、誤解したりしなくなるでしょう。（男性、シドニーのフォーカスグループ）

　提供精子を使った人工授精で家族をつくるという文化全体を取り巻く情況、考え方や問題は実際に変わりつつある。こうした変化は次のようなたくさんの人々によって、後押しされてきている。自分の遺伝的起源を知っている提供精子を使った人工授精で生まれた人、秘密にしておくことでの痛手を避けたいと願う親

や医療消費者団体、提供精子を使った人工授精で生まれた人が情報を得られる法律を導入している政府、秘密が家族に影響を及ぼすと気づいたカウンセラー、家族全員について総合的に考え、提供精子を使った人工授精をただ治療としてみるだけでなく、その結果についても考えている多くの医師たち、遺伝的な背景の重要性に関して明るい情報を伝えている科学者たち、そして子どもたちが遺伝的な背景について知らされないという世間の道徳性を変えようとしているますます多くの人たちによってである。

　　——自分の子どもにこれをわかってもらいたいなら、またわたしたちが精子提供を通して家族を持ったことを社会にも受け入れてもらいたいなら、わたしたちはみんなの前で話す覚悟を持たなければいけません。わたしたちが話さなければ、考え方は変わっていかないのです。（リオニ）

　子どもの権利に関する国連条約は、「政治レベルで、政府にもそれに備えようといった認識がますますでてきている。さもなければ、子どもやのちに成人した者が、自分たちについての重要な情報を奪われるようなシステム、つまりは国が秘密にしておくような考え方を事実上、是認するようなシステムが機能することを許すことになる」と言っている[27]。したがって、もし国家義務の一つが弱き者を守ることであるなら、どうして提供精子を使った人工授精を取り巻く隠しごとは仕方ないと考えられるのか、私たちは問わなければならない。
　かつて、なぜ隠されるようになり、その影響はどんなものであったのかを分析してきたが、ここで忘れてはならない重要なことがある。プライバシーと隠しごととは、まったく別物だということだ。提供精子を使った人工授精をみるにあたって、提供精子を使った人工授精で生まれた人たちが意図的に自分や家族の重要な情報が奪われるのが秘密で、それに対して、誰もがその情報を知ることができるわけでなく、知る必要のある人たちの間にのみ情報をとどめておくようにするというのが、プライバシーと規定される。

　　——隠すことと、プライバシーの間には違いがあります。すべての人にかかわることではないけれど、ぼくは何も隠すつもりはありません。もし話題になったら、みんなに話すつもりです。（男性、シドニーのフォーカスグループ）

この章を通して、私は家族のウェルビーイングにおいてよくない影響を説明し、伝統的な——そして不健全な——隠しごとと提供精子を使った人工授精の関係を問題として取り上げてきた。実際に本書は、オープンであることや、正直であることをより認識することが、健全な家族関係を形成するという考え方を支持している。私たちはいま、親たちがどのようにこうした提供精子を使った人工授精の性質に基づいて家族をつくる決断をするようになってきたかを探ることに取りかかっている。

[参考文献]
1　1996年1月27日、Lynne Spencerとの個人的なやりとりから。
2　Margaret R. Brown(1994年3月7日), "Whoes Eyes are These, Whose Nose?," Newsweek.
3　日時不明、A. Willian Cordrayとの個人的なやりとりから。
4　匿名（1997）、Let the Offspring Speak: Discussions on Donor Conception. The Donor Insemination Support Group of Australia., p.19.
5　Ken Daniels and Karyn Taylor (1993) Secrecy and Openness in Donor Inseminatnion Politics and the Life Sciences, 12(2):155-170.
6　2000年10月17日Sherley Prattenからカナダ・オタワの人への手紙より。
7　Mary Braid (2002) Your Daddy was a sperm donor, The Observer, 20 January. (WWW. observer.co.uk/review/story/0,6903,636020,00.html、2002年1月20日検索)
8　A. William Cordray (2000), Speaking for Ourselves in Report to Health Canada on the Offspring Speak-An International Conference of Donor Offspring. Prepared by Sherry Franz and Diane Allen. p.91.
9　A.T. Gregoire and Robert C. Mayer (1965), The imporegnators. Fertility and Sterility 16(1):130-4.
10　Commission Appointed by His Grace the Archbishop of Canterbury (1948) Artificial Human Insemination, London: Society for the propagation of Christian Knowledge.
11　Simone Bateman Novaes (1998) Chapter 6, 'The medical management of donor insemination' in Donor Insemination: International Social Science Perspectives edited by Ken Daniels and Erica Haimes. Cambridge University Press: United Kingdom p.110
12　Feversham Committee (1960) Human Artificial insemination: Feversham Committee's Report. British Medical Journal July 1960. pp.379-80.
13　Dr Arthur Leader (1999) Paul MckeagueによるDynamics of Secrecyから引用。Southam Newspapers, 2 October.
14　Ken Daniels (1998) Chapter 5, 'The semen providers' in Donor Insemination: International Social Science Perspectives editied by Ken Daniels and Erica Haimes. Cambridge University Press: United Kingdom.
15　Louise Priday (2000), Open Letter to the Minister for Public Health, Journal

of *Fertility Counselling* No. 7, pp.25-26.
16 匿名(2002)。How it feels to be a child of donor insemination. *British Meical Journal* 324:797.
17 A. William Cordrayとの個人的なやりとりから。
18 Susannah Merricks, 個人的なやりとりから。
19 Louise Priday (2000), Open Letter to the Minister for Public Health, *Journal of Fertility Counselling* No. 7, pp.25-26.
20 Susannah Merricks, 個人的なやりとりから。
21 Julia Feast (2002), Margaret Mallonの'The Mother and Father of all dilemmasから引用。*The Scotsman*. http://lifestyle.scotsman.com/home/head-lines.speci-fic.cfm?articleid=6557, 2002年9月26日検索
22 Lynne Spencerとの個人的なやりとりから。
23 Louise Priday (2000), Open Letter to the Minister for Public Health, *Journal of Fertility Counselling* No. 7, pp.25-26.
24 Amanda Turner (1999)My Story, *DI Network News*, Spring.
25 1998年7月2日、A. William Cordrayとの個人的なやりとりから。
26 2000年10月17日、Barry Stevensからカナダ・オタワの人への手紙より。
27 United Nations(1989), *Convention on the Rights of the Child*. New York：United Nations.

第5章

隠さず正直に
話そうと決断する

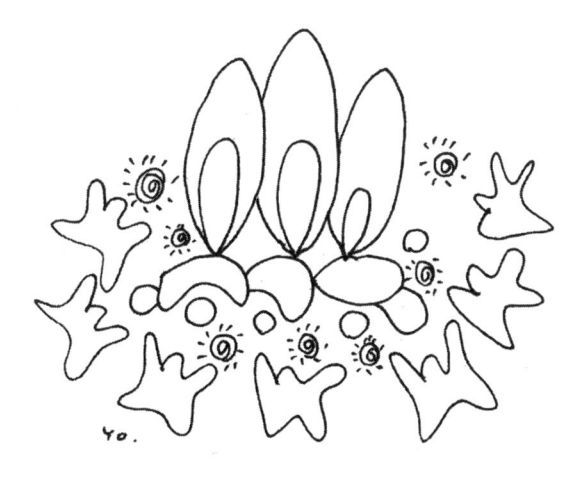

MAKING THE DECISION TO HAVE OPEN
AND HONEST COMMUNICATION

前章では、過去において、なぜ親たちが隠すということを選んできたのか、そしてなぜそれが家族のウェルビーイングの最善の利益にならないのか、その全般的な問題を探った。この章では、親たちの経験、そしてそうした親たちがどのように打ち明けるという決断に至ったのか、その詳細に立ち返ってみよう。彼らが取り入れた（たとえば、親、子ども、もしくは家族についてなどの）違う考え方や、どんな要因が、彼らの決断に一役買ったのかが分かるだろう。

　かつて、こうした親たちがこの決断に思い悩むとき、入手できる情報には限りがあった。

　　──自分の家族のことやこうした子どもを育てていくうえで、自分たちがどのような責任と負担を背負っていくのか、みんな十分に現実を知っておくべきです。でも、私たちにはこれがまったく欠けていました。こうした知識を持っている人はどこにもおらず、自分がどんなことに巻き込まれるのか、これが生きていくうえで何を意味しているか、知らなかったのです。そして現実を目の当たりにして、「ああ、こんなことになるなんて考えてもみなかった」ということになってから、自身の解決法を探さなければならなくなるのです。その解決法を探すにあたっては、みんなが新たに一から学ぶよりも、すでに経験した人が次に必要としている人に伝えていくほうが助けになるのではないでしょうか。（女性、ロンドンのフォーカスグループ）

　　──もう16年くらい前のことですが、わたしたちはこの頃のことを自分たちの人生の「空白期」と呼んでいます。当時、話せる人は誰もいませんでした。最初の頃は、それにうまく向き合えずにいました。（女性、メルボルンのフォーカスグループ）

　　──みんな、ほかの人が何を考え、どうしているのかという情報を本当に求めています。（男性、ロンドンのフォーカスグループ）

　話し合って考えを共有することの必要性は、明らかにこうしたところにある。ペトラ・ソーンと私はドイツで準備セミナーを実施してきたが、カップルがこれに参加する主な理由は、まさに他の人たちと会って情報が欲しいからであり、支援を得るためである。しかし親たちが、事実を打ち明けることに関する情報を得

て、他の人たちがこれまでどのように自分の子どもや他の人たちと話し合ってきたかを聞いても、参加者たちにはまだたくさんの不安や心配があるように思われる。参加者が自身に問いかける疑問とは次のようなものだ。

- 子どもたちとこれを話すことについて、自分自身はどう感じているのだろうか。
- 何を話せばいいのだろうか。
- 子どもたちに話すのに一番いいタイミングはいつだろうか。
- 子どもたちはどのような反応を見せるだろうか。
- それでも私のことを愛してくれるだろうか。（しばしば、子どもたちが拒否するのではないかといったことを言う）
- 私たちカップルに、それは何を意味するのだろうか。たとえば、子どもは父親よりも母親のほうをもっと愛するようになるのだろうか。
- 子どもたちは自分の友だちにもこのことを話すだろうか。
- 子どもたちは、提供精子を使った人工授精で生まれたことを知っている人たちから違った扱いを受けるだろうか。
- 私たちは、提供精子を使った人工授精で子どもを持ったことを知っている人たちから違った扱いを受けるだろうか。
- 子どもがティーンエイジャーになって、親に反抗して、「私に指図なんてできないわよ。だって本当のお父さんじゃないのだもの」というようなことが起こったらどうしようか。
- 子どもがドナーに会いたがったら、それは何を意味するだろうか。
- 自分がドナーに会ったら、自分はどう思うだろうか。
- 子どもがもし、自分よりもドナーを好きになってしまったらどうするか。
- 自分たちの家族にこれはどのような影響を与えるだろうか。

こうした疑問のなかには、親である自分に対する不安に関連するもの、また子どもに対する不安に関連するもの、そして家族全体に対するものなどがある。それらはすべてまさしく本音であり、提供精子を使った人工授精によって家族をつくる方向に進むということは、未知の領域に足を踏み入れるということを示している。しかし、どんなことが起こり得るのか、それについて手引きする道しるべや地図はほとんどない。

知られていることといえば、不妊が分かって、提供精子を使った人工授精の利用を必要とすることが、心の奥底の感情をかき乱す大きな人生の経験だということである。このような経験の真っ只中にいるとき、個人やカップルには他者からの支援が必要なのだが、こうした支援が受けられるのは、事実を打ち明けたときに限られている。

　　——みんな自分の家族や友だちに話す必要があります。それは、話さなければ助けてもらえないからです。家族や友だちにウソをつくことにもなり、それは人間関係にも影響します。（ロマーナ）

　　——わたしも話すのをためらう人たちがいることを知っています。そうした人たちは知られたくないのです。でもカップルがそうすると決めたのなら、さらに何か支援してもらう必要が出てくると思います。家族からの支援を当てにできなくて、このことを秘密にしておこうと思うと、一生負担を背負うことになります。カップルは、そうした過程において自分たちの支援に関わる人たちから、家族なんだといったような思いを感じることが必要です。なぜなら、人は自分たちには行けるところがあり、話せる人がいると感じることが必要だからです。（アリー）

　とくに家族とか友だちに話そうと決心するとき、自分たちが妊娠するのが難しいことをすでに知っている人たちを視野に入れることが重要である。とくに女性は、妊娠することができないということから、身近にいる人や親しい人、または、愛情ある支援を提供してくれそうな人や、理解してくれそうな人に話しはじめる人が多い。男性のなかにも他の人に話す人もいるだろうが、調査では、男性は女性よりも妊娠が難しいということを話したがらないということが示唆されている。
　妊娠するのが難しいカップルのなかには、事前に提供精子を使った人工授精を利用するかもしれないと他の人に話している人もいるかもしれない。しかしその一方で、提供精子を使うことに違和感を持っていたり、どのように他の人が反応するか不安を抱えている人は、自分たちがどうやって妊娠したかについてウソをついてきているかもしれない。こうしたカップルの多くは、友だちとか親戚が提供精子を使った人工授精を使ったと気づいているのではないかと思ってはいる

第5章　隠さず正直に話そうと決断する　　*125*

が、自分たちがその話題を切り出さないので、ますます触れてはいけない話題になってきていると話してくれた。そしてこうしたことが緊張の原因となり、また彼らにとって特別だった人たちとこれまでの関係を失う原因になったと報告している。ある意味でこれは、子どもたちが秘密があると知りながら、それを口にするのをためらっている情況とよく似ている。

その一方で、家族や友だちにオープンであることによって、カップルはサポートしてもらえるばかりでなく、提供精子を使った人工授精に関する本や文献、ホームページ、そして人づてだったり、インターネットを通してサポートグループの情報をより簡単に手に入れていることも分かってきた。こうした多彩な情報源から、他の親たちの経験から学ぶことができ、そうした親たちが自分の子どもたちと提供精子を使った人工授精のことをどのように話してきたかを知ることもできる。

オープンであることによって、人は提供精子を使った人工授精は前向きで容認できる選択肢だということを、自分自身と他の人に対してしっかりと貫くことになる。また話し合うことは、自分自身の考えを深める際に、そうした人たちの考え方や意見を利用する機会や、おそらく自分ではこれまで考えたこともないような問題をみつめる機会をも与えてくれるはずである。

　　　——みんな、反対されるのを恐れているのだと思うけれど、わたしはいつも、自分に賛成してくれる人ばかりでなく、反対意見の中にも、自分自身の気持ちを確かめるのに役に立つものはありますよと言っています。(ロマーナ)

　　　——わたしはいつも、それについて話し、オープンであることで、これが自分たちの歩んできた家族づくりの道だと感じているし、これでいいんだとその選択に対する思いを強いものにしています。(女性、シドニーのフォーカスグループ)

自分の家族づくりのあり方に自信を持つことは、自分とパートナーとの関係においてだけでなく、子どもや他の人たちとの関係においても、心から安心していられる。

自分の家族がどうやってできたかについてオープンに話すことに自信を持っているということは、ウソをつく必要もなくなることを意味している。

——わたしには、ウソを取り繕わなければならないか、でなければ、実際に何があったのかを話す必要があったのです。（女性、シドニーのフォーカスグループ）

　——わたしは息子を見ながら、ずっとウソをつき続けることができなかった。わたしはただ早く済ませてしまいたかったのです。（マリー）

　——だましておくことができなかったんです。わたしはとても正直で、あけっぴろげな人間です。それもあって荷を下ろしたかったです。これで、自分に正直であることができたし、子どもたちに正直でいられたし、秘密にしないで済んだんです。（エヴリン）

　私はカウンセリングをする中で、親たちが度々、オーストラリアの心理学者、スザンヌ・ミッドフォードが言っていたことをくり返し話すのを聞いてきた。それはつまり、「隠しごとやウソ、そしてそういうものを助長する環境が、真実よりも悪く、多くの問題をつくる」[1]ということだ。

　雑誌の記事の中で、提供精子を使った人工授精で生まれてすでに成人しているニコル・ウィリアムは、両親がいまはどんなにオープンであるかについて語っているが、ニコルと彼女のきょうだいが幼かった頃は、両親も秘密を守ろうとして、常に混乱した状態にあった。

　——12年以上もの間、両親はそれを秘密にしていて、それは二人の心も気持ちも、ガンのようにむしばんでいました。毎日、毎日、この秘密のことを気にしながら目を覚まし、毎晩、この秘密にうんざりしながら眠りに就いていたのです。子どもたちに話すべきなのか、どんなふうに話せばいいのか。わたしの家族のいちばん核となる部分は、絶えず続く緊張ですり減りつつあり、壊れつつありました[2]。

　感情的な問題や人間関係の問題に加えて、秘密にし続けようとする緊張が、本当に健康問題となって現れることもある。人はよく打ち明けようと決めたあとはストレスが和らいで、元気になることに気づく。

第5章　隠さず正直に話そうと決断する　127

――結婚がダメになったあと、わたしは自分一人でこんなに大きな秘密を背負うことになりました。そして、ひどい病気になりました。わたしは自分にやましい秘密があると分かっていて、それがわたしの多くの問題の原因になっていると思いました。わたしはある人のところにそれを話に行って、彼女はかなりカウンセリングをしてくれて、わたしを助けてくれました。(マリー)

――わたしは病気になって、いつも不快な気分でした。わたしのどこが悪いのか、みんなが見つけようとしていましたが、わたしは提供精子を使った人工授精のことをずっと隠していて、自分自身もそれがわたしの病気のもとになっているということに気づいてすらいませんでした。わたしは医者のところに行って、涙があふれ出てきて、別の医師から誰にも話してはいけないと言われて、誰かに知られてしまうのではないかと、ずっとストレスをためていたことを話しました。しかし、話したあとに体調が変わりました。提供精子を使った人工授精のことをオープンに話すようになると、すぐに元気になったのです。一度緊張が和らぐと、子どもを恥ずかしいとも思わなくなって、わたしは自由だし、開放された気分になりました。(女性、メルボルンのフォーカスグループ)

　自分の家族がどのようにできたかについて恥ずかしいと思ったり、または自分の決断の末生まれた子どもでさえ恥ずかしく感じられることもあり、それがある人たちには大変な重荷となっている。親たちはこれをどうにかするために、それが問題であるということを心の中で否定しようとするかもしれない。そうすればそれを心配する必要がなくなるからだ。しかし、親たちがこれを隠す必要があると感じたりすること自体が、自分たちのしたことに迷いがあったり、自信がなかったり、自分たちの子どもを必ずしも誇りにできないことの表れである。
　『マザーダンス――子どもはどのようにあなたの人生を変えるか』(原題：『The Mother Dance: How Children Change Your Life』)は興味深い本であるが、その中で著者のハリエット・ラーナー(Harriet Lerner)は、家族のなかで正直であることの必要性を以下のように語っている。

――重要なことについて、家族が何でもオープンに一緒に話すことができるとき、子どもたちは最も能力を発揮します。まずは、信頼という問題があります。子どもたちは、当然、はじめから自分たちが故意にだまされることはない

だろうとか、私たち親が子どもたちに影響のある事柄について、故意に情報を隠すことはないだろうと思っています。子どもたちははじめ、はっきりとした答えを期待していますが、そうでなければ少なくとも、プライベートなことだとか、子どもには教えられないことなのだとか、話せないのだと言われることを望んでいます。もし子どもたちが、自分自身に関わる問題について、本当のことを話してくれていないのではないかと、大人たちを信用しなくなると、子どもたちは考えや感情、経験してきたことに内在するすべてのことを含めて、なかなか全部を信用できなくなります。

　子どもでも困難に対して驚くほどの対処能力を持っていることを心にとどめておくことが重要です。現実が歪曲されたり、煙にまかれたり、黙っていられると、子どもたちはそうした能力も発揮できません。また子どもたちは、家族のなかで最も従順で、家族のコミュニケーションに関する暗黙のルールに非常に忠実です。もし特別な問題に関して暗黙のうちに「聞くな、言うな」というルールがあれば、子どもたちにはそれがわかります。彼らは「聞いてはいけないことや、言ってはいけないこと」を、深く無意識のレベルで「知ってる」のです[3]。

　もし親たちに提供精子を利用したことを恥じる気持ちがあるなら、子どもたちはたぶんこうした気持ちを汲んで、親たちが居心地の悪さを感じていることや、ある事柄を話し合いたがっていないことを悟る。だから、恥が親たちにはあからさまに影響しなくても、その子どもたちにはそれによる悪い影響がある。逆に言えば、親たちの間に満足感や、大丈夫という気持ちがあれば、子どもたちにはいい方向への影響があるはずである。

　　——わたしはそれを、誰にも絶対に秘密にしないだろうと強く感じていました。なぜなら、いつもわたしは、自分が息子を恥ずかしいと思っていると息子から思われたくなかったからです。自分がなぜドナーを使おうと決めたのか、そして、わたしたちがしたことにあたって、きちんとした理由があったのだと、息子には誇りを持って欲しいと思います。（女性、メルボルンのフォーカスグループ）

　　——わたしたちは、自分たちの関係に多くの価値をおいてきましたし、自分た

ち自身、人間としても価値があると思っています。エリーもそれと同じように自分を大事にして、自分自身が幸せだと思えるようになって欲しいので、そうなるようにわたしたちは懸命に努めています。わたしにとって本当に心配なのは、ほかの人の影響で、エリー自身が、自分の生まれた経緯や人間性を変だと思うようになるのではないかということです。わたしたちと同じように、エリーにも、自分が置かれている状況を知り、それに納得するだけの力を付けてあげようとしています。

　娘が、自分がどうやって生まれてきたかをわかっていて、そのことを普通のことと受け止めて、自信を持つことが絶対に必要だと思います。それは娘自身のことであり、何も恥ずかしいことはありません。（ブリジェット）

　ほとんどの親にとって、事実を打ち明けるという決断は主に子どもの利益のためであり、子どもへの気遣いから打ち明けるのだろう。両親が打ち明けようと決断する理由は、正直であることと、信頼に基づいた子どもとの関係を望むからであり、言い換えれば、それがしっかりとした健全な家族をつくるのである。

　　——わたしは（親御さんたちに）、子どもに正直になることを考えようよと言いたいのです。何の障害もなく、ありのままの関係を持つためにも。（スーザン）

　　——二人で娘に（5歳のときに）話したあと、ぼくはほっとしました。まさに、娘がようやく知って、ぼくたちとの間に隠しごとがなくなって、肩から重荷がおりたように感じられました。それが自分たちの間の厄介なことだと感じていたかどうかはわかりませんが、なにか片付けなければいけないことというように感じていました。（ウォレン）

　　——わたしたちは子どもたちに話して、信頼を築く関係でありたいと常に思っていました。（女性、メルボルンのフォーカスグループ）

　　——ぼくたちは子どもたちに、最初からこのことを何でも話しました。もし、子どもが14歳とか15歳のときにそのことを話して、それまでずっと秘密にしてきていたなら、いまあるような、気楽な感じはなかったと思います。それか

らアリーとぼくは、子どもたちが大きくなるにしたがって、きちんとした情報を得られるようにしようと、とても努力しました。(トム)

あとになって問題に直面するよりも、むしろ子どもは提供精子を使った人工授精で出生したことを知って成長するほうが大事だというのが、多くの親たちからくり返し聞かれる思いである。

――自分が提供精子で生まれた子だということや、提供精子を使った人工授精がどのようなものか、またなぜ家族がそれをしたのかということを知らない時期があってはいけません。(男性、ロンドンのフォーカスグループ)

――子どもたちは二人とも、知らないときがあったなんて「記憶にない」と言います。(オリヴィア)

――最初から、「あなたが生まれるためのものをくれた男性がほかにいたのよ」と言っておくべきです。あとで詳細を説明することもできますが、でも(子どもたちは)常に「自分はちょっとだけ違う」とか、「家族に、何かちょっと違うところがある」ということを知っておくべきです。それ以前に別の思い込みがあってはいけないから。(ベティーナ)

――自分に提供精子を使った人工授精で生まれた子がいるという事実は絶対に変えられません。早いうちに子どもたちに話し、正直であることを信じたほうがいいです。最初から正しいことをして、自分の話していることに安心感を持ってください。(女性、シドニーのフォーカスグループ)

子どもには幼い頃から話したほうがはるかに楽であると親たちは報告している。というのは、年齢の高くなった子どもたちからは、難しい質問やより複雑な要求があるが、子どもが幼ければそうしたことには直面しないからだ。

――4歳のときには、子どもたちが質問してくるのは簡単なことだけです。もし10歳、12歳、もしくは20歳のときに最初に話せば、その子が非常に難しい質問をしてくるかもしれません。あなたはそれに対する心構えがありません。

第5章 隠さず正直に話そうと決断する

でも、もし、子どもが非常に小さい時にその第一歩を踏み出せば、質問はそんなに難しくはないのです。あなたも質問への答え方がうまくなり、それはみんなにとって、つまり子どもにとっても、親たちにとっても、より穏やかな受け答えができます。結論としては、子どもにはできるだけ早い時期に話すほうがいいのです。それがたとえ子どもには実際に何が起きているのかわからなかったとしても。(スヴェン)

グラントは、自分の息子に話したことを「よく考えたうえで計画していたことだった」と表現している。現在のみならず先を見越して、グラントが見つめているのは、息子の将来の自己形成の強固たる土台づくりである。

——主な問題は、子どもが成長して、ティーンエイジャーや大人になったときに、それが子どもたちに何を意味するかということだと思います。そして、こうした子どもたちが、提供精子で生まれた子だということが、家族関係にどのような意味をもたらすのか、それが問題なのです。ぼくたちがいま経験していることは、本当はさほど重要なことだとは思っていません。ぼくたちはいま、自分たちの今後のために、それからデスモンドのために、彼がティーンエイジャーや成人になったときに、自分が何者かということに向き合うために最善の状態にしておいてあげようとしているのです。(グラント)

おそらく、小さい頃から子どもに話すことの一番の利点は、親が子どもたちに秘密にしておくことで抱えるかなりの心理的負担を避けられるということである。

——心配しないでください。自分の直感にしたがって、できるだけ早いうちにそうしてください。わたしは、先延ばしすればするほど、もっと難しくなり、何年も苦悩や苦痛を経験することになると思います。(女性、シドニーのフォーカスグループ)

提供精子を使った人工授精を利用したことを、すでに他の人が知っているときでも、生まれた子は確実に、とくにその子の人生の中で大事な人(たいていの場合は彼らの両親である)からそのことを打ち明けられるようにするといった配慮

が必要である。

　　——ぼくは、何か別のことから子どもたちに知られるのではなくて、ぼくたちのやり方で子どもたちに話したいと思っていました。（ウォレン）

　　——ぼくは、自分たちが誰かに話してしまえば、その人が子どもに話してしまって、子どもが混乱してしまうことになるかもしれない。だからそうなる前にぼくたち自身が子どもに話したいと思っていました。子どもが生まれる前でさえ、ぼくたちはみんなに自分たちのしていたことを話していました。だから意識的にもっとそうしたことをしていかなかったら、誤って子どもに話をされてしまう可能性があるということを、前から考えていたのです。（男性、ロンドンのフォーカスグループ）

　スヴェンは、一度子どもに話してしまったあとは、家族全員の関係において、そのなかでもとくに子どもたちとの関係では対等な立場になるので、かなり気楽になるし、またたぶんほっとするのではないかというようなことを言っている。

　　——（自分たちが子どもに話した）その日から、家族全員が同じ認識の上に立って人生を歩むようになりました。みんな、何が起こっているのか、何があったのかを知っていて、子どもの世界にいる者も、大人の世界にいる者も、みんな同じ情報を持ったのです。（スヴェン）

　ロンドンでの提供精子を使った人工授精ネットワーク（現在の非パートナー間生殖医療ネットワーク）の集まりで、自分の経験を話したクレア・ウェルズもまた、家族全員が同程度の認識を持っていることが大事であると感じていた。

　　——わたしたちは、秘密の策略とか、そのときそのときで、さまざまな程度の情報を知っている人たちの序列のなかで、子どもたちに育ってほしくなかったのです。オープンであれば、周囲の人がわたしたちの生活の個人的側面や、子どもたちのことを知ってしまいます。それはしかたがないことだと妥協しなければいけませんが、わたしたちは最善をつくしているつもりです[4]。

第5章　隠さず正直に話そうと決断する　　*133*

いつ、どのように子どもと話すかということについては第7章で詳細を述べるが、ここで簡単に述べると、たいていの親が、子どもに何でも話して正直でありたいと思っているものだと、私は思う。先に論じたように、親たちがこれを難しいと思う理由には、恥に対する恐れを感じたり、何を言うべきか自信がなかったり、その情報がどのように受け取られるか心配しているからである。本書は、そうしたなかでもとくに、こうした壁を打ち破って家庭内の信頼を深めて安心感を得てきた親たちの報告が、隠しごとをせず、正直に話し合いたいと思っている人たちへの支援となり、刺激するものになって欲しいと思っている。
　打ち明けたり、秘密にしたりという選択に加えて、そもそも決断を先延ばしするという三つ目の選択が提示されることもあるだろう。これは、用心深く、あいまいな姿勢であり、事実上は「待って、どうなるのかこの先の様子を見ましょう」ということである。親たちからのいろいろなコメントには、しばらく決断を先送りするということは、結局は子どもたちが大きくなってから初めて提供精子を使った人工授精のことを話すことを意味しているとある。これは何らかのさらなる難題を提示し、多くの親たちが、カウンセラーとこのことを話し合うことが重要になってきていると言う。
　本書に登場する親たちは、全員事実を話すと決断したので、彼らのコメントは話すと選択するほうが有利に映し出される傾向がある。こうした親たちは、どうやって家族ができたかについて、隠しごとをしないといつも自信を持ち、またこれを何の疑問もなく受け入れている。

　　　——わたしたちは、治療を始める前に双方の両親に話をしていましたし、これからもそれを隠すことはないとわかっていました。何人かの友人にも話していましたし、わたしたちの子どもにも話すだろうということも、わかっていました。(ベティーナ)

　　　——リオニはいつも話したがっていました。だから、ぼくたちは徐々にそう思うようになったわけではなく、逆に何か出来事があってそうなったわけでもありません。ただ最初から話したいと思っていただけです。(ウォレン)

　　　——わたしたちは二人とも、秘密にしておくとか、オープンであろうとかについては口にはしませんでした。でも明らかにわたしたちの間には暗黙の前提が

あって、それは隠さないでおこうということでした。（オリヴィア）

　──ぼくたちは二人とも、デスモンドに話そうということで意見は一致していました。提供精子を使った人工授精のプログラムに入る前に、それを決めていました。それに何人かの人には話しておこうということでも、意見が一致していました。（グラント）

　──もしぼくたちがこの方法を選ぶなら、責任を持って、それを貫き、何がなんでもコソコソしないというのが、自分たちの絶対の義務だと感じていました。そうしないとおかしいと思います。（グレッグ）

　── 一生秘密にしておくことは絶対に不可能なので、子どもにも話し、何人かの人にも話そうと、この点については最初から非常にはっきりしていました。（スヴェン）

なかには、子どもに話そうという決断を新たに思いついた人もいる。

　──友だちに事実を話していたので、「子どもにも話していいのではないか」と思いました。誰かに言われたからそうしたのではありません。わたしたちがそうしようと決めたのです。（女性、メルボルンのフォーカスグループ）

　情報に基づいて決断できるということを大前提にすれば、最初にできる限り多くの情報を得ることが必要だ。情報は、資料や、サポートグループ、他の親たち、医師や看護師、カウンセラーのような専門家など多くの異なる情報源から入ってくるが、肝心なのは、ふるいにかけて重要な情報について話し合うことである。
　入手可能なすべての情報源からの情報を比較するとき、いくぶん用心深くなるのは賢明であり、とくに何かとあなたに強くアドバイスする専門家、つまり、話しなさいとか、秘密にしなさいとか説得するような専門家には用心したほうが賢い。
　このようなアドバイスをする人には、なぜそんなに強くそう思うのかを聞いてみたり、また個人やカップルが自分たちのやり方で問題を解決することの必要

第5章　隠さず正直に話そうと決断する　**135**

性をどれだけ認識しているかについて聞いてみたりするのも役に立つかもしれない。

　——医療者たちは事実を話すようにと、とても一生懸命に忠告していましたが、わたしはただ、妊娠したら、そうしますとだけ言いました。それは、わたしたちが子どもに話したくないということではなくて、ただ、このことをすべて忘れて、この数カ月を過ごしたかったのです。赤ちゃんを持ったときにはそうするつもりです。（女性、シドニーのフォーカスグループ）

　——わたしは専門家たちに、わたしたちの目の前で、A4サイズの紙にきれいな文字で秘密にしておくための正当性を書いて欲しいと思います。そうすれば、それを読んで信じます。でもわたしは、彼らはそうできないだろうと思います。（男性、ロンドンのフォーカスグループ）

　提供精子を使った人工授精の利用にはパートナー同士の二人が関わるが、その時の重要な課題は、その問題が一緒に取り組み解決されたかどうかということである。パートナー間のコミュニケーションはオープンで、正直であろうか。もし、パートナー間の関係でもオープンかつ正直に話し合う能力がなかったら、どうやって子どもたちとオープンで正直なコミュニケーションがとれるというのだろうか。

　——自分の家族に自信と誇りを持ってください。そしてたとえ人間関係を脅かすかもしれないと、何かそうしたことを話すことに不安を感じても、実際、とにかくその関係はいつも同じなのです。（女性、シドニーのフォーカスグループ）

　またそれにパートナーとして二人が関われば、意見の違いから何らかの衝突が生じることは当たり前だということも知っておくべき大事なことである。二人の人間がすべてにおいて意見が同じだということはあり得ない。

　——ぼくは子どもたちに話したかったけれど、妻が言いたがらなかったので、そのせいで解決に時間がかかりました。それが、非常に大きな問題でした。

（男性、シドニーのフォーカスグループ）

——（前妻とぼくは）、息子に絶対に話さないということで合意していました。彼女はそれで動揺せずに済みましたが、その一方で、息子と母親の間にあるはずの関係を不安定にしていました。ぼくはそれを一大事だと感じました。ようやく、「妻の言ったことを頭から消して、ぼくは息子に全力を注いでとにかく彼に事実を伝えなければならない。そうしないと、全部がダメになってしまうから」と思えるようになるまでに何年もかかりました。（男性、シドニーのフォーカスグループ）

　私はあるカップルと一緒に仕事をしたときのことを思い出す。そのカップルの女性は、他の家族メンバーが自分たちの娘の出生の本当のことを知っていたため、うっかりとか、また悪意があって誰かが娘にこのことを伝えてしまうのではないかと、とても心配していた。彼女はこうしたことが起こるのを避けたいと非常に心を悩ませていて、自分の娘は信頼していて最も愛している人から家族についての重要な情報を知るのが筋だと信じていた。しかし、その女性のパートナーである男性のほうは、これとは違う意見で、娘は知る必要がないと感じていた。二人の対立する意見は、当然、二人の間の大きな緊張の原因となった。ティーンエイジャーの娘は、その原因が分からなかっただろうが、緊張そのものには絶対に気づいていたことだろう。

　何でも話すという方向性をとるかどうかを決めることは、とても重要な決断であり、すべての情報を考慮するには時間をかける必要がある。一方、片方もしくは両方のパートナーが決断して、すぐにでも赤ちゃんを持つほうへ動き出したいと思っていても、もし可能であるならば、両方のパートナーが基本的な問題について検討して合意するまでは、その気持ちを押さえるべきである。その検討の一部はそれぞれのパートナーが持っている価値観や優先順位に関連してくるだろう。つまり、「私は、隠しごとをせず、正直であることに、どのような価値を置いているか。そしてどうして、私にとって、こちらのほうが、パートナーよりもより重要であったり、重要でなかったりするのだろうか。どうしたら私たちの考えが一致するのか、そしてもしこれらが違うなら、どうやって合意に至るのか」といったことである。

　第2章で論じたように、男女のカップルにおいては、男性と女性は不妊につい

ても違った経験をしているかもしれないし、また一般的に問題の取り組み方も違っているかもしれない。そうした理由から、ここでは二人の間で考え方や意見に違いがあるかもしれないということを思い出すことが大事である。しかし、たとえ男女のパートナー同士が、自分の望みや信条を相手に分かりやく、受け入れやすい形で表現する方法をなかなか見つけられないとしても、ともに明確で正直なコミュニケーションをいつも目指し、最終的には等しく関わって一緒に決断するに至ることがとても大事なのである。

　何人かの人たちが、提供精子を使った人工授精を使うという結論に達し、そしてそのことをオープンに話せるようになった過程が彼らの関係でもっとも価値ある部分だと、私に語ってくれた。一緒に暮らすなかで直面しそうな大変なことの中でも、そうした人たちをもっとも脅かすような、その問題をともに切り抜けた結果、カップルはより親密になり、その関係性に強さが加わったと言う。ある人は、「ある意味、結婚して最初の数年では理解していなかったようなことも、今では自分のパートナーを理解している」と私に語った。

　もしカップルが、提供精子を使った人工授精や隠しごとをしないことを考えて行き詰っているなら、二人一緒の決断をすることはできない。カウンセラーやソーシャルワーカー、精神分析医に専門的な支援を求めるのも良い考えだろう。このような人たちは、何が人をにっちもさっちも行かない状況に追い込んでいるのか、それを見つけるのを助けたり、そこから動き出すために何をしたいのか発見するのを助けるように訓練されており、またその知識もある。

　通常、生殖補助医療クリニックには特別な専門家チームがあるが、あなたが自分の考えや感情をはっきりさせることができるように専門家たちは皆理解し、支えていくことが望まれる。残念ながら、すべてのカウンセラーが同じ専門家レベルでカウンセリングしているわけではないが、あなたがもし理解されていないとか、自分の考えや感情を自由に言うことができないと感じているなら、このことをカウンセラーに話してみたり、もしその情況が変わらないなら、他のカウンセラーを探すことも大事である。これは言うのは簡単だが、時としてそうすることは非常に難しいものである。それは、たとえば妊娠前にカウンセリングを受けるなら、誰か専門家に疑問を口にすれば、提供精子を使った治療を入手する術(すべ)を奪われてしまうかもしれないという不安や懸念があるからだ。もし、自分がこのような情況にあると気づいたなら、サポートグループはあなたの心配に関して、クリニックに対応するのを手伝ってくれる重要な存在になるはずである。

オープンであろうと決断することについて、この章で取り上げてきた多くのことは、男女のカップルに当てはまる。家族をつくるために提供精子を使った人工授精を使う多くのレズビアンカップルやシングルの女性は、オープンであることに関して情況は非常に異なっているはずだ。研究では、レズビアンカップルとシングルの女性のほとんどが、最初からオープンであることに深く関わっていると示されている。その第一の理由は、妊娠についての説明が必要となるだろうし、提供精子を使った人工授精の使用は、パートナーでない男性と性行為をするよりも、社会的により許容される家族づくりの手段であるように考えられているからかもしれない。

　しかし、同時にシングルの女性やレズビアンカップルの間のオープンさには、もう一つ重要なことがある。提供精子を使った人工授精を利用したり、これから使おうと考えているこうした女性たちと話すと、彼女たちが非常に自信を持っているということである。問題や予期されることを注意深く考えたあと、彼女たちは恥や不安を感じることなく、提供精子を使った人工授精を選択してきた。これは不名誉だと感じるために、秘密にすることを選択してきた男女のカップルとは対照的である。それは、シングル女性やレズビアンカップルは、子どもが両親の遺伝的な子どもであるかのように見せかけることが不可能であるのに対して、おそらく提供精子を使う男女のカップルにとっては、そうすることが可能だからである。

　　——それが提供精子を使った人工授精について言えることで、あなたが妊娠するときには、みんなその子があなたの子ではないかもしれないとは思いもしないですから、そう見せかけることは簡単だったのです。（女性、シドニーのフォーカスグループ）

　　——ここにその男性はいないので、ある意味で、それはわたしたちにはもっと簡単です。でも、わたしたちには言わないなんてことはできません。それは問題外です。（アンドレア）

　過去において、自分の家族が提供精子を使った人工授精でできたことをみんなに話してきた親（もしくは話そうと思っているこれから親になろうとしている人たち）は、少数だったということを知っておく必要がある。スウェーデン、アメ

第5章　隠さず正直に話そうと決断する　*139*

リカ、イギリスの研究すべてがこれを示している[5)6)7)]。しかし、この情況は、世界中の親たちが家族をつくるのに提供精子を利用することを恥ずかしく思う必要はないと思う方向へと次第に変わりつつあり、その結果、彼らは長いこと提供精子を使った人工授精を利用する際の特徴であった、秘密にしておくということをする必要がなくなっている。親たちは子どもにも、そして必要に応じて、他の人にも隠しごとをせず、正直でありたいと思っている。オープンであるほうを採った親たちには、それが自分たちや自分たちの子ども、家族関係のためにも有益であることが分かってきた。

　　──わたしたちがしてきたことを、子どもたちも受け入れてくれています。二人ともそれによく順応した若者になりましたから、わたしは、自分たちのしたことは正しかったんだと言えます。子どもたちは自分たちの置かれている情況に落ち着いています。ナイジェルは、「もし同じことがぼくに起こったら、う〜ん、ぼくもそうすると思うよ。どうして母さんたちがそうしたのかわかるし、それをわかりたいんだ」とさえ言ってくれます。
　　子どもたちはどれほどわたしたちが愛しているかを、よく知っていると思います。それに、どれほどわたしたちが二人を望んでいたかも知っています。子どもたち同士は本当に互いに最高の友だちで、わたしは二人がうちの家族であり、そしてもっと大きな家族の一員であることに自信を感じているだろうと思います。(アリー)

　オープンであることを選んできた家族の非常に高いレベルでの安心感は、彼らの明るい会話のやりとりにも反映される。

　　──わたしが、わたしたち二人の［生物学的な］4人目の子どもを妊娠したとき、わたしたちは子どもを座らせて、「ママにはもう一人赤ちゃんができて、この子は本当にパパの子なのよ」と言いました。すると子どもの一人が、「ね、パパ、パパはぼくたちには何かすごいマジックを見せてくれたんだね。だって、パパのからだは壊れているって言っていたけれど、でも何にも問題がなくなっちゃったんだもの」と言いました。わたしたちの家族ではそんな感じなのです。隠しごとがなく、子どもたちは話したいときにそれをいつでも話せるのです。(女性、メルボルンのフォーカスグループ)

ロンドンのフォーカスグループでは、ある父親が子どもと、「試験管に戻れ」というような冗談を言って、互いにからかいあうと言っていた。一方、シドニーのフォーカスグループのある女性の話では、一人の母親がサポートグループのミーティングに参加していて、その母親のティーンエイジャーの娘が冗談で、自分の父親に、「ママが外出しなければいけないのはパパのせいよ。だって、パパに精子ができたら、そんなところに行かなくて済んでいたし、お家にいることができたのに」と言っていたと話していた。

――もし隠しごとなく、冗談まで言えるなら、たぶんそれは非常に健全だということです。もし、居心地がよくなかったら、こういったことは言わないでしょうから、そうしたことが言えるのは、その状態にある程度、安心感があることの表れだといえるでしょう。（男性、シドニーのフォーカスグループ）

まとめとして、提供精子を使った人工授精を考えている人たちには向き合わなければならない二つの大きな手腕の試される課題がある。第一は、自分たちにとってこれが家族づくりのための正しい方法なのかという問題。そして第二は、もしそれが正しいなら、自分たちのした選択について、オープンで正直であることに関して自分たちがどんな決断をするかという問題である。

[参考文献]
1 Suzanne Midford(1988) How to tell your child that he or she is not your biological child: A guide for adoptive parents, step parents, parents of children born via the new birth technologies and other guardians. Presented at Adoption and Permanent Care International Conference, the University of Melbourne, Australia
2 Nicole Williams (1996) Family Secrets. *PB* pp8-9
3 Harriet Lerner (1998) *The Mother Dance: How Children Change Your Life*. New York: Harper Collins Publishers
4 Claire Wells (1998) Untitled. *DI Network Newsletter* No.11, May
5 Golombok S, Cook R, Bish A. Murray C: Families Created by the New Reproductive Technologies: Quality of Parenting and Social and Emotional Development of the Children. *Child Development* 64:285-98, 1995
6 Gottlieb C, Lalos O, Lindblad F. (2000) Disclosure of donor insemination to the child: the impact of Swedish legislation on couples' attitudes. *Human Reproduction*; 15:2052-6
7 Leiblum SR, Aviv AL: Disclosure issues and decisions of couples who

conceived via donor insemination. *Journal of Psychosomatic Obstetrics and Gynaecology* 18: 292-300, 1997

第6章

治療から子どもが誕生するまでの道のり

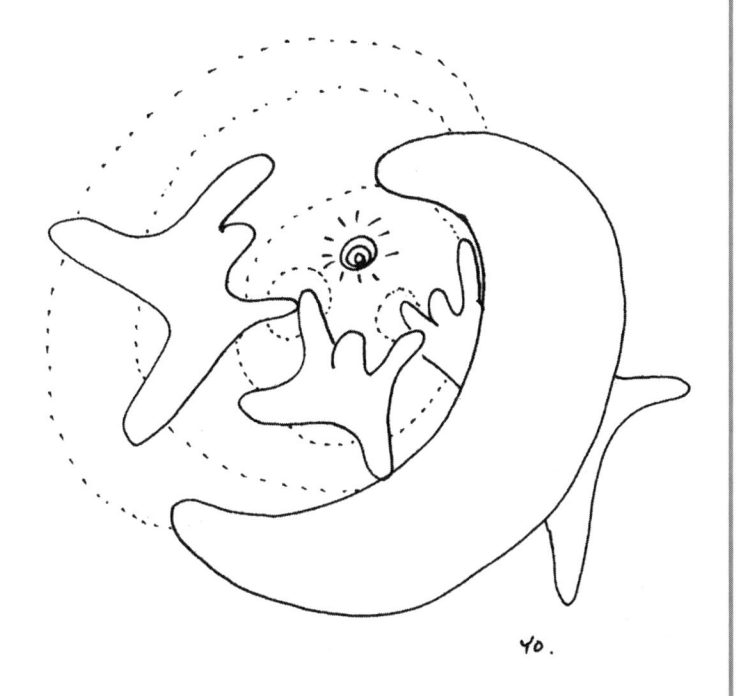

THE JOURNEY FROM TREATMENT TO BIRTH

これまでのところ、本書の大部分は、提供精子を使った人工授精を利用して家族をつくるための準備段階として考えられることを取り上げてきた。たとえば、生殖医療の助けが必要になったときのこと、提供精子を使った人工授精を選択する上での影響、そして隠しごとなくコミュニケーションする上での利益についてなどを検討してきた。
　この章では、その準備のあとに起こる治療中のカップルの経験、待ち望んでいた妊娠や子どもの誕生などに目を向けてみよう。親たちは歩みを進めるこうした段階で、ドナーについてどう考えていたかとか、またその後に続く妊娠について、自分たちが何を感じていたかについても語ってくれている。これまでと同様、信頼や支援、コミュニケーションといったテーマが前面にある。
　提供精子を使った人工授精を利用しようと決めるのは、待ち望んだ子どもや家族ができることを期待してのことである。しかし、成功率が高いとはいえ、人によっては治療がうまくいかない可能性もあり、それを知っておくことも必要である。これは当然、非常に落胆する経験であり、失望や悲しみを感じることも極めて起こり得よう。このような状況の中で、不妊であることが分かった初期の段階では、まず痛みや苦しみが表面に出てくるものである。
　いま、親になりたいと思っている人たちのなかには、すでに治療を受けていて、初診や手続きを済ませているのに、まだ最初の人工授精を決断していない人もいるかもしれない。また1回か2回人工授精をしたあと、やめようと決めた人もいるだろうし、さらに妊娠したのに中絶したカップルも、私は知っている。こうした人たちはすべて、振り返ってみて、提供精子を使った人工授精を利用するという決断が正しくなかったということを悟らされるかたちで、問題が現れているように思われる。私が願うのは、この本の中の情報が、人々が治療を始める前にできるだけ多く考え、検討し、思案することを促すものであって欲しいということである。ひいては、あとになって提供精子を使った人工授精のプログラムをやめると決めるような、余計な悩みを避けるものであって欲しいと思う。とはいえ、新たに決断したり、気持ちを変えることは、それが正しいと思うなら良いことなのだということを知っておくことも重要である。
　提供精子を使った人工授精に関わっている専門家たちは、個人、またはカップルの準備全般において支援することを期待されている。こうしたことの中には、医学的な治療やその過程の詳細を、すべて口頭のみならず、記述した上で、十分に説明されることも含まれている。こうした準備期間においては、親になろうと

第6章　治療から子どもが誕生するまでの道のり

している人たちの多くは、たくさんの元気づけの言葉を必要としている。なぜなら、そうした人たちは、自分たちは無力だと感じ、専門家たちの力を敏感に感じていることがあるからだ。提供精子を使用してきたカップルとのグループディスカッションに参加した女性が、権力を持つ専門家を前にすると、自分が影響されてしまいそうで心配になったと述べているが、この言葉はそうしたことを示している。その女性は、「もし専門家が、『一日、隅っこで逆立ちしていなさい』と言ったなら、私はそうしていたでしょう」と言った。それに対して、グループの別の人たちも、「私もそうだった」と言っていた。

他の治療と比較して、提供精子を使った人工授精は、医療介入の中でも非常に珍しい形をとっている。不妊の原因が男女のうち男性にあっても、実際に治療を受けるのは女性側なのである。

　　――当時、ロマーナと一緒にした提供精子を使った人工授精をやり遂げなければないというぼくの経験から言えば、彼女には、なんだか顔に平手打ちを食うようなものでした。活気ある、健康な若い女性なのに、こんな治療しなくてもいいはずだ。彼女はそう思っていたみたいです。(グラント)

　　――自分には不妊の問題はないのに、治療を受けなければいけないのが自分であることに怒りを感じてしまう。二人に起きていることを受け入れていく際に、そうした怒りを感じることは本当によくあることなのです。(オリヴィアから提供精子を使った人工授精で母親になりたい女性への手紙から)

提供精子を使った人工授精の利用を受け入れるということは、別の男性が関わることを受け入れることでもあり、それはカップルがその治療の過程を納得して歩むためには、極めて大事である。

　　――自分ではどうにもできないから、誰かほかの奴が精子をくれるということを受け入れなければなりませんでした。(グレッグ)

　　――もし男性が、治療を始める前に、不妊のことや提供精子を使った人工授精を使う現実について、自分自身の気持ちをとことん考える機会を持っていなかったら、その男性は人工授精の過程で、非常に腹を立てたり、頭にきたりす

るはずです。(オリヴィアから提供精子を使った人工授精で母親になりたい女性への手紙から)

異性同士のカップルにおいて、第三者が関わることを受け入れなければいけないのは男性だけではない。女性もまた、自分のパートナーとは別の男性から精子が提供されているという事実と折り合いをつけなければならない。女性のなかには「別の男性が関わっている」という現実に目をそむけ、かわりに提供精子を使った人工授精をただの治療だというように見るほうが楽だと感じている人もいる。

——わたしは、これが人ではなくて、ただ試験管の中の液体だと考えることにしていました。わたしはその精子とつながりのある男性がいるとは考えていませんでした。提供精子を使った人工授精に関わっている男性がほかにもいるのだと考えると、わたしはただただおもしろくありませんでした。だからそれを考えないようにしていました。男性についてではなくて、わたしたちは精子について話をしました。つまり、わたしたちはここにある試験管について話していたのです。ずいぶんあとになるまで、別のところに男性がいるなんてことは考えもしませんでした。(女性、メルボルンのフォーカスグループ)

——女性の多くが、「誰かほかの男性の精子が体内に注入される」というその発想(そして時としてその経験)を、本当に気持ち悪いと感じています。わたしはそう思わないけれど、ある女性たちがなんだか「姦通」のように感じるというのを聞いたこともあります。姦通は、ほかの人と肉体的な関係を持つことです。提供精子を使った人工授精は疑いなく、医学的な行為です。(オリヴィアから提供精子を使った人工授精で母親になりたい女性への手紙から)

提供精子を使った人工授精の過程に違和感を持つ女性の多くは、自分が強姦されたような思いをしたり、反道徳的な行為の共犯になったような感じがしてしまったりすると言う。

——自分のからだにほかの男性の精子を人工授精するということは、本当に不道徳だと感じていました。提供精子を使った人工授精のあと、わたしは自分が

第6章 治療から子どもが誕生するまでの道のり　147

本当に汚れているように感じたものです。でも、わたしは歯を食いしばらなければならず、そうすれば、その結果が嫌なことにも勝ることになるということもわかっていました。わたしはそうした思いを心の中にしまいました。ローリーとはそれについて話すことさえしませんでした。わたしはそうした経験をローリーに知られないようにしました。でも、本当は一人でひそかに考えていたのです。（エヴリン）

　誰かと話すよりも、自分一人で思い続けると、物事がなお深刻になってしまうことがよくがある。しかし、誰か身近な人（パートナーが好ましいが）とそうしたことを話し合うことで、自分の考えがはっきり分かり、またおそらく別の考え方を聞く機会も得る。
　またパートナー同士の間のオープンなコミュニケーションは、できるだけ提供精子を使った人工授精の経験を共有する上での一つの手段でもある。そして、男性パートナーができる限り積極的に、もしくは進んで治療の過程に関わるようにすることも、もう一つの手段である。

　　——カップルのなかには一緒に治療に行くことを好む人たちがいます。また、提供精子を使った人工授精の過程を、男性が待合室に座っているのが「まるでもう一つの別の予約」のように感じたり、もしくはまったく関心がない場合もあります。わたしたちはみな違うのです。大事なのは、わたしたちがするのがどんなことであれ、二人が同意しているということです。（オリヴィアから提供精子を使った人工授精で母親になりたい女性への手紙から）

　男性は、生物学的な見方ではパートナーではないが、疑いなく精神的な意味ではパートナーである。もちろん男性もこの件の対処や、提供精子を使った人工授精を利用することに関して決断することに深く関わり、そしてまた自分たちの家族を一緒につくりあげるということに欠くことのできない存在である。しかし治療の間、女性が人工授精される人であるため、その注目は主に女性に対して向けられる。

　　——ときどき自分が乗客であるかのように感じてしまうものです。まさに、座って朝食を食べていたら、妻が「朝のうちに精子をとりに行ってくるわ」

と言い、男性は働きに行くことでしょう。妻の卵子が使えなくなってしまったときには、状況が変わって、ぼくは心の中で、力的によりバランスが保たれているとさえ感じました。ぼくたち二人に問題があったからで、ぼくだけのせいではないと思えたからです。(男性、メルボルンのフォーカスグループ)

――自分にはもっと力があるんだなんて感じたことはありませんでした。人工授精を受ける立場にあることが、わたしを本当に無力だと感じさせていました。(女性、メルボルンのフォーカスグループ)

男性はいわゆる男としての役割が果たせないので、しばしば全体の流れの中で自分を見物人のように感じることがある。女性は非常に男性にそばにいてもらうことを必要とするが、この見物人のような感覚が、人工授精のときに居心地悪くさせてしまうことがある。

――妻が人工授精を受けているとき、医師の部屋でやるせない気持ちだったのを覚えています。ぼくはそばにはいたくなかった。でも彼女がぼくにそこにいて欲しいというので、そうしていました。(グレッグ)

――最初の提供精子を使った人工授精のことは忘れません。ぼくは彼女の手を握りながら、その手を離したいと思っていたけれど、そうできなかった。ぼくはそうするわけにいかない、でもそこには人工授精に関わる別の男がいるんだと考えていたのを覚えています。(男性、メルボルンのフォーカスグループ)

――ウォレンはわたしたちの子どもを持つため、人工授精をする間、ずっとそばにいました。わたしにはウォレンがそこにいてくれることがとても大事だったのです。(リオニ)

パートナーは互いに相手を支え合い、気遣い、ともに成長する同士として、家族づくりに同じように関わっていくとき、やり方は違っても、実は二人はともに治療の過程を共有しているのである。

――ぼくは最初の瞬間から、妻と一緒にいたいと思っていました。妊娠した

第6章　治療から子どもが誕生するまでの道のり

ときの彼女を見たかったし、そばにいて、彼女や子どもたちにどんなことが起こるのかを見たいと思っていました。可能な限り、すべてみなと同じであるために、ぼくは子どもが生まれたときにも彼女と一緒にいたかったんです。(スヴェン)

　カップルが家族づくりの道を歩むとき、関わっている医療の専門家も、二人が共有する必要性を理解することで、二人の共有しているという思いはさらに強くなるであろう。進歩的なクリニックはほとんど、診察にはカップル一緒に来るようにさせたり、また男性パートナーやもしくはレズビアンカップルの場合は、女性パートナーにも人工授精の時に立ち会うことを奨励して、確実にパートナーもきちんと一緒に関わるようにさせている。パートナーは二人で顕微鏡を通して精子を見ることもできるし、場合によっては、もしカップルの希望で、医学的に問題がないときには、女性のパートナーが監視のもと、精子を持ち出すこともできる。医療専門家が、こうすることもカップルに重要で意味があると考えれば、彼らはカップルのウェルビーイングがよくなるようにと手を尽くす。
　治療期間中、たくさんの異なる考えが浮かぶのは当然のことである。そのなかでも最も知られていることの一つが、もちろん、人工授精が妊娠に至るかどうかである。

　　——最初に、ぼくたちは出向いてドナーを選ばなければなりませんでした。そして、精子の入った入れ物を所有するというような過程を経験します。もちろん、それはお金を払って、赤ん坊を得るのとは違います。とにかく妊娠しなければならないし、それに何度も人工授精をしなければいけないことだってよくあります。(グラント)

　　——カウンセリングのあと、わたしたちはいろいろな情報をもとに、提供精子を使うと決めました。最初の治療のときは心配でした。それは失敗に終わりましたが、でも自分たちがこのやり方にしようと決めたことは間違っていなかったとわかりました。なぜなら、失敗して自分たちの配偶子を使った場合と同じくらいがっかりしたからです。(女性、メルボルンのフォーカスグループ)

　もちろん妊娠するだろうという期待はあるのだが、一定期間、妊娠しないと、

親になろうと思っている人たちの中には、「ほかの選択肢を考えるようになるまで、あと何回これをやるんだろう」と思う人たちもいる。多くの人が、提供精子を使った人工授精をやめることの意味に加え、またやめるならいつにするかを決断する際の葛藤についても述べている。本書に登場するカップルは、みな、現在は子どもを持っているが、そうしたカップルの中にはすぐには妊娠しなかった人たちもいる。

　──二度目の妊娠には時間がかかり、わたしたちはほとんどあきらめていました。妊娠しないことについて、二人の間でも話をしていました。それでもう少しで、子どもは一人でやめるところでした。本当にあのときは大変でした。（リオニ）

　──本当に最初のころは、自分で目標を立てていました。「感謝祭までには妊娠したい。クリスマスまでには妊娠しているだろう。イースターまでに妊娠したい」というようにです。計画通りにいかなくて、わたしは本当に頭にきて、ひと夏は治療を受けませんでした。秋になって、提供精子を使った人工授精のプログラムを始めて1年経つころには、もっと目標を細かく設定するようになりました。「あと3カ月やってみて、それでさらに続けるかどうか決めよう」というようにです。妊娠しなかったと悟れば悟るほど、「これから1年もかかるかもしれない」と考えるのはなんだか重すぎて、そうできなかったのです。（アリー）

　数年前のドイツの新聞に、ヴァレリア・ストッキーという人が、「治療を受ける日、自分はクリニックから帰る時のほうが、クリニックに運転して行くときよりもひどい気分であることに気づいた」と述べている記事があった[1]。というのは、今度は本当にうまくいっただろうかと、神経がピリピリしていたからである。一方、その夫のユーリは、「クリニックに運転して行くときのほうが悪かった」と述べていた。ユーリは、「ぼくが考えていたのは、『いいかい、ユーリ、自分のせいでここを運転しているんだ』というものだったので、そのことが本当に重荷だった」と語っていた。

　治療中、妊娠への希望や期待が明らかに思いの中心にある一方で、物事が悪いほうへいくのではないかという心配をはじめ、いろいろな別の一連の感情もあると

第6章　治療から子どもが誕生するまでの道のり

推測される。

——そうした心配のなかには、混ざった精子をもらうと、何かほかの人種の赤ちゃんが生まれるのではないかといったものもあるかもしれないと推測します。(ウォレン)

——妊娠する前、わたしは非常にはっきりと、自分がからだの中に化け物を宿しているという夢を見たものです。この子は誰に似ているのだろう。生活の中では自分では意識していなくても、明らかに心配していて、そんなふうな夢をよく見ました。でも妊娠するとすぐに、そんな夢は見なくなりました。(オリヴィア)

こうした治療を経験しているレズビアンのカップルやシングルの女性の場合には、時々、医療専門家が何かある種の道徳的な考え方を持っていて、そのせいで、男女のカップルとは違うやり方で治療されるのではないかという、余計な心配もある。

人工授精のあと、カップルがすぐに何かをすることも実に重要だと言えよう。私が話をしたカップルの多くが、そろって黙ってコーヒーを飲みに行っている。つまり、ただ一緒にいて、互いに自分たちの親密な思いを分かち合いたいと思っていたのだ。

人工授精が成功して妊娠したとき、親になろうと思っている人たちはみな、親になるという長い道のりの重要なマイルストーン(里程標)を越えたことになる。人工授精の過程と同じく、妊娠は両方のパートナーが同じだけ提供精子を使った人工授精に関わったと思える瞬間である。

——医師は以前からのぼくらを知っていて、ぼくはデビーと一緒に医師のところに通ったものです。ぼくに聴診器を渡して、「これが心臓の音だよ」みたいに、そんなふうにすべてのことで医師はぼくに意図的に関わるようにしてくれました。そしてそれはすばらしいことでした。(男性、メルボルンのフォーカスグループ)

ひとたび赤ん坊が産まれると分かると、本当に大多数の人たちが当然大きな喜

びを感じ、興奮する。彼らはようやく妊娠という経験を楽しもうとするようになる。

　——わたしは妊娠しているのが好きでした。そのすべての瞬間を楽しみました。それは教科書どおりの妊娠と出産で、もう一度そうするのがただただ楽しみです。(アリー)

　しかし、妊娠しているという幸福感と一緒に、否定的な感情や、恥ずかしいという感情、不安な思いもまたなかなか消えない。こうしたことが多くのカップルに、どのように妊娠したのかは後ろに置いたままにして、先に進みたいと強く思わせているのである。

　——治療をしているときは、わたしはみんなに言いたくありませんでした。親しい友だちと家族には話していましたが、治療なんてまったくしていないように見せたかったのです。わたしは自分の妊娠が、わたしのまわりにいるほかのすべての女性たちと同じようであって欲しいと思っていました。でもいつも自分の妊娠はほかの人よりも劣っていると思っていました。治療は終わりました。でもそれがトラウマになっていて、わたしは妊娠して、本当にその妊娠が「みんなと同じ」であるように見せたくて、それで自分がしてきたことを人に説明しなければいけないようなことにならないで欲しいと思っていました。(ロマーナ)

　皆と同じように妊娠したみたいに見せたいという気持ちは当然のことと言えるが、しかし、親たちが他の人たちを欺くために「ふりをする」のは利益にはならない。妊娠の現実を受け入れることができなければ、提供精子を使った人工授精を通して生まれてきた子どもの親である自分たちに起こる長期にわたる重要な課題に対処することにおいても、困難を伴うかもしれない。
　男性のパートナーに妊娠のニュースを最初に話すとき、女性のなかには心配や不安があると、その思いを表現する人もいて、おそらくそれはパートナーの反応が自分のそれとは違うのではないかと思うためだろう。

　——わたしは、妊娠したとグラントに話すために彼のオフィスに飛んで行った

第6章　治療から子どもが誕生するまでの道のり　**153**

んですけれど、自分が泣いてしまったために言うことができなくなってしまったんです。すると、グラントは「いいんだよ、来月もう一度やってみようよ」と言いました。彼は、わたしが生理になったので泣いていると思ったのです。このニュースに彼がどう反応するかを見るために、彼の目を見つめたこととかを、すべてぼんやりと覚えています。彼がいい反応をするのか、もしくは何か躊躇したり、困った顔をするのか。わたしは普通の反応であって欲しいと思っていました。グラントにはただ喜んでもらいたかった。そして、彼は喜んでくれました。グラントがうまくいかないことを望んでいるかもしれないと何となく不安になったり、少し心配していたことも覚えています。彼の表情が「ああ、なんてことをしてしまったんだ」みたいだったらどうしようと不安でした。そんな表情はなかったけれど、でも彼の反応をじっと見ていたのを覚えています。(ロマーナ)

しかし、普通だったら、こうだろうと思われるのとは違った反応をする男性もいるかもしれない。以前にあった疑念や心配が再び表に現れるかもしれず、さもなければ妊娠が、おそらくこれまでに十分に検討されてこなかった問題をもたらすかもしれない。

――わたしがちょうど妊娠してすぐに、夫が友人たちから、「君たちに子どもができたって聞いたよ」と言われたといいました。夫は心の中で、「妻が妊娠したんだ」「ぼくたち二人の間に子どもができたわけじゃない」と思ったのです。夫は妊娠を、オスの七面鳥が羽を広げて自慢するように、タバコを配ったりして、自慢したりしませんでした。それに赤ちゃんの心音を聞くことにもあまり興味を示しませんでした。でも夫が、子どもができて欲しいと心底思っているということには確信がありました。赤ちゃんが生まれれば、その子を抱きしめるだろうということにも何の疑いもありませんでした。(スーザン)

――詳細は思い出せません。妻の妊娠は自分とは無関係で、ぼくが持つことになる子どもは、自分とは遺伝的なつながりはなくて、どうにかそれを処理しなければいけないという思いと向き合わなければいけなかったのだと思います。(グレッグ)

——いつだって、みんな、赤ちゃんや子どもが自分を愛してくれるだろうか、自分が生物学的な父親でないために自分のことをあまり考えてくれなかったり、拒否したりすることはないだろうかと心配しているのです。(ウォレン)

　スヴェンは妻が妊娠する前に、自分の考えをはっきりさせておくことの重要性を強調している。ベティーナがひとたび妊娠したあと、スヴェンには、提供精子を使った人工授精を使ったことは重要でなかったらしい。

　——一度それに「いいよ」と言って、妻が妊娠して赤ん坊が大きくなるのを見れば、ほかのことはもう重要ではなくなります。でも事前に、それをやる前に、自分自身納得しておかなければいけません。「やってみて、それからどうなるか見てみよう」とは言えないのです。(スヴェン)

　男性の中には、突然父親になる過程のすべてに対して疑問を持つ人もいるかもしれない。しかしこれは子どもがどのように生まれてきたかに関係なく、親になろうとする人には誰にでも起こる典型的な反応であり、それを知っておくことも重要である。

　——「えらいことになった」と思いました。だけど、もし子どもが自然妊娠でできたとしても、そんなふうに感じていたことでしょう。(男性、メルボルンのフォーカスグループ)

　ほとんどの男性は、まったく心配とか不安を感じていない。カップルの間に信頼関係があり、提供精子を使うと自ら決断した結果であれば、妊娠を楽しみ、赤ん坊の誕生や家族になるということを心待ちにするようになる。

　——ぼくはオリヴィアが妊娠したとき、本当にとても興奮して、妊娠期間中もずっと興奮したままで、ウィリアムが生まれるときは、いっそうそうでした。それは本当に何よりもワクワクする感動的な時間でした。マタニティークラスに行って、信じられないほどオリヴィアのことを誇らしく思いました。すべて、とても前向きに見つめていました。(ウォルター)

——最初の子どもを持つことで、ひとつ言えることは、どうなっていくかわからないけれど、少なくともぼくにとっては、非常に大きな冒険だったわけです。それは、ワクワクして、興味深くて、何かこれまでにまったく考えたことのないようなことでした。そしてぼくらがいて、子どもを持って、何が起こるのかは神のみぞ知る、だったのです。（グラント）

妊娠中は、ドナーについて考えてしまうときでもある。そうした思いは、当たり前で、予想できるものであるが、人によってその範囲や程度は異なる。

——なかには、ドナーのことを「現実にいる人」であり、ドナーのことを考えたり、どんな気質の人なのだろうと思う人たちもいます。その他、ドナーは陰の人であり、感謝しつつも、実際にはそんなに考えたくはない存在だと感じている人もいます。また、ドナーが貢献していることをも、そもそも認めたがらない人もいます。（オリヴィアから提供精子を使った人工授精で母親になりたい女性への手紙から）

——わたしはドナーについて考えたものです。彼が男性であること以外は、どんなふうに見えるのか、思い浮かべることはできませんでした。（リオニ）

——ドナーに関して、わたしはただただ感謝していました。何度も何度もくり返し「わたしたちは本当にラッキーだ」と思ったものです。彼がどんな人なのかということは、本当にまったく考えませんでした。まったく気にしていなかったのです。当時は、彼のバックグラウンドに関する情報はなかったので、わたしはそれはいいことだと思いました。いまはそういうふうには思っていませんけれど。（アリー）

——わたしは、ドナーの見た目や人柄、精神、魂、もしくは人がいうところの、人間らしさを形成しているものを空想したりしませんでしたし、ドナーの容姿さえも心に描きませんでした。わたしが考えていたのは、わたしたちがこの提供精子を使った人工授精をやれたことは本当にラッキーで、ドナーは本当にいい男性に違いない。さもなければ精子提供しなかっただろうし、わたしたちだって、いま、かわいらしい娘がいるような状況にはなかっただろうという

ことでした。（ブリジェット）

　上記のコメントは、ドナーについての情報の不足が、非常にドナーを可視化しにくくしていることを示している。しかし、こうした親たちにとって、ドナーが見えないことは問題ではないらしく、親たちの思いは、ドナーがどのような人なのかよりも、主にドナーがしたことへの感謝が中心となっている。親の中には、情報の足りなさを何か前向きなものとして見ている人もいる。

　――ぼくはドナーのことはほとんど知らなかったので、これは簡単に対処できると感じていました。ただ問題だったのは、この問題を解決したがる人たちがいたことです。たぶん、何かしらの情報を得たら、人はそれまでは考えなかったようなことを考え始めるのです。（スヴェン）

　――ドナーが誰かなんて知りたくありませんでした。そこがこの過程全体をとおして、自分の矛盾していたところです。子どもを持つことはすばらしいことだけれど、ドナー自身のことについては何も知りたくありませんでした。ぼくはこのことでは、根本的なところでライバル意識を感じていたのです。何か嫉妬みたいなものです。自分の知らない奴が妻とこうした親密な関係を持って、そいつの子どもが彼女のお腹にいる。それは基本的に生物学的な反応だと思われ、これは若干居心地の悪いものでした。（グレッグ）

　なかには、ドナーは主要な役は演じていないと単純に考えて、だから妊娠の間もドナーのことをまったく考えないという人もいるだろう。

　――リオニが妊娠している間、正直いうと、ドナーのことをたくさん考えたとは言えません。（ウォレン）

　――ブリジェットが妊娠したとき、ドナーのことや、ドナーがどんな容姿なのかとか、その人がどんな影響力を持つのかについて、まったく考えませんでした。（アンドレア）

　――わたしは［そのドナー］を選んだ医者にとても信頼感を持っていました。

その医者は誰が精子を提供してくれたのか説明してくれて、学生である場合がよくあると言いました。それでわたしは多くは尋ねませんでした。結局、わたしには誰であるかはそんなに重要ではないと思っていたのです。だって生まれたあと、主に身を捧げて尽くすのは、わたしたちなのですから。(ベティーナ)

　妊娠と同様、出産のときに起こる考え方や感じ方も多種多様であると言えよう。女性の中には、自分のパートナーを守る必要があるという思いをいまだに持っていて、そのせいで出産のときの自分の言動に気をつけている人もいるかもしれない。

　——わたしは、自分が会うすべての女性にこう質問します。「出産のときにどんなふうでしたか。夫に向かってわめいたり、ののしったり、叫んだりしましたか」。「夫に何も言わなかった」というのはいつも提供精子を使った人工授精で母親になった人たちです。出産のときにグラントにわめきたくなかったので、本当にしっかりしなくちゃいけないと思ったのを覚えています。女性は出産中に、夫に当たったりしません。だって、女性にはそんなことできないからです。それに守りたいからです。夫は意識的に参加しているのです。提供精子を使った人工授精をしてもいいと言ってくれているわけでしょう？　出産している間に、その夫に向ってわめき出したりしないものですよ。そんなこと、あり得ません。わたしは皆さんにこのことを話して欲しいと思います。そしたら皆さんが、男性はそれに対処できると気づくでしょう。もし男性が対処できないなら、男性たちはそれに対処するために助けを求めますよ。(ロマーナ)

　ロマーナが経験や問題について話す中で強調したことは、とくに重要なことである。多くの人たちが、よく考えると、もっと覚悟を持って、もっとオープンに問題を話してきていたら、子どもが生まれたあとに経験した何かモヤモヤとしたことは避けられたかもしれないと言っている。
　皆が私に妊娠中のカウンセリングの中で話してくれたことで、最もよく聞かされた不安の一つは、子どもが生まれたあと、子どもと絆を結ぶことが難しかったらどうしようと、どんなにそのことを心配しているかということだった。親たちの中には、確かにそれが難しい人たちもいて、すぐには絆ができないこともあるだろう。

——息子と一緒にいてやすらぎを感じ、愛情を持つようになって、絆ができるまでに、しばらく、そうですね、たぶん1年くらい時間がかかりました。おそらく自分はどこかで「この子はぼくの本当の子じゃない、じゃあ、誰の子なんだ」と思っていたのです。ほかの人たちと話していたら気が晴れていただろうから、もっと早くそうするべきだったのにと思います。スチュアートがずっとそばにいるようになって、息子の成長や変化を見て、父親としての経験もさらに増えて、自分もたぶん成長しました。（男性、メルボルンのフォーカスグループ）

　その他には、子どもの存在が提供精子を使った人工授精を利用したということを強烈に思い出させ、これが、十分に絆を築くうえで、さまざまな難しい感情を引き起こしているという親もいる。

　——デスは生まれたときに、わたしが知っている誰とも似ていませんでした。デスを見たとき、愛情はありましたが、頭の隅のほうで「この子は誰だろう」という思いがありました。ドナーの問題がなくならないことはわかっていました。ずっとそこにあって、この子を見るときには、そのことと向き合わなければならないだろうということも、わかっていました。だからわたしが最高の母親になるには、こうした感情を乗り越えなければいけないんだと、自覚しなければなりませんでした。（ロマーナ）

　ある親たちにとっては、子どもの性別が親子の絆づくりに一役買うということもあるだろう。

　——最初の子は女の子で、まったく問題はなかったのですが、男の子を持って、その子のオムツを替えるたびに、いつももう一人の男性のことが頭に浮かびました。6カ月間、わたしは息子との絆がきちんと結べませんでした。息子に対する愛情は、津波のように、1日の午後でも変わりました。ひとたび息子に愛情を持つようになると、済まなく思って、突然死などで誰かがわたしからいま息子を奪うのでないかと、一晩中息子を抱きしめて、彼をベッドで寝かせたくありませんでした。それは息子を愛し始めていたからです。（女性、メルボルンのフォーカスグループ）

しかし、多くの親たちは、絆をつくることに関して心配は見られず、苦労することなしに子どもと絆を築いてきている。

　　――妻の妊娠はうれしかったし、彼女のお腹の中で育つ子どもに会いたいと思いました。それでときどき、超音波検査のときに妻についていきました。もし妻が妊娠している間にその子と一緒にいる自分を確信できたなら、あなたにとって（絆づくりは）問題ありません。（スヴェン）

　　――ぼくは性別を知りたかったのですが、妻はそうではありませんでした。ぼくはある種、男性的な方法で９カ月かけて、この小さな赤ん坊が育っていくのを思い描ければ、それで自分はその子ともっと絆を持てるはずだと思っていました。息子が出てきて、みんなが彼をきれいに拭いて、思い返してみると、それで何か変わったとは思いません。（男性、メルボルンのフォーカスグループ）

　　――妊娠の最後まで、ぼくはとてもワクワクしていて、本当に何の心配も疑念もありませんでした。いつ子どもをもっても大丈夫だったし、スーザンが出産しているときもずっと一緒にいて、息子が出てきたときもぼくが取り上げたし、家に戻った最初の晩も、息子はぼくの胸の中で寝たんです。もうメロメロでした。（グレッグ）

　　――最初に自分の腕で子どもを抱いた時です。それは自分の子なのです。ぼくはただ、「生まれたての命、生まれたての人、生まれたての人間だ！」と思いました。（スヴェン）

　　――「自分の本当の子じゃない」という感覚は全然ありませんでした。ぼくは、一度もそんなふうに感じたことはありません。（男性、メルボルンのフォーカスグループ）

　次の言葉は、ウォレンの前向きな反応を表すもので、それは子どもが生まれたあとの男性の典型的な反応であると思われる。しかしそれは、以下の言葉が示すように、妻のリオニが絶対に、自分たち二人のどの子の誕生も、まさに二人で共有する経験にしたいと思っていたからこそ、ウォレンの反応が余計にそうなった

ということもできよう。

　——わたしがウォレンにあげた贈り物は、3人のすべての子どもを最初に彼に抱かせてあげたことです。どうして医者たちは赤ちゃんをすぐに母親に渡そうとするのでしょう。それはとても面白いことですが、わたしは「いいえ、夫に渡してください」と言いました。この子たちはわたしたちの子で、どうして夫が最初に抱いてはいけないのでしょう。たくさんのパパがそれを逃しています。わたしは、たぶんそうしたことが、子どもとパパの絆をつくるのに役に立つことにもなるだろうと思っていました。誰かが病院にいるわたしたちに面会に来たときに、「ウォレンの腕から赤ちゃんを取り上げるのに、テコ（梃子）が必要ね！」と言ったのを覚えています。それは本当に奇跡でした。（リオニ）

　——それは、実にワクワクする感じでした。いままさに、この世に生まれたばかりのこの子がここにいて、その子の目を覗き込んで「すごい」と思うのです。自分にできることといえば、子どもを抱くことで、それが本当にすばらしい感覚なのです。この子はぼくの子だと感じたその瞬間のことは忘れません。（ウォレン）

　他の新生児の親たちと同じように、子どもを世話して保護し、そしてもちろん、子どもが健康であることを知りたいと思っている。

　——ぼくは手の指と足の指を数えて、何もかも大丈夫だと思いました。（男性、メルボルンのフォーカスグループ）

　——生まれたあとは、すべてのことがとても大事です。みんな「子どもは元気？　全部うまくいっている？」と尋ねますよ。こうしたことの哲学的な事柄を考える時間なんてありません。（ベティーナ）

　——ぼくに1日ください。1日経てば落ち着いて、その子が健康で、息をしていることに安心して、それでぼくはその子を抱きしめて、愛情を持つようになります。（男性、メルボルンのフォーカスグループ）

なかには、自分たちの生まれたばかりの赤ちゃんに対する気持ちが、提供精子を使った人工授精に関する不安よりずっと強いことに気づく人もいる。自分の家族の将来について思い描いたり、意気込んだり、ワクワクするのは、生まれた経緯そのものが、あまり重要でなくなることを意味している。

　　──息子が生まれた瞬間、何かがパチンとはじけて、ぼくはたくさんの意味でぼくを必要としている、この小さな命のきらめきを見ました。そのときからぼくは、この子のために自分はいなければいけないんだと悟りました。さらにその子と一緒に人と人としての関係を築くときに、遺伝の問題はまったく無意味になるということを知りました。（グレッグ）

　明らかに、子どもの誕生のときにいろいろな形での反応が経験されるはずで、親たちの中にはすぐに絆を築く人がいる一方で、その絆が時間をかけて現れてくる人もいるだろう。もちろんこれは、赤ん坊が提供精子を使った人工授精でできたのか、それとももっと従来の方法でできたのかに関係なく、どんな新米の親に対しても言えることである。

　　──遺伝子は、誰を愛すべきかなんて言っていません。血のつながった親のなかにも、父親や母親として、赤ん坊を愛することを学ぶのに時間がかかる人はいます。提供精子を使った人工授精で子を持った親たちも例外ではないのです。（ウォルターから提供精子を使った人工授精で父親になりたい男性への手紙から）

　これまで、最初の子の誕生について主に話してきたが、もちろん、多くの親たちが二人以上の子どもを持ちたいと思っている。同じドナーを使って子どもたちが生まれることの重要性については、異なった見方があるだろう。

　　──ときには、同じドナーだったらきっとよかったのに、そうすれば子どもたちは完全なきょうだいだったのにと思いますが、でもいま振り返ると、それが子どもたちにとって何か違いをもたらしてきたわけではありません。（エヴリン）

——あとからそのことを考えても仕方ないですが、自分は同じドナーの子どもを好んだのではないかと思います。でもぼくは、いまだにある意味で、そうした決断が奪われたことや、それが自分たちの決定でなかったことに感謝しています。（ウォルター）

　——ブリオニーを持ったときのことですが、わたしたちが引っ越すときに、引っ越し屋が移動で精子をなくしてしまって、わたしたちは子ども全員を同じドナーの子にしたかったので、本当にそのことで腹が立ちました。（女性、メルボルンのフォーカスグループ）

　親たちの中には、提供精子を使った人工授精の力を借りないで、次の子どもを妊娠する人もいる。その結果、最初の子どもに対する気持ちと、後から生まれた子どもに対する気持ちが、最初の頃、違うことがあるかもしれない。

　——子どもたち二人ともに対して、本当に心から純粋な愛情があります。でもマックスが生まれたとき、わたしにはすぐに、この子に親しみがわきました。マックスが家族にそっくりだったからです。それで、わたしが望んでいたように産むことができて、そのことに本当に癒されました。でもそれはデスモンドの価値が下がったということではありません。だって、もしデスモンドのためでなかったら、わたしは決して母親にはなっていなかっただろうと思うからです。それで、いつも子どもたち二人には、「二人ともわたしに何か、本当に本当に、特別なものをくれたのよ」と言っています。（ロマーナ）

　違う方法で子どもを二人持つことでは、他の人たちがそれをどう見るかも含めて、親が予想もしなかったような問題が出てくることもある。

　——二人目の子どもを自然妊娠したとき、人は「やったネ」というでしょう。それは人が提供精子で生まれた子と、「本当」の子は違うと考えているようにわたしたちには感じられます。赤ちゃんが生まれたとき、みんな、その子が「ステファンに似ている」と言っていました。そして娘のブリオニーがすぐに私のところにやってきて、「自分もパパに似ているよ」と言いました。ブリオニーはみんなが言っていることを聞いていたのです。わたしは、みんながそん

第6章　治療から子どもが誕生するまでの道のり　163

なふうに言うことに本当に悲しくなって頭にきましたが、でもみんなにはそんなつもりはなかったのです。わたしが話すと、みんなは本当に驚いていました。みんな、ブリオニーを可愛がっていて、あの子を傷つけたのではないかと心配しました。わたしたちは、「子どもにも感情があるから、ちょっと気をつけてほしい」と言いました。二度と、そんなことが起こって欲しくなかったのです。（女性、メルボルンのフォーカスグループ）

これは明らかに、時々、私たちはどんなによく考えずに口にすることがあるか、そしてどんなに自分たちの言うことが他人に影響を与えるかを表している。とくに、同じ家族の中で子どもが違う方法で生まれてきた場合には、こうしたことが起こる可能性があると親は気にしておく必要があるし、それと同時に、先手を取って、ある情況に対処するために友だちや親戚に対して準備しておく必要もある。（これについては第8章でさらに述べよう）

すべての文化において、望んでいた子が生まれてくるということは、普通親からも、また他の人からも熱い思いやワクワクする気持ちとともに、喜ばれるものである。よく誕生に関連した儀式とかお祝いの会があり、それは主に男性に対してのことも含んでいる。「赤ちゃんの誕生の祝杯をあげる」ことや、歓喜の杯は皆にとって、一般的なお祝のやり方である。しかし提供精子を使った人工授精で子どもができたときには、その儀式や興奮はどうなるだろうか。祝うことはそれでもなお、いいことなのか。儀式は同じように行なわれるのか。他の人はそのことを、同じように感じているのか。こうしたことは、子どもの誕生にあたって考えておくべき問題のひとつであろう。そしてその答えは、自分自身の受け入れの気持ちとか、診断、治療、妊娠の段階を自分が踏んでいく間に、自分を支えてきてくれた人びとにしばしば左右される。

個人やカップルが提供精子を使う基本的な目的は、愛情や前向きに受け止めることに基づいて家族をつくるためであるが、準備をして、問題解決に一緒に取り組み、そして自分たちの決断を理解して、喜びを分かち合う人たちからのサポートを得てこそ、はじめてこうした状況に至るのである。

　　── 一緒にやり遂げたことによって絆が深まりました。自然に子どもができるほうが簡単だろうという思いもありますが、それとは裏腹に、提供精子を使った人工授精をしなければならなかったということで、たまたま妊娠してし

まったよりも、もっと二人で共同作業をしたのです。ぼくたちは率先して、それを起こしていたわけです。(男性、ロンドンのフォーカスグループ)

――わたしたちは今年、結婚20周年を祝いました。そしてわたしたちの前にどんなハードルがおかれても、それは問題じゃないということを学んできました。わたしたちは「またこうするよね」と言います。提供精子を使った人工授精でここまできて、その最初の妊娠がうまくいったことから、「自分たちにこの先何が起きようとも大丈夫。わたしたちはこうやっていくし、これからもそれを一緒にやっていく」ということを学びました。(アリー)

――それは、提供精子を使った人工授精を経験したカップルとして、ぼくらが得た成長の一部です。親になることでは並々ならぬ努力をしなければなりませんでした。それでそうしたことは、ぼくらの距離を近づけただけでなく、家族の結びつきもより強いものにしました。(トム)

[参考文献]
1 Uli and Valeria Stockey, quonted in 'The Unknown Fourth' by Christiane Grefe(2000)*Die Zeit* Nr.29 13 july

第7章

子どもたちに事実を話す

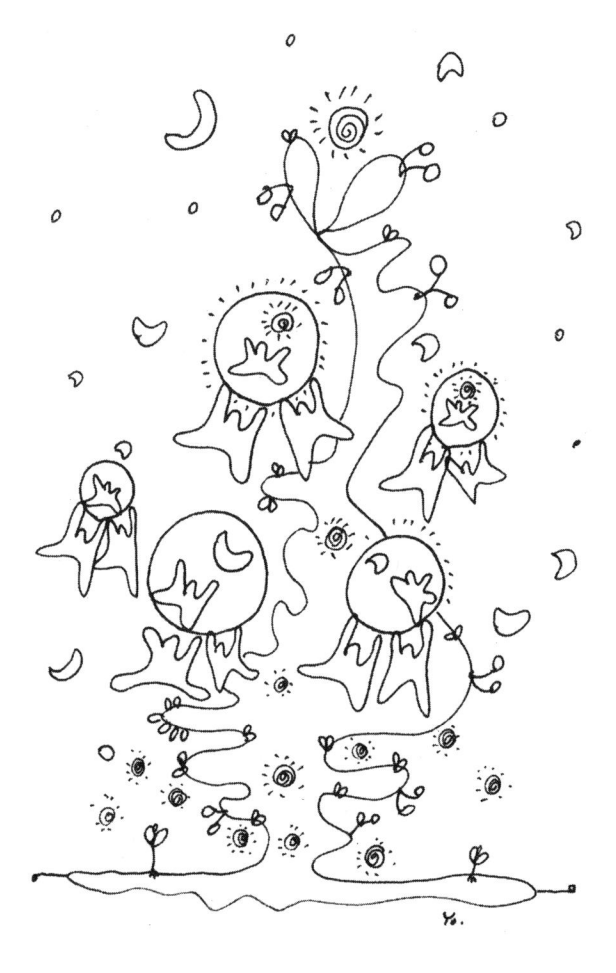

TALKING WITH YOUR CHILD ABOUT
YOUR FAMILY CREATION

──子どもたちにどう話すか、そしていつ話すか。おそらくこれが提供精子を使った人工授精のプログラムをやっていくなかで、もっとも葛藤することのひとつです。(トム)

　私が出会った親たちも、医療消費者グループ＊が発行しているニューズレターやグループミーティングで自分たちの思いを語っている多くの親たちも、このトムの見方と同意見を持っている。親たちの中には、子どもたちに提供精子を使った人工授精のことを話すというのは重すぎると、「話すまい」と決めていたり、それについて決断することを完全に「避けて」いたり、そうしないで「様子を見る」という姿勢を取っている人たちもいる。
　イギリス・ロンドンのシティー大学のクララ・マレーは、2000年12月に開催された会議で研究結果を報告し、その中で親たちがどのように子どもたちに話したらいいのか、それを知ろうとするときの苦労について言及していた。

　──こうした親たちの多くにとっては、真実を打ち明けるタイミングや方法もまた悩める問題だと言えます。親が子どもには話さないと決めてしまうのは、いつどうやって子どもに話したらいいのかわからないということも影響しているかもしれません。提供精子を使った人工授精で子どもを持ったある母親がこんなことを言っていました。「さて、どの段階で子どもに話したらいいのでしょうか。私にはわかりません。子どもたちが小さいと、それを理解できないかもしれないし、11歳や12歳になって話せば、自分の父親のことを気にし始めるでしょうし。それがまさにこの問題の原因なのではないかと思うのです。たぶん子どもが20歳か、そのくらいになったら話せるかもしれませんけれど。でも、その段階だと、ショックはひどくなります」[1]。

　どのように生まれたかを話題にするのは簡単ではないということを認識する必要がある。というのは多分、親はどうしたらいいか分からないからだ。通常、新しい状況に直面すると、過去にあった自分や他人の経験に頼ることで、私たちはそれに対処するための方法を思いつく。しかし言うまでもなく、時が経っても、ほとんどの親たちが子どもとオープンに話をしておらず、提供精子を使った人工授精をした親たちはそれについて、どのようにしてきたかを自分たちだけの中にしまって、語っていない。言い換えれば、親たちには手本にできる台本が用意さ

第7章　子どもたちに事実を話す　*169*

れてこなかったのである。

　——わずかな人しかそのことを語りたがらないため、どのように子どもに話すかに関して何か特別な情報を得ることは、いまでもとてもむずかしいのです。公的な施設に行ったとしても、「そうですね、養子の経験についての情報はあるんですけれど、提供精子を使った人工授精については、私たちもそんなに経験がありませんからね」と言われるだけで、あらかじめ情報を得ておくのは大変です。(スヴェン)

　他の親たちも知ることができればいいのにと思っており、そのことは、アナ・ランボールとヴィヴィエン・アディアによって実施された興味深い研究の中でも非常にはっきりと示されている。
　すでに提供精子を使った人工授精のことを子どもたちに話している親たちと話すなかから、研究者たちは親たちが何を必要としているのか、その貴重な見識を得た。

　——多くの親たちが、他のカップルがどうやって打ち明けたのか、その方法を教えて欲しいと思っている。こうしたなかには、この話題をどう切り出すかとか、子どもたちの成長の段階に応じて他の家族が使った言葉の具体例や、事実を打ち明け、話し合うなかで、人と人との力関係がどうであったかも含まれている。さらに、親たちは是が非でも、このことを「ほかの人と話したいという気持ちがある」とも言っていて、誰と話すかはさほど重要ではなく、とにかく人から支援してもらうことが重要だと指摘している[2]。

　加えて、ランボールとアディアは、電話調査に協力してくれた親たちの90パーセントが、子どもへの告知について「ほかの親たちはどうしているのか」と調査者に質問してきたと報告している。親たちは、どんな情報が語られてきたのか、何歳くらいに子どもは教えてもらっているのかを知りたがっていた。
　こうした類いの情報の必要性は、アライン・ゾルブロッドとシャロン・コビントンからも指摘されている。

　——提供精子を使った人工授精を考えているカップルや、子どもにまだ話して

いない親たちが主に求めているのは、もっと詳細な情報である。親たちは、どのようにいつ話すかについて、気の利いた客観的な方法の手引きが欲しいと思っている。加えて、親たちは、できる限りプライバシーを維持しながら、次第に話す方向へと傾いていく親たちのことも知りたがっている[3]。

1998年、リオニ・ヒューイットは、サウス・オーストラリアでのフォーラムに関する記事の中で、彼女と夫のウォレンが子どもたちに自分たちの提供精子を使った人工授精のことについて話した経験を述べていた。このフォーラムが開催される10年前、二人は5歳の娘に話すために準備をしていて、その時提供精子を使った人工授精のことをすでに子どもに話した経験を持つ親たちから話を聞きたいと、強く思っていた。

——わたしたちはサポートグループに入って、提供精子を使った人工授精で子どもを持った人に会いました。でもそうした人たちは誰もそのことを子どもに話していませんでした。わたしはニュー・サウス・ウェールズのすべてのクリニックに電話して、子どもに出生のことをすでに話しているカップルを知らないかと聞きましたが、どのクリニックも、子どもに話している家族を知りませんでした。それで、わたしはメルボルンのプリンス・ヘンリー病院のカウンセラーに話すと、「二人の息子に話をした家族を知っている。母親はクリニックに子どもたちを連れて行って、精子の入った試験管が保管されていたところを見せていた」と、大事なことを教えてくれました。そしてわたしは、「この母親はすごい」と思ったのです。わたしたちはこの女性に電話して、彼女がわたしたちの力になってくれたので、そんなに孤独だと感じませんでした。その時まで、わたしは世界中で自分だけが子どもに話したがっている変わり者だと思っていたのです。ほかにすでにそうしている人に会ったことはありませんでした[4]。

クララ・マレーも自身の研究結果の発表のまとめで、親たちから情報や支援がとても求められていると結論づけていた。

——おそらく、子どもへの告知について単純に伝えるとか伝えないとかを議論する方向へいくよりも、伝える上でのプロセスについて、いつ、どのように子

どもたちに伝えるか、実用的で前向き、かつ役に立つ情報をどうやって親たちに提供するかを模索する方向へと移行していくほうが生産的かもしれない[5]。

親は子どもたちに話す上での手引きを求めているだけでなく、多くの親たちが経験を共有できる方法が引き続き必要だと言っている。これはオーストラリアで開催された一連のワークショップとフォーラムの記録集のまとめでも強調されていた。

——提供精子を使った人工授精で子どもができた家族は、アイデアや作戦を共有するために、自分たちがしていることについて話し合ったり、自分たちの家族に何が起こっているのか、互いに話す機会をなお一層求めている[6]。

この本のとくにいい点のひとつは、提供精子を使った人工授精で非常に中心的存在となっている親たちが、自分の子どもたちと話す上でどんな経験をして、どんな考え方で取り組んだかを詳述していることである。ここに出てくる親たちは、子どもとの話し方を知りたいと奮闘している他の親たちを助けてあげたいと思っている。しかし、他の人たちの経験はアイデアを提供する上では非常に役に立っても、子どもとどのように提供精子を使った人工授精のことを共有するかについては、結局は、一人ひとり、またカップルが自身で決断する必要があるということも覚えておくべきだろう。標準的な方法とか、「正しい」方法などというものはない。自分がする決断は、自分の子どもがもう理解できるかどうかという見極めに加え、自分の信条や満足度によっても変わるのである。

本章を読み進めながら、私たちはまず、子どもたちがどのように自分自身や家族のことを考えているかについて、理解を深めるとしよう。それは、子どもたちの思考レベルや感情面でのニーズを理解するために、私たちが子どもの立場に立つことが必要だからだ。その次に、親たちは提供精子を使った人工授精のことを子どもに話すために、どのような準備をしたらよいのかを考えていこう。

本書に出てくる親たちの話は、提供精子を使った人工授精についての話し方にもたくさんの異なるやり方があるが、それは常に長期にわたり、多くの予想外の紆余曲折を伴うものであるということを教えてくれる。人を引きつけ、感動させ、情報にあふれて、元気づけるこうした個人的な話を聞けることは、大変ありがたいことだと思う。そうした親たちは、自分たちの経験を語ることを何より喜

んでいる。その理由は他の人にも利益になると思われるからで、つまり彼らの多くが自分たちは運悪く十分に持てなかったことを、伝えてあげたいと思うからである。

　この本のために私がインタビューした親たちに加え、アイリーンとピーター・リルというカップルがいる。私はできれば彼らにもインタビューしたかったのだが、彼らはカナダの地方都市に住んでいるため、訪ねることができなかった。私は2回、カナダの会議でアイリーンに会っているが、彼女とピーターが3人の子どもたちに提供精子を使った人工授精で生まれたことを話したときの経験を、彼女は話してくれた。それは非常に印象的で、感動させられるものだった。何年にもわたって、私はアイリーンから、特別に彼女たちの子どもがした会話を詳しく記述した内容を電子メールで送ってもらってきた。彼女とピーターは、私がこうした話のいくつかを再現することについて、非常に暖かく承諾してくれて、それが『子どもたちに話すための物語』(『Stories of Sharing』)となった。

　最後に、私は親たちの語りによって強調されてきた考え方、経験、結果を振り返ることで、この章を締めくくるつもりである。

　それでは、子どもたちが考えていることや必要としていること、そして子どもたちの理解力のレベルに関することから始めよう。

　子どものことを考慮し、またその子の成長ぶりを総合的に見て考えることが役に立つ。身体的な成長は分かりやすいが、同じく重要である感情面や知的面の成長に関しては、変化は比較的分かりにくい。しかし、身体的な成長を促すために、食べ物や飲み物を与えるように、精神的成長のためには、刺激や情報を与えたり、情緒のために愛情や安心感を与えることも必要である。

　親が子どもの食事に離乳食を取り入れるのは子どもにとっていいことではあるが、始めるのには適切な時期がある。それと同じように、ある情報を教え始めるのにも、理解してくれるとしても、子どもの精神面で適切な時期というものがある。これとは対照的に、愛情は徐々に取り入れていくようなものではない。愛情はあってしかるべきものであり、常に与えられなければならない。子どもの精神的な発達にとって、子どもたちが自分は愛されていると知ることや、こうしたことから生じる感情を経験することは、極めて重要である。生まれてから最初の5年間で、そして時にはもっと長い時間をかけて、絆や愛情が形成され、この段階で子どもたちは家族を本当の家族と見る。これが子どもたちの居場所なのである。

第7章　子どもたちに事実を話す　*173*

子どもの安心感は、子ども自身や自分の家族、自分と関わる人に対する見方に影響を与える。言い換えると、それによって子どもたちの行動は変わるのである。したがって、親が自分の子どもを愛することは、親が子どもに与えられる最高の贈り物である。自分は大事にされていて、家族に欠かせない存在だと子どもにしっかりと感じさせてやることで、子どもたちには、健やかで精神的に安定した一人の人として成長するための強い基盤ができる。また、その家族がどのようにできてきたかということを話すための、安定した感情の基盤を提供し、それは子どもがその情報を受け取り、消化するうえでプラスの影響を与えることにもなるだろう。

　——そもそもひとはなぜ子どもを持ちたいのかを考えるとき、わたしにはいつも愛し、愛されたいという思いが頭に浮かびます。だからまだ幼いデスモンドにも、わたしたち夫婦がとても愛し合っていたので、その関係をもっと深めたいと思ったのだと話しました。（ロマーナ）

　私たちはどうやって家族ができたかを話すときに、真っ先に事実から話していく。たとえば、いつ、どこで、何が起こったのかということである。しかし、そうした事実に伴う安定や、不安定、もしくは心配の度合いのような感情もまた非常に重要なものである。自分の気持ちを実際に言葉で説明するかどうかに関係なく、子どもたちは言葉によるコミュニケーションに伴う感情のメッセージに非常に敏感である。また、これまでみてきたように、話すことを避けたり、もしくは子どもに話さないでおくかどうかに迷っていることについても、子どもたちは敏感に感じている。したがって、子どもに自信を持って話すことや、家族の中にある愛情や絆を信頼することが重要である。

　子どもに提供精子を使った人工授精のことを話すのは一連の流れの一部であり、一度きりというわけにはいかない。その話は、何度もくり返し話されることになり、子どもたちの興味や情報を理解する能力が発達していけば、次第に言うことも増えるだろう。ランボールとアディアが言うように、「子どもが成長するように、物語も成長する」[7]のである。

　自分たちが与えている情報に対する子どもの反応は、当然、子どもたちの理解力と興味のレベルに左右される。子どもたちに何の反応もないこともあり得る。なぜなら、その情報は親たちには重要でも、子どもにはその時点ではどうでもい

いことかもしれないからだ。

　——わたしの５歳の娘は、９歳の子に読んであげているものを聞きたがりましたが、娘にはその内容がわからないので、つまらなくなって、部屋を出て行きました。それで構わないのです。子どもたちのその時の状況を把握するだけです。それはこれからも続いていくことだと思います。（女性、ロンドンのフォーカスグループ）

　——わたしたちは息子に話をしていましたが、はじめのうち、長い間、ほとんど何の反応もありませんでした。そしてようやくそのことをわかったのは12歳か13歳くらいのときで、息子はその話題を口にしても構わないのだと理解しました。もし、一度か二度しか話していなかったとしたら、表向きは「わたしたちには秘密はないのよ」と言っているとしても、本当は少し秘密があるという別のメッセージを送っているわけで、そう、それが気まずい気持ちにさせるのです。息子がどうなったかというと、一度それを理解すると、そのことを本当に気軽に話すようになりました。それは息子がそのことを聞きながら育ったせいです。（女性、ロンドンのフォーカスグループ）

　子どもの立場に立つことで、私たちは何が子どもたちにとって重要であるかをより理解する。そして、子どもたちにとって安心感を育むことが必要だということを知ることができる。親は、適切な段階で子どもたちとどうコミュニケーションを取ればいいかを学ぶ必要がある。とりわけ、強い愛情の基盤をつくることで、健全でうまくいっている家族となり、親子ともに成長する。
　子どもの考え方を考慮してきてこそ、私たちはようやく親になるのである。
　家族の始まりについて子どもたちと話すことは、多くの親たちにとって気の進まないものであるが、あらかじめ、それについてじっくりと考え、どのようにそのことを話すか、その下準備をしておくことで、それはしやすくなるはずである。
　最も大事な準備は、必ず自分が下した決断に対して十分に自信を持つことと、家族をつくるのに［非伝統的な］方法を利用したことについて、気にしないことである。ペトラ・ソーンと私がドイツでやっている、提供精子を使った人工授精を考えているカップルのための準備をするグループをみても、提供精子を使った

第7章　子どもたちに事実を話す　　*175*

人工授精を使うという決断に自信を持っているカップルは、自分の子どもや他の人たちに話すことにも自信を持っていて、それが非常にはっきりと現れている。
　これまでにも言ってきたように、提供精子を使った人工授精のプログラムに入る前に、感情的な問題を処理して、自信を得るためのほとんどの作業をしておく必要がある。それでも、子どもの誕生や、その後、家族の始まりについて子どもと話すときには、ある種の不安や心配が再現するかもしれない。

　　——親たちがそれを解決していなかったら、それは子どもたちにとっても本当に大変なことになるでしょう。もし親たちがそれと折り合いをつけて、落ち着いているなら、子どもたちも安心するのではないでしょうか。（提供精子を使った人工授精で生まれたと）言われたときに、それをよいことだと受け止められるようになるという意味で、大きな助けになると思います。（男性、シドニーのフォーカスグループ）

　「いまこの場」の自分を自分として認めることが、自分の子どもと話をする上での自信になる。つまり、私が言いたいのは、過去の出来事に自分の感情がいつまでもとらわれないようにすることが重要だということである。
　第2章では、自分もいずれ持つことができると思っていた子どもを持てない情況になって、人びとが直面する喪失感や、先に進むためにこれを認知する能力がいかに重要であるかについて話した。これは当然、喪失感が消え去ったことを意味しているわけではない。しかしもしフラストレーションや悲しみをあまりにもためすぎると、今後の自分の可能性を妨げることになるかもしれない。結果的に、子どもたちとのコミュニケーションもほとんどうまくいかず、最終的には子どもたちとの関係にもよくない影響が出るかもしれない。子どもたちは親たちから大事にされることを求めている。不妊や提供精子を利用したという問題で、自分自身頭がいっぱいであれば、親の役目を果すことも大変になる。しかしそうした問題を自身で消化していれば、より簡単に親の役目を果すことができ、さらにうまくやれるということが分かるだろう。
　提供精子で生まれたということを話すための準備をするとき、「誰のニーズを満たすのか」といった興味深い問題が現れるが、子どものニーズを第一にして、自分自身のニーズを二の次にすることがどんなに重要かということを知る必要がある。とにかく、こうしたことが、成熟した子育てというものである。すでに言

われているように、人間的に成熟している人は、自分が必要とする以上に、人に愛情を与えることができる。

　残念なことに、いくつかの例をみると、親が情報を話す必要性が、よく、親自身の心配を和らげたり、減らすことに置かれていて、子どもがたいてい、その知らせの受け手として「利用」されることがある。私には、ある母親のことがはっきりと思い出される。彼女はよく、子どもにそのことをもう「話さなければならない」けれど、その話題を持ち出すと、いつも子どもが聞こうとしなくなると言っていた。これは、親の情報を共有する必要性が、子どものその情報を受け取る必要性に勝ってしまうこともあるということを示す例である。

　提供精子を使った人工授精で生まれたということを子どもに話すための準備をしているときに、両親が最初に考えるのは、特別な「話題」としてその話を取り上げるか、もしくは少しずつ話すべきかということであろう。特別な「話題」にすると決める場合の利点の一つは、両親がこの話をどうやって話していくかを決める際に、より思い通りにできるということである。両親はいつ、どこで、この話を切り出すかを予定し、事前にアイデアや考え方を出し合うことによって、より積極的に、その会話のための準備をすることができる。

　その話を徐々に伝えていこうと決める親もいるが、そうした親たちはしばしば自分たちの家族がどうつくられたかを話すのに、他の出来事や経験をうまく利用している。例として挙げれば、両親はテレビの赤ん坊について語る番組を使って、家族がつくられるのにまた別の方法もあるとか、子どもを望む人たちがいつも簡単にその思いが叶えられるわけではないということを、子どもに教えることができる。これは実質的に子どものための準備になるだけでなく、自分自身の準備にもなる。

　　　——生殖や親子関係について子どもたちと現実の話をしようとする親たちと同じです。まず、きっかけを見つけます。身のまわりのことで、子どもたちにわかりそうで、興味がありそうなことなら、それを使って話をすれば、子どもたちはさらに質問してきます。（女性、ロンドンのフォーカスグループ）

　　　——こうした話をくり返しするために、テレビの番組や友人の妊娠など、そこらにある機会を利用してください。そして数週間か数カ月後、「あなたもこうして生まれてきたのよ」とか、「そして、これがママとパパがあなたを欲しかっ

たときにしたことなのよ」と言ってあげてください。(オリヴィアから提供精子を使った人工授精で母親になろうとしている女性への手紙から)

　ほとんどの親が、子どもに話すのにどんなやり方を選択したとしても、言葉や言い回しを自然に使うために、言おうとしていることを練習しておくことが非常に役に立ったと感じている。親たちの中には、カップルの間で、また友だちや家族の中で練習する人たちもいる。しかしまた、カウンセラーという別の選択肢を模索することを選ぶ人もいるだろう。多くの親たちが、その子が年齢を重ね、そのことを話し合うようになる日が来ることをイメージしながら、声に出して言ってみて、それを聞くいい機会であると考えて、子どもたちがまだ赤ん坊のころから、子どもたちに話し始めている。

　両親が二人そろって関わっているときは、子どもに話す際、とくに初めてこれまでのことすべてを話す際には、両親二人がパートナーとして同等の立場にあると見られるようにしたほうがいい。そのほうが両親のためにもなる。これは家族全体の物語であり、また両親が取り組みや自信において一致団結していれば、子どもにさらに安心感をもたらす。

　　——両親がそろってそこにいることが必要で、ぼくは前向きで愛情あふれる方
　　法をとるという意味においてもそうすることが必要だと思います。(ウォレン)

　たとえ思いもしないときにその話題が出て、片方の親だけがその話をすることになったとしても、親が二人で取り組むことを選んだということはなお重要であり、そうすることは可能である。これは両親がその話をすることに関して、自分たちの目的や希望についてうまくコミュニケーションをとっている場合にはっきり見られるだろう。

　親二人は、子どもに何を話すかについて一致団結しているだけでなく、メッセージを伝える方法や、言葉の裏にある感情においても一致していることが重要である。もし片方の親が自信を持っていて、このことを話し始める準備ができたとしても、もう一方の親に自信がなく、何かしら気後れを感じているなら、それは、子どものためにもならない。くり返しになるが、子どもたちがこれに関して気がつくこともあり得るのだ。

——あまりコミュニケーションのうまくない親がいて、子どもに相反することを言ったら、それは子どもをとても混乱させるはずです。(グラント)

　子どもと話す覚悟ができて、そうしたほうがいいということが分かっていても、その一方で、準備できないような質問をされることもあるということを認識しておくべきである。しかし、予期していなかったような質問に対して両親がどう反応するかは、前述したように、両親の自信の度合いに左右される。

　——たとえわたしたちがたまたま油断しているときであっても、子どもには決してそのように見せてはいけません。わたしたちは常に、「そうねぇ、その質問について、ちゃんと準備してあるわよ」といったように見せます。(アリー)

　ある父親が、幼い息子と一緒にお風呂に入っていて、父親の不妊のことを知っている息子が父親のペニスに手をのばして、それを手にとると、「これのどこが悪いの、パパ？」と聞いたときのことを話してくれた。それは父親が予想していた質問ではなかったが、彼と妻が息子とこれまでしてきた会話のおかげで、恥ずかしさや困惑を感じることなく、自信を持って説明できた。その質問に非常に、自然に対応できたのである。

　まとめると、親が準備する上で三つの課題が重要なこととして出てきた。第一に、準備しておくことが必要である。第二に、両方の親が個々人としても、そしてパートナーとしても自信を持ち、できるだけ「いまこの場」で起こる問題に対処できるようにしておくことが必要である。第三に、もし親たちがこの件の扱いを気楽に構えているなら、子どももそうだろうということを知っておくことが必要である。

子どもたちに話すための物語

　次に、ここでは親たちがどのように子どもたちに提供精子を使った人工授精で家族ができたことを話したか、その具体例を見てみよう。それぞれの物語は異なっていて、親たちがどのように準備したか、何を話したか、いつそれを話したか、それについて親たちがどのように感じ、子どもたちがどう反応したか、ドナーについてはどのように話し、その後の親たちの思いはといった、さまざまな

異なる要素を取り上げている。

「ほかのパパから種を借りるんだ」

ウォルターとオリヴィアの場合

　ウォルター：そのことを伝えるのにぼくがやっていたのは、どうやって子どもができるかについて、わかりやすく描いてある子どもの絵本を読んであげるということです。パパにある種とママにある卵というように書いてあって、あるページにくると、ぼくは読むのを止めて、
「それでね、パパたちのなかには、十分に種を持たないパパもいて、そういうパパはほかのパパから種を借りるんだ」
と言いました。いつもそのページで止まったり、そのページを書いてある通りに読まないので、それはちょっとしたお決まりになりました。その話を別の６つの物語と一緒に、明らかに何度も何度もくり返し読んでいましたので、それはぼくには大変なことではではなく、息子はいつもその物語を聞いていました。そして、そこから先に進むことがまったく苦じゃなくなったときに、
「それでそれがね、パパとママがお前を持つためにしたことなんだ。パパには十分な種がなくてね、パパとママはほかのパパから種を借りたんだ」
と言いました。ぼくは、息子が４歳か５歳のときに、そう話したと思います。オリヴィアとぼくが（事前に）そのことを話したのか、それともぼくがただそれを切り出してしまったのかは覚えていません。ぼくはこの物語の話を変えず、そのまま読みあげることができなかったです。ウィリアムはたぶんその本のことや、種を借りてきたことなど、何も覚えていないと思います。それはもう息子の一部になっているのです。

　オリヴィア：その物語を読むのはウォルターの役目でした。それでわたしはわたしで、提供精子を使った人工授精のことを話すちょっとしたきっかけを探していました。もし誰かが妊娠したり、何かテレビでそういったことが出てきたら……というように。残念ながら、わたしたちがウィリアムに対して使った言葉はあまり覚えていません。でも、少しだけスザンナに言ったことは覚えています。それはすでに家庭のなかで話すつもりの話題だったので、スザンナに話したように思います。娘は二人目の子だったので、たぶん、ウィリアムよりも早くから話していたと思います。

お風呂のなかで、わたしたちに種をくれた「良いおじさん」について話したときに、わたしと娘がした会話のことは忘れません。わたしは娘が言ったことから、娘は、わたしがその「良いおじさん」と会って、セックスしたと思ったのだということがわかりました。それでわたしは、「まあ、たいへん」と思いました。
　幼い子どもには、世の中での経験も理解もまだ限られていて、2と2を足して、5.5にするようなこともあるので、本当に気をつけなくてはいけません。だから、子どもたちが何を理解し、知っているのか、いつも気をつけておく必要があるのです。

ウォルター：あと、ぼくが覚えていることですが、君があるとき言ったことで、ちょっと誤って伝わってしまったのが、スザンナが、このおじさんが何か大きな犠牲を払ったに違いないという印象を持ったことです。種をあげてしまったことで、たぶんそのおじさんは子どもを持つ機会を奪われたと思ったのです。ぼくらに種をくれたこの良いおじさん。たくさん種ができると知っているぼくたちにはわかりきったことなのですが、子どもにはそうではないのです。

オリヴィア：それで、そのおじさんにはずっと種ができる。だけど、小さな子どもにはそんなことはわかりません。わたしは『マイ・ストーリー』（『My Story』）という本がポストに届いた日のことを覚えています。ウィリアムが8歳、そしてスザンナが5歳になろうとしていた頃で、あなたがその本を2階のわたしたちのベッドの上に置いておいたら、子どもたちがそこで包みを開けて、ウィリアムがベッドに座って、スザンナにそれを読んであげたのを覚えています。そして、それは学校に行く準備の途中だったので、わたしたちは、
「それおもしろいでしょ？　ねえ、おぼえている？　これがわたしたちが話してきたことなのよ」
と言いました。それから、ほかの家族もこうしたことがあったと話しているのを聞いたことがあったのですが、朝、車で学校に行く途中、ウィリアムがたくさんの質問をしてきました。それは2、3回あったことなのですが、子どもはわたしの後ろに座っていたので、目を見ないで話をしました。
「あの本が言っているのは本当なの？　それって、ぼくがパパの種からできたのではないってこと？　じゃあ、それって誰なの？」
と言いました。それでわたしは、「そうよ」と言いました。わたしは残念ながら、ずいぶん昔のことで、ほかの質問は思い出せませんが、でもその日、息子は本当にたくさんのことを聞いてきました。

ウォルター：それは、おそらくあの子がその頃になってようやくとても興味が出てきたというのではなくて、ずっと気づいていたのだということを示していると思うのです。そしてたとえ、ウィリアムが8歳で、4歳か5歳向けに作られた子どもの本を読んでいたとしても、実際にはこれが、ウィリアム自身提供精子を使った人工授精のことを自分で消化した出来事でした。だからぼくたちは、この本はなんてすばらしいんだろうと思うのです。子どもたちが逆に、親たちにその本を薦めているという話も聞いたことがあります。それが情報を伝えてゆく、もうひとつの方法だからです。

オリヴィア：わたしは本当にいい時に、それが届いたと思います。8歳になれば、子どもは自分の考え方や発達も進み、それで突然、その時点でそのことが彼にはすべてがピンときました。これに対して、スザンナはその本を読めたのですけれど、単に彼女はまだ理解できるレベルに達していなかったので、そのときに実際に本当にピンときたかどうかはわかりません。

ウォルター：ウィリアムがぼくに質問したことは覚えていないけれど、君がいろいろなときに、彼が何かを質問したとか、君が何かを話す機会があったと報告してくれたことは覚えているよ。あとで、その日の晩に、君が「ところで、今朝、学校に行く途中で、ウィリアムがこんなことを言ったのよ」とかね。ウィリアムはもう理解しているとほのめかすようなことを言っていたよね。

オリヴィア：それから本当に面白いと思うのですが、こうした会話は、しょっちゅう車の中で、目を合わさずにしていたように思います。

ウォルター：思い返すと、ぼくたちが何か違うことをしていたらと思うことはないけれど、でも、もしぼくが『マイ・ストーリー』をもっと早いうちに手に入れていたら、それを使っていたのにと思います。『マイ・ストーリー』は、ぼくが使おうと持っていた子どもに提供精子を使った人工授精のことを考える目的で書かれた本より、はるかに使いやすかったんじゃないかと思うのです。でも概して考えると、同じようにやっていたと思います。ぼくらは何も大きな後悔はないし、何か話さなくて後悔したことや、瞬間があったとも思いません。

ぼくがはっきりと言えることは、子どもたちが非常に最近まで、違うドナーから生まれたことに気づいていなかったということです。子どもたちがそれを聞いてこないので、ぼくもとくにそれについては話しませんでした。それは、ぼくたちが話しておけばよかったことなのですが。でも、子どもたちが小さくて、いろいろと説明していたときに、ぼくたちは当然、違うパパから（種を）借りなけれ

ばいけなかったことについて、とくに何も言わなかったのです。だから、子どもたちが自ら気づいたのか、それとも、わざわざ聞くほどのことではないと思ったかの、いずれかでしょう。子どもたちがそれを話題にしようと思えば、とても簡単にそうできたはずですから。

オリヴィア：本当にわたしも一度も聞いたことがありません。ウィリアムがそのことについて、「とにかくぼくたちは異父きょうだいなんだ。わかるだろう。ぼくはおまえの完全な兄じゃないんだぞ」とか言っていたら、スザンナはわたしに言いにきたと思いますから。

ウォルター：そんなことは一度もなかったよ。絶対に。本来なら子どもたちが知りたがるはずのことだと思うけれど、子どもたちが気にしていなくて、ぼくはホッとしているよ。

オリヴィア：ドナーのことは、まったく（からかう）ネタになっていなかったみたいよ。

ウォルター：それに、年が３つ離れていて、もし二人が小さかったときに、そのことについてお互いにまじめに話していたら、本当に驚きだよ。

「それで君が生まれたんだよ」

ウォレンとリオニの場合

ウォレン：（子どもに話すのに）何か決まった時期とか年齢はなくて、幼ければ幼いほどいいと思います。でも、子どもたちも教えてもらう知識をある程度、消化できるレベルにならなければいけません。

リオニ：わたしたちはジェラルディンが５歳のときに話したけれど、あの子が５歳になる前の年に、わたしたちはそれについて、つまり、話すことの長所と短所について、夫婦の間で話し合いました。それについては友だちにも話をしていました。友だちに使うべき言葉の言い回しを教えてもらって、助けてもらいました。そういう言葉を吟味して、そのうちのいくつかの言葉を使いました。ウォレンとわたしはまるで役者のようでした。わたしたちは台本を書いて、セリフの練習をしました。

ウォレン：ぼくがとっても心配していたことは、自分でもわかっています。このことを話してどんな反応が返ってくるのかまったくわからないんですよ。それはたぶん、大人の感覚を当てはめるからだと思うのです。もしいま、誰かがぼく

にそんなことを言ったら、それはとてつもない打撃になるでしょう。でも娘はあまりに幼すぎて、その意味することが完全にはわからなかったのです。その年齢ではたいしたことではありませんでした。それは根拠のない、大きな不安でした。だって、あの子が「パパはわたしの本当のパパではない」と言わないだろうかとか考えるからです。そうしたことが頭の中をよぎるものなのです。子どもが自分にそんなことを言ったら、どうしたらいいのだろう。だけど、そんなことは起こりませんでした。

　ぼくたちは娘をここに連れてきて、ソファーでぼくらの間に座らせて、（弟の）キーロンが寝ているのを確認しました。まず最初に、ぼくたちはどうやって赤ん坊が生まれるのかについて少し説明しなければなりませんでした。それでぼくたちはいのちの現実について基本的なことを娘に教え、そして、続けて「でもね、君の生まれ方は、これとはちょっと違うんだ」と言いました。
「ぼくに元気な精子がなかったので、ママを妊娠させることができなくて、元気な精子を持っていた別の男の人から精子をもらわなければならなかったんだ」
　と説明しました。「それで君が生まれたんだよ」と言ったのです。
　娘は明らかにそうしたことすべてがどういうことなのか、その意味することを十分に理解していなかったでしょう。でもあの子には、「へぇ、そのおじさんがしてくれたことはとってもいいことだったのねえ」と感じたようでした。そして、ただそれを受け入れたようで、それについて大きなドラマはありませんでした。

　リオニ：あなたがジェラルディンに、「元気な精子がない」と言ったとき、あの子は、「でもパパ、パパがよくなるように、わたしたちがお医者さんに連れて行ってあげる」とあなたに言ったのよね。それで、わたしたちのどちらかが、「もうたくさんのお医者さんに行ったけれど、お医者さんたちはパパの精子をよくすることができなかったのよ」と言いました。わたしたちはあの子に、いつでもこのことをわたしたちに話しをしてもいいのよと言ってありました。
「これからずっと先、いつだって、あなたが好きなときに、パパとママとこの話をしていいのよ。ねえ、聞いていい？　なんて断る必要はないのよ」と。
　わたしたちにはまた、養子を迎えた友人が何人かいて、彼らのことについても話しました。これも家族ができる別の方法であると。
　3週間後くらいに、車を走らせているときに、娘がわたしに、
「ねえ、ママ、わたしが結婚したら子どもを10人持つの。わたしのダンナさん

は元気な精子を持っているといいな、そうすれば子どもを10人持てるでしょ？」
　と言いました。彼女は自分からそのことを話し出したのです。何かきっかけがあって、あの子は突然、そう思ったのです。子どもたちが何かを言うとき、わたしたちはいつもそれを書き留めておくようにしました。

（読み始める）「ジェラルディンからママに。1989年11月初め」
「パパに元気な精子がなくても大丈夫。パパが子どもたちのいることを楽しんでいて、子どもたちを愛していることが大事なの」

　わたしたちがキーロンに話したのはもう少し遅くして、8歳になるまで待ちました。わたしは男の子に話す場合には、「あの子もパパのように不妊になると考えるのではないかしら。それがキーロンの心配の種にならないかしら」と思ったからです。ひょっとしたら、実際そうだったかもしれません。わたしたちはそのことはキーロンには聞いていませんが。
　ウォレン：息子がジェラルディンの年齢のときには、赤ん坊のことにそんなに興味があったとは思いません。だからそれが息子に話すのを少し遅らせた要因だったかもしれません。あの子が5歳か6歳のときは、まだ赤ちゃんがどうやって生まれるのかを話すのにいい時期になっていないと感じていました。でもジェラルディンはいつも赤ちゃんのことを話していて、いつも赤ちゃんごっこをしていて、赤ちゃんが大のお気に入りだったのです。
　リオニ：わたしたちは息子に、「好きなときに、いつでもそのことを話していいのよ」と言いました。そして、ジェラルディンも知っているから、「お姉ちゃんと話すこともできるのよ」と伝えました。
　三人の（子どもの）うち、キーロンが一番面白い質問をしました。8歳のときに、あの子は、「それって、同じ男の人なの」と聞きました。8歳の子どもがそんな質問をするなんて、誰が考えるでしょう。大人だって、そんな質問をしない人もいます。

（読みあげる）「これはキーロンが言ったこと。1996年6月」
「どうやって精子をとりだすの？　その人、ボタンを押すの？　一つの卵にたどりつくのに、精子が一つだけ必要なら、どうしてほかの精子は、助けてあげないの？」

第7章　子どもたちに事実を話す

わたしたちは息子に、「これはあなたに話さなければならない大事で、パパもママも、あなたがどうやって生まれたのかを知ることは、あなたの権利だと思うの。人によってはね、キーロン、あなたに伝えたらよくないとか、あなたは知る必要がないという人もいるの」「でもそれはわたしがどうしてもやらなくちゃいけないことなの」と言いました。

　わたしたちはキーロンに、「提供精子を使った人工授精サポートグループって何を指していたと思う」と聞きました。キーロンは、「赤ちゃんを持った人たちを助けるためにあるんだよ」と言いました。わたしたちはその違いを説明するために続けました。

「どうしてサポートグループをもつことが大事だと思う？」
「それはぼくが世界で一人だけだと思わないためだよ」

　わたしたちは、「サポートグループには、あなたと同じような子がたくさんいるのよ」と話しました。パパの精子に関しては、あの子は、「パパは精子に泳ぐ練習をさせないといけないと思うよ」と言っていました。

　ウォレン：子どもたちは互いに自分の持っている特徴について言い合っています。それについてたくさんの冗談を言って、そしてぼくたちがクリニックに行って、そのことを話すこともあります。でもそれ以外に、彼らがそれについて話すことはあまりないように思います。

　リオニ：わたしは、子どもたちは話していると思います。それはわたしたちがただ秘密にしていないということなのです。三人の子どもに話したことから、わたしたちにはなお親としてすべきことがあって、自分たちがその問題の口火を切らなければならないということを学んできました。もし、子どもがこのことを切り出すのを待っていたら、子どもたちが大人になるまで待つことになるかもしれないし、子どもたちもずっと切り出さないままかもしれません。わたしたちはこれに関して家族として話し合うべきです。「これまでに何か話したいと思ったことはないかしら」と。

　そしてわたしは、ウォレンがそれを引っ張っていく人にならないといけないと思います。なぜなら、子どもたちはウォレンの気持ちを傷つけたくないために、それを話題に出さないかもしれないからです。でも、もしウォレンからそれを切り出したと思えるなら、また、もしわたしたち二人がそれを話題にしたように見えるなら、親がそれを話すんだから、このことはママとパパと話してもかまわないんだというメッセージを、子どもたちに送ることになります。

「何を言おうとしているか知っているよ」

エヴリンとローリーの場合

　エヴリン：小さな田舎町では本当にゴシップが飛び交うことはわかっていました。それが子どもに話さなければいけない理由で、「もし」ではなくて、「いつ」だけが問題でした。わたしたちは子どもたちに、そのことを話す一番いいときとは「いつだろう」と頭を抱え、ナイジェルが中学校に入る前の、思春期が始まる頃までには話しておきたいと思っていました。

　わたしたちは子どもたち二人には「同時に話そう」と決めたので、子どもたちはそのことを互いに話し合い、助け合うことができました。

　問題のひとつは、どこから取りかかって、誰に聞いたらいいのかを知ることでした。というのは、取り返しのつかないような傷を与えたくなかったからです。わたしたちはカウンセラーのところへ行きましたが、わたしたちが二人一緒に訪ねたときと、わたしたちに個別セッションをしてくれたこともありました。わたしたちはあるロールプレーをして、正しい言葉や、含んではいけない事柄、言ってはいけないことを練習しました。わたしたちは、何かちょっとお祝い事があるときに話そうと思っていました。でもカウンセラーは、「出かけた先で、子どもたちに話してはいけない」と言いました。

　「もしお子さんたちを連れて、レストランかどこかに行って、そこで話したなら、お子さんたちにはどこにも行くところがないでしょう。お子さんたちが自分の部屋にいける自宅か、でなければ、どこかすぐに二人が自分だけの場所を持てるところで話しなさい」とカウンセラーは言いました。

　ローリー：エヴリンは子どもたちに心構えができるように、うまくやっていました。何か、体外受精とか、そんなことについてニュースやテレビに出てきます。すると、彼女はそれについて子どもたちと話していました。

　エヴリン：わたしたちは、その赤ちゃんたちがどんなにかわいい小さな赤ちゃんだったのか、そして、子どもたちがどんなに両親から愛されたのか、赤ちゃんの両親がこの小さな赤ちゃんを持つようになってどんなに幸せなのか、両親がそうなるために、どんなに一所懸命だったのかということを話したりしました。そんな話をちょうどニュースでやっていたので、子どもたちはそれをわたしと座って見ていて、素直に受け入れていました。

　わたしたちは子どもたちに、『わたしたちはどうしてはじまった？』（原題：

『How I Began』）という本を読みなさい、と与えました。その本から子どもたちは、性の基本的なことを理解し、どのように自然の摂理が働いているかを理解したと思います。そしてわたしたちは、「でもね、わたしたちはそれとは違っていたのよ」と続けることができました。

　ローリーとわたしは、互いの間でずいぶん時間をかけて、そのことを話し合いました。わたしたちはそれについて悩み、その日が近づくと、さらに緊張しました。どんな反応が返ってくるのか、まだまったくわからないのに、子どもたちに話そうとしていたからです。もし、否定的な反応だったら、自分たちは困った問題を抱えることになるだろうこともわかっていました。わたしはいつも頭の中にそのことがあったので、当然よく眠れませんでした。

　ローリー：その特別な段階に、自分がどのように感じていたか、ちょっと記憶はあいまいです。拒絶されるのではないかと、ビクビクしていたのは覚えています。

　エヴリン：（子どもたちに話した夜のことですが）　わたしたちは夕飯を終えて、子どもたちを居間に連れて行って、「話さなければならないことがある」と言いました。それは子どもたちが知る必要があることです。ナイジェルは、「何を言おうとしているか知っているよ。ぼくは養子なんでしょう」と言いました。それは、おそらく（以前から話していた）話題から、ナイジェルはそうしたことを思っていたのかもしれません。ナイジェルは、ローレンは養子ではないだろうと思っていました。というは、彼はたったの2歳と4カ月だったのに、わたしがローレンを抱いて家に連れて帰ってきたときのことを覚えていたからです。

　わたしたちは子どもたち二人に出生についてきちんと話し、そして、「何か質問はある？」と言いました。するとナイジェルは窓の外に目をやって、（自分の友だちを）見ていました。そして、
「あ〜、サッカーをやってる。外に行って一緒にサッカーやらなくちゃ」
と言いました。それでナイジェルは出かけて行きました。ローリーとわたしは互いに目を見合わせて、わたしは、「ショックを受けたのかどうかもわからないわ。こんなふうになるなんて」と言いました。

　次の日になって、わたしが子どもたちに、「さあ、二人とも、今晩はお祝いに出かけるわよ。どこに行きたいか選んでちょうだい」と言いました。そして、ナイジェルがどう思っていたのかがわかったのです。ナイジェルは、
「パパとママがぼくたちにきのうの晩言ったことをお祝いにしになんて行かなく

ていいよ。何にも変わらないのだから。パパはぼくのパパで、これからもずっとそうだよ」
　と言いました。ナイジェルはローリーに腕をまわして抱きつきました。それでローリーは事の次第を本当に、完全に理解したのです。
　ナイジェルが選んだ言葉は、練習してきたのかと思うほど完璧でした。それはまさに、その段階でローリーが心から聞きたいと思っていた言葉でした。というのは、話をするまでわたしが心配していたのはローリーのことでした。ローリーが子どもに話すのに少し抵抗があったのは、「子どもたちはこれからぼくとどのように接するのだろう」ということだったからです。わたしたちは、話すということについて、一番最初からそれが気がかりでした。子どもたちがどのような反応を示すか…。その後、自分たちの父親としてローリーに対してどう感じるか…。それは本当に大きな壁でした。でもわたしは、拒否される理由はないはずだということには、本当に自信がありました。だって、ローリーは子どもたちにとって、すばらしい父親だったからです。
　ナイジェルは最高の言葉を選びました。それは本当にすてきな瞬間でした。わたしは、家族の中の愛情がまさに揺るがないものになったと思いました。それでこの子たちが愛しい子どもで、わたしたち家族の間に見せかけなんて何もないということを知りました。ローリーの頭にずっとあった心配、つまり拒否される不安が消えました。たった２、３の言葉でその不安はなくなってしまったのです。
　ローリー：エヴリンがその話をするたびに、涙が出てしまうんだ。
　エヴリン：家族の関係で重要な要素となっているのは、愛情ある方法で物事に臨むということです。親である二人が、お子さんたちを愛していることを、お子さんに伝えてあげてください。そして、時間と手間をかけて子どもが授かって、とても望まれて生まれてきたのだと、説明してあげてください。また、いつでもそばにいるから、思っていることは何でも質問してくれていいし、それには正直に答えるよ、と言ってあげてください。

「種は男の子からきて、卵は女の子からくるのよ」
ブリジェットとアンドレアの場合：レズビアンカップル
　ブリジェット：わたしたちは娘がまだ理解する力がない頃に、練習のために話し始めたと思います。その時点では、「赤ちゃんとして、あなたを授かるために

ママとララ（エリーがアンドレアを呼ぶときの名前）は病院に行かなければならなかったの」と言いました。それで、わたしたちは娘の誕生と比較するために例を挙げたものです。アンドリューおじさんとアニーおばさんは、アンドリューおじさんに種があったから、病院に行く必要はなかったけれど、でもララには種がないから、ママとララは種を持っていなかったというようにです。

わたしたちがそうしたことを話し始めたのは18カ月くらいのときだったと思いますが、娘は年齢を重ね、当時に比べて、当然理解するようになりました。過去を振り返って正直に言うと、その理解の過程は、ほとんどわたしたちが主導したというより、娘が主導権を握っていました。娘が話を知りたがっているそぶりを見せ始めたり、それについてしゃべるようになってから、それを話すようになりました。

アンドレア：そしてそれは本当に点滴の注入と同じでした。あの子はたったの18カ月だったのですから。

ブリジェット：そのやりとりは本当にわずかでした。娘が2歳くらいのときに、本当に具体的に始めました。

アンドレア：娘はいきなり、「パパはどこにいるの」と言ったりしました。そしてわたしたちは、「そうね、本当のところ、あなたにはパパはいないのよ。だって、あなたを世話する両親はママとララなのだから」と言いました。

最初の頃は、娘はわたしたちとの関係を本当に知りたがって、広い意味で世界における、自分の居場所を築こうとしていました。というのは、あの子が本当にこの状況の中で、自分に当てはまるところを知りたがっていたからです。（あの子のある友だちは）ママとパパがいて、でもその子のパパは黒人で、ママは白人で、それが違うところでした。別の友だちは、ママはいるけれどパパはいない。それが違うところでした。そしてさらに双子のような人たちに話が及ぶと、「妹はどこにいるの」と聞かれました。それでいつも、こんな質問ばかりされました。

「ねえ、わたしにパパがいないなら、妹はどこにいるの？」
「あのね、本当にあなたには妹はいないのよ」

要するに、世の中における娘の位置づけが問題でした。こんな話が始まったのは、あの子が2歳くらいのときだったけど、4カ月くらいこんなことばかりでした。

ブリジェット：エリーが最初に質問し始めたときに、わたしはとても驚かされ

たものです。こんなふうに、すぐに答えられるような単純な質問がくるとは思っていませんでしたから。大人の感覚では大人がするように、もうちょっと長く話をするものだろうと思っていました。子どものレベルに合わせて話そうとは思いますが、大人が実際にそうするのは非常に難しいと思います。

　アンドレア：想像していた質問は、「パパはどこにいるの？」ではなく、「わたしはどこからきたの？」でしたが、エリーが知りたがっていたのはそうではなかったです。

　ブリジェット：セインバリー（スーパーマーケットの名前）に行ったとき、「あの人がわたしのパパなの？」
「いいえ、あの人はあなたのパパではないわよ」
　ということが何度かありました。だけど、わたしたちはいつもその質問に答えたものでした。わたしたちはそれについては、とてもはっきりとしていました。わたしたちはいつも答えて、そして、「それは、２歳の子に言ってもしょうがないのであとで話そう」というのではなくて、その場ですぐに答えるようにしていました。「あとで話そう」なんて、２歳の子から見てとんでもないことだからです。子どもたちには正直に、簡単に答えることが大事です。そしてわかったのは、子どもたちが基本的にわたしたちの日々くり返される会話として、ただ織り合わせるようになるのです。それは娘によって形づくられたもので、わたしが実際に想像していたものとは違います。わたしはもっと情報を与えるのに、主導権を握るだろうと思っていました。でも実際のところ、あの子が必要なときに求めては、わたしたちが情報を与えるという形になっていました。

　わたしたちは、家族として過ごしてゆくうちに、そうしたことがうまくゆくようにもなってきました。もう一人子どもを授かろうとしたときにそんなことが多くありました。わたしたちは娘を病院に連れていきました。
「これがわたしたちの通ってきたクリニックで、これがお医者さんたちで、これがその看護師さん。それでこうした人たちが、家族をつくるのを助けてくれたのよ」
　と言いました。だから、わたしたちは家族についてそんな感じで、非常に広くとらえて話をします。

　アンドレア：以前は、娘は「よくわかった」というわけでなく、また何が起こっているのかわかっていませんでした。あの子はわたしたちの最後の人工授精についてきて、わたしたちはこれが本当にいいきっかけになるだろうということ

第7章　子どもたちに事実を話す　　**191**

で、意見が一致していました。というのは、娘には父親がいない、もしくはそこには父親はいない、そして、ママとララが娘ができたのと同じ方法でもう一人赤ちゃんをつくろうとしている、そういう事実を積み重ねることで、わたしたちは少しずつ道を開こうとしたのです。あの子は、なんとなく理解していて、それである意味、そうしたことで思っていたよりも簡単に連れて行って、見せることができました。それ自体が経験だったのです。

ブリジェット：娘はもちろんいまではもっと自分の考えや感じていることをはっきりと言うことができるようになってきていて、彼女には好きになれない部分がありました。彼女には「ママが何をされているのか」よくわからなかったので、少しこわかったのです。

アンドレア：それにエリーは「何が起きているのか」実際には見ることができませんでした。エリーはわたしと一緒にいて、それについてわたしたちは話をして、看護師とも話をしました。

ブリジェット：昨年のことも話しておかなければいけないですね。わたしは二度流産しました。一回は子宮外妊娠で、ゆっくりとした流産でとても調子が悪く、家の中でとてもメソメソして、怒ったり、憂鬱になったりしていることがよくありました。エリーは、何が起こっているのかも、ママがもう一人赤ちゃんを持とうとしたけれど、うまくいかなくて、ママとララがそのことでとても悲しい思いをしていることも理解していました。

アンドレア：それでわたしたちが最後の人工授精をやるために病院に行ったときは、よくお膳立てされていて、ほかの人にも何人か赤ちゃんがいました。

「あなたは弟か妹、どちらの赤ちゃんが欲しい？」

「もちろん、わたしが欲しいのは妹よ」

彼女はまったくそれについてわかっていました。

「そのためにはがんばって、ママのおなかの中でもう一人赤ちゃんが育つようにするのよ」

「どうやってやるの？」

「病院に行くのよ。もう一人赤ちゃんをママのおなかの中で育てられるかどうか、みてもらわなければいけないの」

その日に実際にクリニックに行くときにしたのが、こんな会話でした。

ブリジェット：それでわたしたちは治療をすすめる中で、何が起こっているのかということを話しただけでなく、うまくいかなかった場合、また試さなければ

いけないことについても話しました。うまくいくかもしれないし、そうでないかもしれないからです。

アンドレア：ただ赤ちゃんをお腹の中で育てるということだけではありません。何かをしなければならない。それが卵も種ももらわなければならないときです。娘は看護師に、「ママの下部に何をしていたのか」と腹を立てました。そしてわたしたちが言えたことは、「あのね、あの看護師さんはね、種をとってきて、それをママのおなかに入れたのよ」ということでした。
「ママのお腹の中にそれを入れる方法は、ママの下部から入れるしかないの」
　娘はそれがとても面白くなく、というのは、「ママのおなかに入れるのは絶対に口からだ」と思っていたからです。そのせいで、娘は少し戸惑っていました。
「いまママはどうしているの？」
「ママは大丈夫、ママはそこに寝ているだけで、大丈夫なのよ」
「それで、種はどうなるの？」
「そうね、うまくいけば、種が卵を育てて、卵が大きくなったら、何になると思う？」
「赤ちゃん」
「それで、赤ちゃんはママのお腹で大きくなるのね」
「そうよ」
　娘はまだそういった段階だったのです。そして、わたしたちは、男の子と女の子の問題もあり、赤ちゃんをつくるには男の子と女の子が必要だという事実も、説明できました。
「種は男の子からきて、卵は女の子からくるのよ。そして赤ちゃんは女の子のおなかの中で育つの」
　それはすべて簡単なことでした。

ブリジェット：また娘とわたしたちの会話には、よく知られるリスクがあると思います。わたしたちは、ある言い回しを言おうとしても、そのなかにはうまくいかなかったり、あの子にはしっくりいかなかったりするものもあって、それで何か少し違うかたちで試してみます。わたしたちはいつも築き上げる作業をしています。いつも学ぶことばかりです。本当にそれは非常にダイナミックで、わたしたちはまさに、それをあの子との成長とか、わたしたちの話術の進歩ととらえています。また、違いのなかで生きるのは実際慣れっこになっています。というのは、わたしたちはレズビアンカップルで、それをオープンにしているので、い

第7章　子どもたちに事実を話す　193

つも違いに対処し、うまくやっていくための問題に向き合っているからです。そして、そうしたことは時々、居心地が悪かったり、また時には難しいこともありますが、わたしたちはそれを抱えて生きています。

　わたしたちは、恵まれています。なぜなら、エリーがいたので、わたしたちはあの子からいろいろなことを学んできたからです。あの子はわたしたちにどうやって言ったらいいのか、その方法を教えてくれました。大人には、それが悩みだろうと思います。「性交」をあなたならどう言います？

　アンドレア：わたしたちはエリーに、「あなたは特別なのよ」とはできるだけ言わないようにしてきました。それは両親が二人とも女性であるという、あの子の立場に対する言い訳です。それはただ壁を作って、終わりのない問題を作ることになると思います。

　ブリジェット：子どもの負担にもなっています。小さな子なのに、背負うこともたくさんあります。わたしたちは娘に、わたしたちのことや、わたしたち家族のこと、カップルとしてどんなにわたしたちが愛し合っていて、どんなに娘のことを愛していて、あの子がこうしたことのすべてにどんなに関わっているかについて話します。

　アンドレア：それは家族についての話です。あの子のことだけとか、わたしやママのことだけとか、もしくはほかの誰かのことだけではなく、あくまでも家族全体のことです。決して娘を中心とせず、より広いテーマを中心とするもので、わたしはそうであるべきだと思います。

「話してくれなければよかったのに」

マリーの場合

　マリー：息子のリーを身ごもったとき、（息子に話すかどうかについては）考えていなくて、問題だとも思っていませんでした。赤ちゃんが小さいときは、その子はお母さんとお父さんと一緒にいるだけで何もかもが幸せですが、子どもたちの年齢が高くなると、ようやく、ひとはこの子にも人生があるということを考えます。

　リーが９歳か10歳のときに、新聞の記事を読んで、そのときからです。わたしがリーに教えるために、何かをしたいと思ったのは。でも、どこに頼ったらいいのかわかりませんでした。リーが提供精子を使った人工授精で生まれたことは

誰も知っておらず、というのはほかの人があの子に話してしまうのではないかと、人に話すのが怖かったからです。結局、わたしはカウンセラーに話しました。彼女はわたしの恩人です。とてもいい人で、わたしに話すべきだし、どのようにそれを話したらいいのか、本当にわたしを勇気づけてくれました。

　わたしの人生の中でも、リーに話したのが一番大変なことだったと言えます。というのは、あの子は11歳で、もうすぐ12歳になろうとしていました。それは本当に大変なことなので、早く終わりにしたいと思っていて、準備期間のようなものがあり、わたしはノートを書いたり、それを読んだり、考えたりしていました。不安だったから、余計に大変でした。おまけに、わたしの気持ちも問題でした。というのは、そんなことを何の感情もなしに言えるわけありませんから。

　夫は息子のリーをとても愛していましたが、そのころ、夫は家を出て、外国に住んでいました。それでわたしは夫にロンドンに来るべきだと話し、そのときに二人で息子に話すことにしていました。わたしたちはどう話すかについての完璧な台本を持っていて、何を話すか、一緒に練習しました。それがそうした情況の中でわたしたちできる最善の策だったのです。

　リーに話したとき、わたしたちは長いすに掛けて、あの子のとなりに座っていました。わたしたちはリーに、あなたをどんなに愛しているか、なぜそんなにあなたを欲しかったのか、そしてあなたは宝物なのだ、と話しました。リーは何も言わずに、泣き出してしまいました。本当に悲しかったです。誰だって気の利くことを言ってあげたいし、本当に何かしてあげたくても、それってむずかしいことです。あの子がそうした年齢になっていたので、ショックを受けたのだと思います。もし3歳とか4歳とか、11歳よりも幼かったなら、もっと簡単だっただろうに、と思います。

　その後、食事をするために出かけたのですが、わたしたちは抱き合って、そして彼の手を握りしめていました。わたしは明らかに、少しだけ悩みから開放されていましたが、リーはそのことについてあまり話しませんでした。次の日になって、リーが「(ぼくの親友も)これと同じだと思う？」と聞くので、わたしは「いいえ」と言うと、「お兄ちゃんは知っているのか」と聞きました。それでわたしは、この段階では上の子には話していたので、「知っているわよ」と言いました。わたしが上の子に話した理由は、リーが彼にそれを話すかもしれないし、リーは兄ととても仲良しで、尊敬していて、わたしはそのことで問題になったら嫌だと思っていたからです。でもリーはその後、そのことをそんなに話していないよう

でした。

　リーは大丈夫そうで、何か変わったようには見えませんでしたが、わたしは数週間してから、「提供精子を使った人工授精のこと、話さない？」と聞きました。あの子は「いやだ」と言い、「話してくれなければよかったのに」と言いました。それ以後、「提供精子を使った人工授精ネットワークのミーティングに行くけれど、あなたも行かないか」と尋ねたりして、リーに何か言おうとしてきましたが、いつも「行かない」と言います。そこにはたくさんの子どもがいて、あの子と同じ年の子にも会えるのです。でも、あの子はいつも忙しいとか、そこに行きたくないと言います。リーはおそらくこの件では殻にこもっているようで、それを開けるのは、わたしにはとても大変なことです。リーはそれについては何も聞きたくないわけですけれど、わたしが心から願っているのは、その殻を開けて、提供精子を使った人工授精について話すことです。それはわたしにはむずかしいことで、正直言って、わたしの大変な心配の種で、いつも気になっています。

　もっと早く、たぶん2歳か3歳のときに、リーに話していたらと思います。きっとこんなふうになることもなく、とてもよかったでしょう。彼がもっと小さかったときに話さなかったことが、わたしには一番大きな後悔だと思います。子どもには知る権利があると思います。リーは、「どうして自分に話すのにそんなに時間がかかったのか」と聞きました。それで、医者が言うなとわたしたちに言ったこと、それにわたしが数年ひどく病気だったことを話しました。わたしがリーに話してとてもよかったと思っていることを、リーもわかっているようでした。

　いまのところ、あの子はちょっと孤立していて、わたしにははなす術がない感じです。あの子に話をさせることができないので、一緒に前に進むことができません。話せるときがいずれくると思いますが、でもむずかしいです。リーはいま15歳で、それでたぶん17か18歳になると、こうしたすべてのことに疑問を持つようになり、自分が父親に似ているかどうか知りたくなるかもしれません。

「どうしてぼくはパパに似ていないんだ」

トムとアリーの場合

　トム：子どもたちが知る必要があるということでは、ぼくたちは意見が一致していました。

アリー：でも、どうやってそれに対処したらいいのかわかりませんでした。わたしたちは子どもたちを座らせて、「これはわたしたちのことで、わたしたちに起こったことなのよ」と言うべきか、それとも、ただ時期を待つべきなのかどうか、わかりませんでした。わたしたちはそれをどうにもできないので、ただそのままにしておきました。だけど、一度、子どもたちが言っていることを聞いて、扉が開いたのです。

本当に最初から、長男のエリックには、「あのね、パパとママはもう一人赤ちゃんが欲しくて、自分たちだけでは赤ちゃんができないから、ロンドンにいるお医者さんや看護師さんに助けてもらう必要があるの」と話し、エリックはこうなるまでのことをよくわかっていました。わたしたちは、より簡単な言葉で説明しようとしましたし、子どもたちが知りたがる情報についてのみ、説明しました。わたしはいつもあまり細かく話しすぎて、物事を悪くしてしまうのではないかと感じていたのです。

それで、わずかですが、機会がありました。たとえば娘のカーリーとのきっかけは、彼女が4歳の時だったと思います。ある日、カーリーが幼稚園から戻ってきて、友だちが「赤ちゃんはどこからくるのか」話してくれたと言いました。それで、「精子と卵子が一緒になるんだって。これって本当？」と言いました。それでわたしは「本当よ、カーリー」と言い、さらに「女の人は卵子を持っていて、男の人は精子を持っているのよ」と言いました。わたしはカーリーに、「どんなふうにそれが一緒になるって友だちは言っていたの？」と尋ねると、彼女は「男の人のペニスが女の人に入るんだって」と言いました。わたしは「ここでやめておくこともできるけれど、そうするのはやめよう」と思い、それで言葉を慎重に選んで、
「たいてい（わたしは「ふつう」という言葉を使わないようにしました）は、そうだということ知っておいてね。男の人と女の人はたいてい、そうやって赤ちゃんをつくるけれど、どきどき、男の人か女の人で、赤ちゃんを持てない人がいるの。精子がつくれなかったり、卵子がつくれなかったりして、それでお医者さんや看護師さんに助けてもらう必要があるの」
と言いました。それでわたしは続けてこう言いました。
「パパがそうで、パパには精子がないので、パパとママは赤ちゃんが欲しいときには、ロンドンに行って、そこにはドナーと呼ばれている男の人がいて、その人が赤ちゃんをつくるための精子をくれるの」

「本当に？」
「そうよ、あなたとエリックとアダムはそれで生まれたのよ」
「へぇ！」

　それっきりで、彼女は背を向けて出てきました。それが、その時、彼女の知りたかったことだったのです。

　いま、カーリーは９歳ですが、４歳以降、まったくそれは問題になっていません。わたしは何度か娘が言っていることを聞いて、それをきっかけに、わたしたち家族の考え方を示したことがあります。彼女が赤ちゃんや精子、卵子について話すときには、わたしはいつも、いつも、「さあ、またチャンスがきたわ」と思います。それは、すべての子どもがそのようにつくられるのではないこと、ときどき助けが必要で、助けがそこにあって、わたしたちがドナーにどんなに感謝しているかということ、そのことは本当に子どもたちも知っておかなければいけないことで、それを知ってもらうチャンスです。わたしたちはこうしたことを言える機会を逃すまいと、いつも耳をそばだてています。

　忘れもしないある出来事ですが、それはまさに、上の息子、エリックにこれまで以上にもっと話をしなければいけないと、わたしたちに強く思わせる出来事でした。トムが三人の子ども全員を連れて、娘のダンスクラスの申し込みに行って、カウンターに座っている女性がたまたまわたしたちの近所に住むお母さんで、彼女がカーリーを見て、「あら、あなたお母さんによく似ているわね」と言ったのです。そして彼女はアダムを見て、（彼は小さかったときのトムみたいだったので）「あなたはお父さんにうり二つ」と言いました。そして彼女はエリックを見て、「あら、あなたは誰にも似ていないのね。どっちに似たのかしら？」と言ったのです。

　エリックは本当にがっかりしていました。そして本当にすごく怒りました。「どうしてぼくはパパに似ていないんだ。どうしてみんなアダムはいつもパパに似ているっていうの？」

　それはわたしたちが待ちに待った機会だったのです。わたしたちは当時「話そうか。それとも、彼が話すまで待ったほうがいいのかしら」と考えていました。だから、実はそれでホッとしたのです。エリックにその話をするきっかけがこんなかたちで来てしまったことをかわいそうに思いましたが、わたしたちにはちょうどそれが、少しだけエリックに情報を与える機会になり、自分の性質のなかの遺伝子について話して、子どもが通常の方法で授かると、結局は親のどちらかに

198

多く似るのだと話しました。そしてあとは運まかせです。エリックは提供精子を使った人工授精で授かったので、それは単純にそうはならないのですから。

その晩、寝るときに、「ホッとしない？　わたしは肩の荷が下りたような気がしたわ」と言いました。たぶんエリックは4年生か5年生になっていて、わたしたちは本当に長いこと、どうしようかと思っていましたから。
「ねえ、子どもたちが14歳になるまで待っていたら、子どもたちのほうから聞いてくるのかしら」それは、どんな理由であの子たちは聞いてくるのかしら。つまり、それって、結局、子どもたちのほうからわたしたちのところに来てもらって、子どもたちに言わせるってことです。これはある種、わたしたちの全体のおける認識の甘さで、「ねえ、提供精子を使った人工授精って何だか教えて」なんて言ってくるわけないのですから。

　トム：最高のタイミングではなかったけれど、ぼくたちは子どもたちがティーンエイジャーになるまで待てないとわかっていました。

　アリー：わたしたちは自然にやっただけだと思っています。子どもたちに話す必要があるということもわかっていましたし、それに子どもたちが知るべきこともきちんとわかっていました。

　トム：それに、ぼくたちには子どもたちがこと細かにすべて知る必要はないということもわかっていました。彼らは基本的なことを知ることが必要だったのです。

　アリー：子どもたちは、提供精子を使った人工授精に関する子ども向けの本を何冊か見てきました。それはわたしが子どもたちに読んであげたものなのですが、一般的な童話の本みたいで、わたしは母親としてのことをしたものです。「さあ、その意味がわかるかな。もうちょっと説明しようか」と言いました。そして子どもたちはまったく気にかけていなかったはずです。
「なんかへんなお話だけれど、まあいいかぁ。もしぼくたちがその本を読まなくちゃいけないなら、読もうよ」と言いました。そして、その後再び話題になったことはありませんでした。でも、子どもたちは本当に忙しいのです。あの子たちは子どもである毎日に忙しくて、提供精子を使った人工授精のことなど重要ではなかったのです。

　あの子たちが子ども同士で、提供精子を使った人工授精のことを話しているとは思いません。思うに、わたしたちがよく聞くことと言えば、エリックがアダムに、「ねえ、おまえの髪の毛は本当に黒いね」とかそういうことで、それでアダ

第7章　子どもたちに事実を話す　　**199**

ムは、「ああ、お父さんゆずりだもん」というかもしれません。そしてわたしが「えっ？」と言うと、まるで電球がつくように、子どもたちがそろって、「ああ、そうだった」と言うのです。あの子たちは忘れていて、わたしたちはあの子たちに思い出してもらわなければなりません。でも、あの子たちはまったく話していないと思います。実際、提供精子を使った人工授精の過程についての会話を聞いたことがありません。子どもたちにとって、そのことは本当に大したことではないのだと思います。

　みんな、子どもと話すことについては、長いこと本当に心から心配していると思います。そして、わたしたちもそうでした。でも一度、自分たちの目で物事がどのように展開するのかを見て、うまくいったとわかると、それで本当に、思った以上に安心しました。たとえどんな質問をされるのか、いつその質問がくるのか、そしてわたしたちがどう言うのかはわかっていなくても、わたしたちは用意していたので、子どもたちに不意打ちをかけられたことはありませんでした。わたしたちは自信を持って、こう言いたいです。

　「とにかく、子どもたちの質問に答える。答えは簡単にするように努める。あまり子どもにたくさん情報をあげすぎないようにする。何が問題なのかを聞き、そしてその質問にとにかく答える」

　トム：アリーが質問されるときに、ぼくがいなかったこともありました。一度は車の中で、ぼくがいないことがアダムの狙いだったんだと思うのだけれど、アリーはアダムからいろいろなことを聞かれました。それでも「あのね、パパとママが二人であなたに話すから、ちょっと待ってね」とは言わないでしょう。

　アリー：わたしは子どもたち全員に、「もしもっと何か聞きたいことや心配なことがあれば、いつでもわたしのところにきて、聞いてちょうだい」と言ってきました。でもエリックは「本当に気にしてないよ。大したことじゃないもん」と言いました。

　トム：ぼくたちはまた、子どもたちが将来、素性についてほかにも質問してきたときのために、必ず新しい情報を入手して、しかも子どもたちが必要とすることに答えられる情報をできるだけ多く入手しようという気持ちが強くなりました。

　アリー：でも、子どもたちはまだ何も質問してきません。それにわたしがエリックから聞いたところでは、エリックは本当にそのことに興味がないのです。

　トム：ぼくらは子どもたちに、「もっと情報が欲しくないかい。知りたくない

かい？」と尋ねたことがあります。それでもあの子たちは「知りたい」と言ったことがありません。

　アリー：わたしたちがそのことについて話すとき、その会話はとてもさりげないです。でもわたしたちは、もう少し話しやすい状況が整って、このことを話すことができる時を待っています。だって、わたしたちはそのことは大したことではないと思うし、それにロンドンに行ったことも、何かほかのことも秘密にはしていないので、子どもたちにとっては、小さい時からずっと知っていることなのです。提供精子を使った人工授精のことをヘンだとか、普通ではないとは思わないでしょう。

「最初から話しておくべきなんです」

　　　　　　　　　　　　　　　　　　　　ベティーナとスヴェンの場合

　ベティーナ：わたしは養子についての本を読んだのですが、それには子どもが16歳とか18歳になって事実を知ったときの、その子たちが持つ問題について書いてあって、それは常に「子どもたちに悪い」とありました。20歳になって、養子でもらわれたことを知って、よかったという話は皆無でした。

　スヴェン：ぼくたちはそのことを大きな秘密にしませんでした。

　ベティーナ：わたしは、もし息子が「ママ、ぼくはどこからきたの。お父さんの精子からきたの？」と聞いてきたら……といつも思っていました。ウソをつくまい、これはわかっていました。わたしたちは子どもたちにそのことを何歳になったら伝えたいかについては、意見が一致していませんでした。わたしは「3歳か4歳くらい」と言ったのですが、スヴェンはこれを聞くと、「なにバカなことを言っているんだい。4歳の子にこんなことを言えるはずないだろう」と言いました。それで私は、「でもそうなのよ」と言いました。というのは、養子の本に、みんながどうやって子どもに話してきたかという例があったからです。でももう少し、わたしたちは話し合う必要がありました。

　スヴェン：この話し合いは、ピーターがそろそろ4歳になるという頃にしました。提供精子を使った人工授精を使うと決めたときにしたわけではありません。

　ベティーナ：わたしは、4歳は話すのにいい年齢で、ピーターにわたしたちが悲しかったことや、赤ちゃんを望んでいたこと、そしてわたしたちの思いを説明してみようと、スヴェンを説得してみました。わたしはピーターが、わたしたち

第7章　子どもたちに事実を話す

の情況を理解できるようにと、選ぶ言葉を思いめぐらしました。

　養子に関する本には、子どもに最初からほかのイメージを持たせるべきではないと書いてありました。子どもが6歳か7歳になって、「あの人はあなたのお父さんではない」と言えば、その子にウソをついてきたことになります。だから最初から話しておくべきなんです。

　スヴェン：ピーターが4歳のとき、ベティーナが、「ピーターがどこから赤ちゃんはくるのか」と質問してきたと言って、「わたしたちはいま話さないといけないわ」と言いました。それでぼくは、「ああ、4年前にぼくは子どもに話すのはいいよと言ったけれど、でもあの時は、話す準備をして、ちゃんと答えてやれるようになるのに、10年とか12年とかの時間があると思っていた。そしていま、ピーターは4歳なのに、その答えをすぐに出さなくちゃいけない」ということを悟ったのです。

　でも、どっちみち、いまがいい時期かもしれないと思いました。というのは、12歳というのは、子どもたちがむずかしい年頃に差しかかるからです。ぼくはいつも、子どもたちがティーンエイジャーになったら、むずかしい年頃だから、子どもたちと自分の関係が何か問題を起こすかもしれないと思っていました。たぶん、自分が子どもたちに同意しなかったら、子どもたちは怒って、自分を傷つけるようなことを言ってくるかもしれない。それでぼくは、「わかった。子どもたちが本当にティーンエイジャーになったあとだと、このことがもっと激しい対立の情況を招いてしまうかもしれないから、その前にすべてを知るべきだね」と言いました。

　ぼくはいま、たとえ子どもたちには何が起こっているのかきちんとわからなくても、子どもにはできるだけ早く話したほうがいいと思っています。そうすることで、子どもたちは自分たちがどのように生まれてきたのかに関連づけて、何か違いがあると感じますから。

　ベティーナ：親たちは、いつ子どもたちに話そうかと、そのときのことを心配しているので、それは大事なことだと思います。でもわたしは、子どもが大きくなるまで、そのまま言わないでおくことはよくないと思います。というのは、子どもたちが何かへんなことがあると感じるし、両親も子どもが大きくなれば、話すときにもっと緊張してドキドキします。そんなふうにならないためにも、子どもが大きくなるまで話すのを待つなんてことはやめた方がいいです。息子が4歳のときでさえ、わたしは緊張して、ドキドキしました。子どもの反応が心配でし

た。

　スヴェン：悪い例は、あらかじめ「ああ、子どもたちには話そう」と言っておきながら、それで1年待ち、さらにもう1年待って、そして「息子はもう15歳。ぼくらはあの子に話すべきだろうか。でなければ、息子は何も気づいていないから、もう1年待とう。さあ、彼は18歳、もう話すのにいい時期じゃなくなりました」という事態だと思います。

　ベティーナ：その晩、6時か7時にピーターに言おうと思いつきました。わたしはその日の午後、子どもたちと本を読んだり、話をしたりしてすごしていました。ピーターは4歳で、割礼を受けなければなりませんでした。それでわたしたちは、男性のペニスについてたくさん話をして、それでわたしはピーターに、スヴェンが10歳のときに睾丸の手術を受けたことを話しました。わたしは、このことを、あとで提供精子を使った人工授精について説明するときに使うことになるだろうとわかっていました。何日かたって、わたしはピーターに、母親のお腹の中にいる赤ちゃんの写真のついた本を見せて、それには精子と卵子の写真も付いていました。わたしはどうやって「いのち」が始まるのかとか、男性や女性、精子のことを話しました。ピーターは赤ちゃんのことや、どうやって赤ちゃんがお母さんのお腹の中に入るのかなど、そんなことをいろいろと聞いてきました。ピーターが精子や卵子とは何かということをきちん理解していないことはわかっていましたが、それでも赤ちゃんをつくるためにこうしたものがいるということを説明しました。

　そして、こんなことも話しました。

　わたしたちが赤ちゃんを欲しかったときに、お医者さんから、夫に病気があって手術するには遅すぎて、赤ちゃんをつくるための精子がまったくできないと言われて、とても悲しかったこと。でも、お医者さんが、「助けることができますよ、ほかの男の人の精子をわたしたちにあげることができますよ」と言ったこと。それでわたしたちは「ああよかった」と思って、そこに行って、お医者さんがママのおなかに精子を入れて、そして赤ちゃん、つまりあなたが生まれたのよ、と説明しました。

　さらに2年たって、わたしたちには赤ちゃんがいて本当に幸せで、もうひとり赤ちゃんが欲しいと思ったこと。わたしたちがお医者さんのところに行くと、その医者が、この男性にもう一度、わたしたちのために精子をくれないかと頼んでくれて、それでキャサリンがわたしのおなかの中で育つことができた、と言いま

した。わたしはピーターに急いで話しましたが、緊張しました。

　彼が唯一尋ねたのは、「ママ、だけどこの男の人、いまはもう赤ちゃんできないの？」というものでした。わたしたちに精子をくれたので、その男性にはもう赤ちゃんができないのではないかとピーターは心配で、頭がいっぱいになったのです。これがピーターの最初の質問でした。ピーターは遺伝学のことも、スヴェンの遺伝子を継いでいないこともわかっていません。たぶん、彼が10歳には気づいてわかるだろうけれど、いまはそれだからといって、何も変わりません。

　スヴェン：ベティーナがぼくに、「ねえ、今日ピーターに話したわよ。あなたもあの子ともう一度話さなければいけないわ。そうすれば、あの子もそれがわたしの話ではなくて、わたしたちのことだとわかるから」と言いました。ぼくはどうやって会話を切り出せばいいのかわかりませんでした。でも結局、それは何か再確認のようなものでした。ピーターは、「あのね、ママがこんなこととか、あんなこととか話してくれたよ」と言い、ぼくが「うん、そうだよ、それは本当のことなんだよ」と言いました。ぼくはこの会話を始めて、でも結局、それがあの子にとっては、ベティーナが数時間前に話したことの何か再確認だったと感じました。

　ベティーナ：わたしは、話したらきっと大変で、ピーターは「その男の人って誰なの、その人に会えるの」と聞いてくるだろうと思っていたので、あとでホッとしました。もちろんあの子はそんなことは聞いてこなかったですから。

　スヴェン：そのときにはね。

　ベティーナ：もしあの子が聞いてきても、それでも平気です。わたしたちはドナー捜しを試みることだってできるのですもの。でもわたしは、あの子が、「どうしてもっと前に話してくれなかったの」とか、そんなことを言うかもしれないということが心配でした。

　スヴェン：もし3歳とか4歳とか5歳に話すなら、難しい質問に答えなければいけないというリスクはもっとも低く、本当により気楽でいられます。

　ベティーナ：子どもに一度話すだけではなくて、その後もこのことを子どもに話していくことが大事です。毎年とか、2年に1回、話さなければいけません。これは一連の過程なのです。

　スヴェン：少なくともその後3カ月は、ピーターはときどきこのことを話していたと思います。でも、それ以降、そのことについては何も話していません。その時期に言ったのは、彼にとって、とても自然で、結局一番自然なことだったよ

うです。

ベティーナ：ピーターは、わたしたちが、ほかのカップルで子どもが欲しいけれどできない人たちの集まるミーティングに行っていて、わたしたちがそうした人たちに別の男性や医者に頼んで、助けてもらったと言っていることを知っています。

（これを話題にするのに）一番簡単な方法は、子どもたちが赤ちゃんのことを話し始めるときとか、もし友だちに赤ちゃんがいれば、どうやって赤ちゃんがつくられるのかとか、精子や卵子について話すことができます。子どもは4歳か5歳になると質問し始めると思います。4歳の子どもにとっては、ただ「ぼくはどのおなかの中で育ってきたのだろう」ということを知ることが重要なのです。

スヴェン：キャサリンでさえ、まだ3歳半ですが、もちろん質問してきます。たぶんピーターが、自分の言葉でキャサリンに話すのでしょうね。

ベティーナ：たぶん、そのときに、ピーターがわたしたちと一緒にいるといいですね。わかりませんが。たぶん、キャサリンにはあと1年待つつもりです。でも、もしわたしたちが、「ねえ、キャサリン、わたしたちはあなたにだけ話さなければならない」と言ったとすると、それはへんな情況になって、おかしな雰囲気をつくるだろうと思うのです。それはよくありません。できるだけ、自然でなければならないのです。わたしがピーターに話をするときに、キャサリンは2歳でしたけれど、わたしたちと一緒にいました。だからたぶん、あの子もすでに全部知っていますよ。よくわかりませんけれどね。

スヴェン：ぼくは、みんな子どもにはできるだけ早く話すべきだと思っています。むずかしいのは「どうやって？」です。

ベティーナ：簡単な言葉で、基本的な情報のみを伝える。医学的な治療のことを説明しようとする必要はありません。

スヴェン：基本的な情報は何か違うということで、でもこの「何か違う」のがふつうで、ぼくたちはそれについて、いつでも、どこでも話すことができるんだ。子どもにはただそう言います。

「身体的に似ているところから話す」

グラントとロマーナの場合

グラント：「デスモンドに早いうちに話そう」、そう決めて、ぼくたちはとっ

ても気楽になりました。ぼくから見て、友だちの何人かが困っているのは、子どもたちに話すと決めたのに、話さないまま数年延ばしているからです。友だちの中には、子どもたちが9歳か10歳になって話す人もいます。親にとって、子どもに打ち明けるのは大変で、親が心配するのも理解できます。みんなどうやって話したらいいのかわからないのです。

　ロマーナ：そしてある女性もまた、とてもいいことを言っていました。それは、「ソーシャルワーカーがわたしに、子どもが7歳くらいになるまでに話しなさいと言ったの。でもそれって、わたしが誰にも話せないってことを意味していて、だって、もし話してしまったら、誰かがわたしよりも先に子どもに話してしまうかもしれないからですって」ということでした。それでわたしはその女性に、「そうよね。そうしたらあなたは支えとなる手段全部をなくすことにもなるものね」と言いました。

　グラント：もし早めに決めてしまえば、子どもたちが妊娠とは何かを知る前に子どもに話すことになります。それはとっても簡単です。

　ロマーナ：両親は、子どもが難しいことを質問し始める前に、言葉を使ってみることで、安心することができるようになります。子どもたちは幼くても、その話題について、親たちがオープンに話をしていて、子どもたちが妊娠について話しても構わないということがわかるはずです。みんなは、「でも、どうやって子どもたちが精子という言葉の意味をわかるんだい」と言います。それでわたしは、「じゃあ、どうやって子どもたちはお母さんということばの意味を理解したと思う。あなたが使ったからでしょ」と言います。どうして、子どもたちがお母さんは理解できて、精子は理解できないと思うのでしょう。そう、息子のデスモンドは6カ月のときには精子が何かはわからなかったけれど、でもわたしは「ドナー」と言わなければならなかったし、「ドナーの精子」と言わなければならなかった。それでわたしはたくさん練習することができました。

　わたしはデスモンドが生まれた直後から、その話をしていました。夜寝る前の絵本を読むときに、その話を息子に聞かせました。「昔むかし、とても幸せな夫婦がいました」と。あの子はその話を「どうやってぼくがママをお母さんにしてあげたのか、そのお話をしてよ」といつも聞きたがります。グラントの場合には、「どうやってぼくがパパをお父さんにしてあげたのか、そのお話をしてよ」でした。

　グラント：ぼくは息子に努めて定期的にそれを話すようにしています。あの子

が幼い頃の最初の何年かは、あの子の誕生日にそのことについて話すように努めたものです。1年以上、それについてまったく話さないことがないようにするというのが、ぼくの知るやり方でした。子どもたちは年齢によって、まったく違うレベルで物事を理解します。ぼくは息子が何を得たのかはよくわかりませんが、でも彼はドナーコンセプションの会議（第三者の介入した生殖医療に関わっている人たちのための会議）に行ったことがあって、ほかの提供精子を使った人工授精で生まれた子どもたちに会っています。ぼくたちはたくさんの会話をしてきましたが、ぼくが息子に、「ドナーチャイルドってなんだろう」と聞いたときがあって、あの子は、最初に生まれた子のことで、それがドナーの意味することだと答えたのを覚えています。

　ぼくはこの点について、デスモンドにはっきりと説明しました。ほかにも提供精子を使った人工授精でできた家族があって、そこにいる子どもたちはみんな提供精子で生まれた子なんだと指摘しました。それであの子は理屈ではわかったのです。でもさらに6カ月たったときに、デスモンドがマックスウェルに、「おまえは二番目に生まれたから、ドナーキッズ（提供精子で生まれた子）じゃないんだ」と言っているのを聞きました。それでぼくがデスモンドに、「それは正しい解釈じゃないよ」と指摘すると、あの子は「そうか、わかった。覚えておくよ」と言いました。それでも彼はまだ、頭の中でそれが何なのかきちんと整理できていませんでした。でも明らかに彼は頭の中に整理箱があって、そこで提供精子で生まれた人は、そんなにたくさんいるわけではないとわかっていました。そうした人はあちこちにいて、わたしたちがたまたま出会った人たちにも、提供精子を使った人工授精で生まれた子がいました。それで彼は、周囲にもほかにドナーキッズがいるのだということを知りました。でもすべての家族に子どもがいたわけではないのです。

　ロマーナ：それに、わたしたちはいつもこのことを話したものです。一度わたしがサポートグループに参加すると、わたしは、「提供精子を使った人工授精の人たちの会議に行ってくるわね」と言わねばならないので、それは本当に簡単でした。でも、そうなるまでは、わたしたちはロイヤル・ウィメンズ病院を運転して通りすぎては、「あら、あそこがあなたをつくるために精子をもらったところで、あそこが、あなたの生まれた病院よ」と言ったものです。あの子の写真アルバムには提供精子を使った人工授精したときの看護師も入っています。わたしは日々の会話の中で、提供精子を使った人工授精は平気ということをデスモンドに

知ってもらうために、それを話題にするきっかけを探そうとしました。

グラント：いまでは、その話がもっと具体的になって、ドナーが出てきます。

ロマーナ：そうです、質問は早くてすさまじいです。

グラント：そうなる前に、あの子はただ、わたしたちのその言葉の使い方に慣れただけだと思います。それは、息子や他の家族には意味のあることです。

ロマーナ：わたしはデスモンドに「君は特別だ」と言っていたのですが、でもあるとき、養子だった女性が、「養子にされた人は、それをどのように感じるか」、その見方について言っていました。彼女は、「そうじゃないんです。特別でなんていたくないのです。ただみんなと同じでいたいのです」と言っていました。それに彼女は、お母さんが、「あなたは神様からのわたしへの贈り物なのよ。あなたはまさに贈り物なの」と彼女に言っていたことに不満を述べていました。彼女は、「もし養子の人を贈り物にするなら、養子の人たちは自分が何か所有されているように感じる。でもそうではないのです」と言っていました。

わたしはすぐに、あの子も特別でありたくないし、望まれたり、選ばれたかったり、なにかそうしたことを望んでいないと悟りました。あの子はただ家族でありたいだけです。それでわたしは、そういうふうに言うのをすっぱりやめました。

ほかの親御さんたちへのわたしからのアドバイスは、幼くて、赤ちゃんで、まだ言葉もわからないような頃から始めなさいということです。そして、普通の会話の中で、「提供精子を使った人工授精で生まれた子のパーティーに行くわよ」とか、「これがわたしたちが精子をもらった病院なのよ」というように、そうした言葉を使いなさいということです。それがあなたの出発点だと、わたしは思います。

それから、子どもは質問し始めるでしょうけれども、あなたはご自分のパートナーと一緒に子どもたちのところに自分たちから話に行って、質問を持ち帰ってきてください。デスモンドはよく質問してきたものですけれど、（グラントとわたしは）それについて話し合い、そして２日後に、「デスモンド、この前あなたが本当にいい質問をしてくれたけれど、覚えている？　あのね、それについて考えたんだけれど……」と言ったものです。そしてわたしはあの子に別の返答をしたものです。

グラント：子どもに話すことに関して、実際問題として、ぼくたちはそれについて大騒ぎしすぎないように努めて取り組み、そして、できるだけ正直に、それ

について話そうと心がけています。もしそれで子どもたちに理解できないような言葉を使うことになったとしても、それは正しくない説明をしようとするよりもマシでした。ぼくには真実を貫くことがとても重要なのです。ぼくは遠回しな言い方は嫌いです。

　遺伝子について話すこともできて、息子にはそれが何を意味するのかわからないけれど、会話の要点から何かを理解します。ぼくは「血筋」のことも話しました。デスモンドに、「君とパパは同じ血を引いていない」と言いましたが、でもその話をするのはやめました。というのは、血という言葉はたくさんの子どもを怖がらせる傾向があるからです。でも「君が大きくなっても、ぼくと同じ手の形を持つことはないだろう」と、ぼくたちは手を使うことでうまく説明できました。あのときに、彼は本当にはじめて理解したんだと思います。

　ロマーナ：それに歯も。歯のこと、覚えている？
　グラント：そうですね、提供精子を使った人工授精が子どもたちに何を意味するのか、もし親が、子どもと話し合うというなら、ぼくなら親たちにこんなアドバイスするでしょうね。子どもたちに妊娠をもたらした物理的なプロセスについて話すのではなく、身体的に似ているところについて話すと思います。それから外れてはいけないわけではないけれども、いずれにしても、子どもが理解できるレベルで話すのが大事だということです。

　ぼくの息子たちが深く理解したことは、第一に、身体面でした。息子は、ぼくの手が彼の手の形と違っていることを知っていました。そうすると、問題はとても日常的で、現実的なレベルになります。ぼくたちは、生とか死とか、自分が自分のものであるかとか、誰かほかの人の所有物であるとか、そういったことについては話していません。ぼくたちは身体的な特徴といった、簡単なことを話しています。子どもだから身体的な面だけを話題にしているわけではなくて、それが子どもにとってわかりやすいというだけのことです。

　ロマーナ：でも息子はいまでも、そのつながりを理解しようとしています。4歳という年齢では、息子はいまだに、「ぼくたちに精子をくれた人は、男の人？女の人？」と聞きます。それは、有史以来の卵子と精子の話を聞いたあとのことでした。まだまだ時間はかかりますが、親は辛抱強くないといけないと思います。それにみんな、子どもたちの質問を受け入れる必要があると思います。わたしたちは質問されるのを恐れてはいけないのです。

「ぼくにはパパが二人いる」

スーザンとグレッグの場合

　スーザン：ローワンが小さかったとき、わたしはリゾルブ（米国にある不妊治療を受けている人の支援グループ）でかなり積極的に活動していて、わたしはローワンをひざに座らせて、提供精子を使った人工授精についての電話を受けていたものです。ローワンは幼いときに言葉がよくわかる子で、わたしが話していることも理解していると、わかっていました。それでわたしは、たぶんあの子が２歳か３歳だったと思いますが、なんとなくわかるくらいに大きくなったころ、少しずつ、ときどき話をしたものです。

　最初のときがいつだったのか、どのようなつもりだったのかは思い出せません。でも要は、あの子がかなり小さなときで、わたしたちは「お母さん牛と赤ちゃん牛」についての絵本を持っていて、どうして赤ちゃんがそこにいるのかについて話をしました。そして、「あなたにはママとパパが必要で、パパの一部がこんなふうに働かなくて、壊れてしまっていたから、だからちょっと助けもらうことにしたのよ」と話しました。子どもはこのことで、すべてを理解したわけではありませんが、でもママとパパがいて、何かが壊れていて、治す必要があって、何か助けが必要だったということは、理解できました。

　グレッグ：こうしたことを話しても、子どもたちはまだ幼すぎて、たぶんよくわかっていないと思ったことを覚えています。

　スーザン：はい、たぶんエリーはそうでした。わたしたちは結局、思っていたよりも早く、ローワンに話したように思いました。というのは、わたしが当時、リゾルブでとても活発に活動していたからです。そうした状況で、電話に出て「ちょっと待ってください。赤ちゃんをベビーサークルかどこかに入れてから、あなたとこっそり話しましょう」とは言えなかったですからね。そんなふうにはできませんよ。おそらく子どもたちが少し大きくなるまで、わたしたちはそれを話題にしなかったと思いますが、でも３つくらいになれば、子どもたちも赤ちゃんについてわかるから、そのときに少しだけ、その考え方を話題にしました。子どもたちはたぶん、４歳か５歳になるまで、そのことをよくわかっていなかったと思います。でもそれは、子どもたちが自分たちのことについて理解する上での一部となり、わたしたちがそのことを話すころには、非常に話しやすくなっていました。たとえ子どもたちがそのことを十分にわかっていなくても、あの子たち

の人生の一部となっていくものです。

　子どもたちがもう少しわかるくらい大きくなって、詳しく説明したときに、ドナーが精子をくれて、それで赤ちゃんを授かることができた。わたしたちが子どもたちをどれだけ欲しいと思っていたか、こうしたことができてどれだけうれしかったかということを、いつも話し合いました。子どもたちは遺伝的な父親がいなくなりましたが、一方で、あの子たちは自分たちがとても望まれて生まれてきたことを理解しています。

　グレッグ：当然、ぼくたち親は、子どもたちを特別だと思っていますが、親たちの中には、わざわざ、自分の子どもたちをとても誇りにしていて、つい周りの人たちに対して、その子たちがどんなに「特別」であるかを口に出して言う人もいます。子どもたちのことを考えると、ぼくたちは、それはおそらく最善のやり方ではないだろうと思います。どちらかというと、ぼくたちはその「特別」というところは控えめにしてきて、これが自分たちのやってきた方法だけど、「ほかのやり方もある」と、言っただけだったと思います。ぼくが不妊だから、ぼくたちはこうしなければいけなかったけれど、君たち子どもを持ってとてもワクワクしているとね。

　ぼくは子どもたちとはそんなにたくさん話していませんが、子どもたちも大きくなって、前よりずっと理解できますから、ときどき、自分たちが十分に話をしているかどうかが気になります。もう基礎はできていると感じているので、ぼくはそれについてわざわざ話そうとはしません。子どもたちも、そんなに頻繁にそれを話題にしませんからね。

　スーザン：わたしは車の中で子どもたちと話をします。ちょうど先日、わたしが町まで車を走らせているときに、なぜかその話題が出てきて、エリーが「ぼくにはパパが二人いる」みたいなことを言いました。わたしたちはそのことを少しだけ話し合いましたが、その後、子どもたち二人で話していました。それは本当に普通の会話でした。つまりそんなに大したことではなかったのです。子どもたちは「父親とは何か」を話していました。それは、本当の父親、生物学的な父親、遺伝的な父親の言葉をめぐる議論でした。

　エリーはときどき、生物学的父親のことを、「本当のお父さん」と言います。わたしはこの間、「あなたは遺伝的な父親のことを言っているのよね」というと、エリーは、「そう、それ」と言いました。あの子はいま、ドナーのことをうまく話すための方法として、「遺伝的な父親」という言葉を使うようになりました。

実際にはわたしは、子どもたちがそれについてそんなにたくさん考えているとは思っていませんから、子どもたちがほかにそのことをどのくらい話しているのかわかりません。

グレッグ：ぼくは本当に、もうそんなにたくさんそれについて考えていませんし、このことについてまた話し合う必要があるという徴候も見えません。もし何かあったり、それに子どもたちが、それについてもっと話をする必要がありそうだみたいなことを言ってきていたなら、ぼくは明らかに話をしていたと思います。

スーザン：もしそのことが自然な会話のなりゆきだったり、ちょくちょく子どもたちが何か言うなら、折に触れてそのことを話題にするようにします。でもそれは、わたしたちが本当に長い時間をかけて、基礎を築いてきたからです。子どもたちが小さかったときに、そのことを話したのが良かったようです。わたしたちはただほんの少しだけ、息子たちが理解できるような、つまり精子と卵子の概念についての情報を与えただけです。それは大したことでなかったし、わたしたちはそれを大げさに話したりもしませんでした。それは話すのに思い切りがいるようなものでもありませんでした。「憂鬱な話をしなければいけない」というように、恐ろしくエネルギーを費やすこともありませんでした。わたしたちがちょっとそれを話題にすると、時には息子たちから特別な反応がありました。ローワンがあるとき、「どうしてぼくはほかの人みたいに生まれることができなかったの？」と言いました。それはあの子が5歳か6歳くらいの時です。そして去年ですが、ある日、エリーは8歳くらいでしたが、怒っているときに、グレッグに何か言っていました。

グレッグ：エリーが、「おまえはぼくのお父さんじゃないじゃないか」みたいなことを言ったのです。ぼくはただエリーに、ぼくが君にとってのお父さんで、君を育ててきたから、ぼくが実際に君の本当の父親なんだと話しました。エリーに遺伝的な父親がいることは事実ですが、でもこれまでの日々では、あの子の父親はぼくなのです。ぼくはそれについてそんなに心配しませんでしたし、そんなに深刻に扱いませんでした。でも息子にそれを日常的に考えるようになって欲しくはありませんでした。少しは傷つきましたが、一般的に言えば、ぼくは子どもに関してはちっとも感情的な弱さがあると感じていないので、それは面白い出来事でした。

スーザン：「生物学的な父親」という概念を口にしたかもしれませんが、わた

しは息子たちにドナーのことを話すときにしか、その言葉を使わないつもりでいます。それについて意味づけし始め、それについて考えようと、結局父親について話をするようになったのは子どもたちのほうなのです。子どもたちは父親とは何で、父親たちがどこに属しているかということをわかろうとし始めているのです。

わたしは子どもたちに、「生物学的に精子というものがあって、それはわたしの卵子と一緒になってあなたたちをつくる助けになったけれど、でもあなたたちが生まれてくることを望んでいて、わたしが妊娠しているときに世話してくれて、あなたたちが生まれてきた瞬間からそこにいて、ずっとあなたたちを世話してくれている人があなたたちのお父さんで、本当のお父さんなのよ」と話しました。わたしは子どもたちの理解を助けしようとして、そう言ったのです。

グレッグ：子どもにとって、自分を世話する人こそがまさに父親であり、それ以外の遺伝的な父親とか生物学的な父親は、あの子たちにとっては非常に人為的な概念なのです。父親とは、あの子たちに遺伝的特徴を伝えているという意味ではありません。父親とは、子どもを育てる人を意味していて、それはつまり、ぼくのことです。はじめのうちは、その用語に苦労したのを思い出します。それでぼくは模索していたので、おそらく何の心構えもないままに、「お父さん」という言葉を使い始めたのだと思います。

スーザン：わたしたちは、遺伝的な面を意味する場合に「父親」という言葉を使ってもよかったのですが、わたしは、その人が遺伝的な材料を提供して、それであなたたちが存在していると言いたいのです。

文字通りの遺伝的な「父」に対して、自分を世話して、愛情を注ぎ、常に自分と一緒にいて、正真正銘の父親としての役目を果たしている人こそ「父親だ」という考えをしっかり持つことが重要です。

子どもたちはある時期、おそらく6歳くらいだと思いますが、このことを少し知ったあとで、二人とも、まさに急激に拡大している自分たちの世界観にこの件をなじませなければならなかったし、自分自身の考えにもうまく折り合いをつけなければなりませんでした。それはとても大変で、少しは不快な出来事もありましたが、過激だったり、恐れるようなことはありませんでした。そしてわたしが考えたことといえば、こんなことを17歳の子に突如知らせるなんて「とんでもない」ということでした。

グレッグ：子どもたちがティーンエイジャーになって、いきなりそれが、子ど

もたちにとってまた大きな問題になる時がくるだろうということも想像できます。そうなれば、ぼくたちはまた、腰を落ち着けて、このことについてもっとじっくりと話をして、子どもたちが抱えている問題のレベルに応じて、彼らが理解できるように助ける努力をしなければいけないことになるでしょう。でも、いままでのところ、子どもたちがこうした状況を不満に思ってきたことを示すものはほとんどありません。

「ドナーは、ぼくたちを助けてくれたから友だちでしょ？」

アイリーンとピーターの場合：電子メール

　わたしたちの子ども、アダム（5歳）とメーガン（3歳半）が、提供精子を使った人工授精について初めて言ったことを知っておいてもらいたいと思ったのです。家族のために、それこそ誰が、いつ、何と言ったのかを忘れないように、わたしはこうしたすべてのことを日記につけています。わたしたちは家族として成長しますから、これは子どもと話をするための、とても特別な日記になると思います。

　わたしたちは時折、子どもたちに『マイ・ストーリー』（原題：『My Story』）や『私はママのおなかで育ったの？』（原題：『Mommy Did I Grow in Your Tummy？』）といった絵本を何冊か読んであげていました。でも当時、まだ幼かった子どもたちは、あまり興味を示しませんでした。それでわたしたちはやさしいことから始めて、子どもたちの好きにさせようと思っていました。

　子どもたちと、この『私はママのおなかで育ったの？』という本を一緒に読んだことが、お母さんの「おなか」（わたしたちは「子宮」とも言ってみましたが、「おなか」のほうが今は子どもたちにはわかるようです）の中の赤ちゃんについての話や、どのようにして女性の卵と男性の精子で赤ちゃんをつくることができるのか、を話すきっかけになりました。

　わたしたちは、すばらしい写真の付いているレナート・ニルソンの本や、シーラ・キッツィンガーによって子ども向けに特別に書かれた、彼の写真付きの一冊など、何冊かの本を持っています。こうしたことが、わたしたちにはとても役に立ちました。

　それで「わたしたち二人では赤ちゃんをつくることができなくて、このことがとても悲しくて、赤ちゃんをつくろうとしてお医者さんのところに行った」とい

う自分たちの話を少し加えました。そして、「ある男の人がそのお医者さんに精子をあげて、その人の精子を使って、ママやパパのような人は赤ちゃんがつくれるのだ」と言いました。それに、「この人がそうしてくれて、いま、こうして素敵な子どもたちと一緒にいられて、わたしたちがどんなに幸せか」ということも話しました。そのとき、子どもたちはこれに関して何も言いませんでした。

　1週間半前に、メーガンが提供精子を使った人工授精の本を取り出して、わたしに「読んでくれ」と言いました。アダムは遊んでいましたが、しばらくしてから座って、「もう一度、最初からママに読んでもらっても構わない？」と聞きました。メーガンは「いいよ」と言いました。

　精子提供について読んであげている間に、わたしはまた「ママとパパがどうやってあなたたちを持つことができたのか」について話すと、アダムが「自分たちのドナーの写真があるか」と聞いてきました。わたしは、「わたしたちもドナーのことをあまり知らないのだ」とアダムに伝えました。そして、「どうしてドナーの写真が欲しいのか」とアダムに尋ねると、あの子は「ただ、その人がどんなふうな人なのか知りたいだけだ」と言いました。わたしは本を読み終えてから「さあ、一歩一歩段階を踏んでいけば、わたしたちがこの先どこに導かれて行くかわかるわ」と思いました。

　わたしは子どもたち二人に、「もし自分たちのドナーに何か話せるとしたら、どんなことを言いたいか」聞いてみました。アダムがまず先に、「ドナーの絵を描いていいか、聞いてみたい」と言いました。アダムにその理由を尋ねると、「ドナーがどんな人なのか知りたいし、ドナーが吸血鬼とか、何かそんなものではないことを確かめたいからだ」と言いました。アダムはその頃すっかり想像の世界にはまっていて、吸血鬼のことをよく話していました。

　そして、メーガンはまばたきをしながら、かわいらしい小さな声で、「ドナーに大好きって言うの」と言いました。「どうして」と聞くと、「その人が精子をくれて、赤ちゃんをつくるのを助けてくれたし、自分は赤ちゃんが好きだから、ドナーのことも好きなんだ」と言いました。これは本当に、わたしにとって特別な思い出です。

　そしてこうしたことをしている間、ピーターはどこにいたと思います？　彼はコンピュータに向かって仕事をしていて、その後、すぐにやってきました。わたしはピーターに、わたしたちが読んだ物語のことや、わたしが子どもに質問したことを話し、そしてピーターに、「子どもたちに何を話したのか尋ねてみてはど

うかしら」と言いました。子どもたち二人は基本的にピーターに同じことを言いました。わたしたちは二人とも最初に話したにしては、とてもうまくいったと思って、その夜はそれで提供精子を使った人工授精についての話はおしまいにしました。

....

アダムは突如、「パパの精子では赤ちゃんをつくれなくて、パパとママがほかの人から集めた精子を使って、お医者さんがそれをママのおなかに入れて、赤ちゃんができた！」と言いました。わたしは、「そうよ、そうやってママとパパはあなたたち二人を持つことができたのよ」と言いました。アダムが「集めた」（いま、あの子はもの集めに興味を持っています）という単語を選んだことにわたしは一人でクスクス笑い、「さあ、これであの子もようやくわかったのだわ」と思いました。

もし、アダムが突然このことを教室などで言っていたら、どうなっていただろうと思います。ピーターやわたしがその場にいなくて、助け舟を出して、このことを説明してあげられなかったら、とても面白いことになるかもしれないし、悲惨なことになるかもしれません。だからいまはたぶん、この物語はわたしたちみたいな「特別な」家族のことだから、そのことは、普通は家族の間でのみ話すべきなのでしょう。わたしは息子に何かまずいことがあると考えて欲しくはありませんが、でもたぶんプライバシーということを教える時期なのでしょう。あるいはそう教えることによって、アダムが逆にもっとしゃべってしまうようになるのかしら。こうしたあらゆることの手引きとなる本がないことも承知しています。

ひとは、子どもたちの様子や、自分自身の安心度を手掛かりにするしかありません。もちろんわたしたちはできるだけ前向きに提供精子を使った人工授精のことを示したいですし、わたしはいまのところ、そうしているつもりです。わたしは、医師がどのように精子を得たのかとか、それがふつうだったらどのようにママの中に入るのか、ということをまだ質問されないので助かっています。でも不意にそうした質問をされる日がやってくることは明らかです。わたしはこれに答える練習をしておかなければいけません。

....

アダム（5歳）は母の日のためのカードを作っていて、わたしにそれを渡すのを楽しみにしていました。あの子はカードの表と中と後ろに、ハートと一緒に人びとを描いていました。わたしはアダムを思いっきり抱きしめてから、「その

人たちは誰なの」と尋ねました。

　カードの中には人が三人いて、一人はアダムで、もう一人はおなかにアダムの妹二人を妊娠しているわたしで、そしてもう一人はパパでした。裏にあるのは、おなかに赤ちゃんのいる「もう一人のわたしだ」とあの子は言いました。

　それでわたしはあの子に、「表に描いた人は誰なのか」と尋ねると、「精子をくれた人」と言ったのです。みなさんも想像できるでしょうが、わたしはこれをまったく予期していませんでした。それでわたしは、この人がいかに特別で、ママやパパがこれまでに持ったことがないような最高の贈り物——つまり子どもたち——をくれたとアダムに言い、わたしたちはしっかりと抱き合いました。それがその絵について、あの子が言いたかったことのすべてで、わたしはそれ以上、あの子を問い詰めたくありませんでした。これが、わたしたちが（6カ月前に）話して以来はじめて、アダムがわたしたちのドナーについてしゃべった時でした。

....

　アダムはいま7歳半で、あの子自身の出生の起源について尋ねてくることはありません。わたしはアダムが何を覚えているか見極めるために、しばらくしてからもう一度、そのことを話題にして、アダムが質問できる機会を与えるつもりです。メーガンはもっとそのことを話題にしますし、いまでも提供精子を使った人工授精の子どもの本を読むのが好きです。といっても、わたしたちはしばらくその本を読んでいませんが……。

　エイミーはいま3歳で、その話を聞くようになりましたが、まだちょっと小さすぎるみたいです。彼女はわたしにしょっちゅう、「どうやって神様は人をつくったのか」と聞きます。わたしが、「神様は人を赤ちゃんがつくれるようにしたのだ」と言うと、その答えに満足しているようです。

　メーガンは近ごろ、「どうやってドナーはお医者さんに精子をあげたのか」とわたしに聞きます。わたしは「お医者さんがドナーにコップを渡して、彼にその中にどうやって精子を入れるか教えるのよ」と言いました。

　でもちょっと待ってください。彼女はまだ6歳になったばかり。わたしはまだマスターベーションの説明をする覚悟はありません。でもそろそろ始めたほうがいいでしょうね。だって、そんな質問をされる日もくるでしょうから……。

....

　アダムとわたしが、アダムの出自について最後に話したのは数カ月前で、アダ

ムが実際に自分から言い出したときでした。わたしが自分の両親と言い争いをして、アダムもわたしと言い争いをするので、アダムが、「ぼくはママの遺伝子の半分を持っているはずだ」と言ったのです。そして「あの人も両親と言い争うのかな」と言いました。わたしが「誰のことを言っているのか」と尋ねると、アダムは「ぼくができるように精子をくれた人」と言いました。わたしたちはもう少し話をして、あの子が自分の出自について理解して、それを覚えていてくれて本当によかったと思いました。

　子どもたちにドナーのことを話すとき、わたしたちは、家族を持つのを助けるために精子をくれた男の人とか「ドナー」という言葉を使って話します。わたしはいま、子どもたちに「生物学的な父親」といった言葉を使うことは、子どもたちを混乱させるだろうと思うのです。子どもたちが成長するにしがたって、話を展開していくつもりです。このやり方がいまのわたしたちには合っています。ピーターとわたしは、ドナーがわたしたちの子どもの「生物学的な父親」であると認めることにも、またその言葉を使うことにも何の問題もないですが、でもそれは、わたしたちの第一の選択ではないのです。

……………

　先週わたしは、「どうやってママとパパが彼のおかげで赤ちゃんができて、わたしたちが家族になかったかってお話をしたけれど、覚えている？」とアダムに聞きました。あの子は、「パパの精子がダメだから、それでパパとは別のお父さん、つまり"本当"のお父さんの精子からできたんだよ」と言いました。わたしは内心、「まあ、どうしてこの子はそんなことをいうのかしら」と、ゾッとしました。

　わたしたちは「本当のお父さん」という言葉を使ったことはなく、おそらくそれがわたしを一番悩ませる言葉です。わたしはアダムに、「あなたのパパが"本当のお父さん"で、"本当の"って言葉は、わたしたちを助けてくれた男の人のことをいうときに使う言葉ではないのよ」と説明しました。そして、「その人はわたしたちの精子ドナーであって、"本当のお父さん"ではないの」と言いました。「そう言ったら、アダムのパパは"本当のお父さん"ではないということになるでしょう」と言いました。そしたら彼は、「そうだね」と承知して、わたしはもう一度、わたしたちがお医者さんに行って、お医者さんがわたしたちのようなカップルが家族を持つのを助けたいというドナーからの精子を使うことを薦めてくれた、という話をしました。

今日、アダムに「先週、あなたの出自についてママと話したことを覚えている」と尋ねました。あの子は「うん」と言うので、わたしは「その話をしてみてよ」と頼みました。アダムは、「ぼくのパパの精子はママの卵子と赤ちゃんをつくれないから、それでぼくたちを助けたいという別の男の人からもらった精子を使ったんだよ」と言いました。

わたしはアダムに、「その別の男の人をなんて呼ぶの？」と聞くと、あの子は「友だち！」と答えました。「どうして彼のことをそう呼ぶの？」と聞くと、「ぼくたちを助けてくれて、友だちだから助けてくれたんでしょ！」と言いました。わたしはアダムに、「わたしたちはその人を知らないし、これからも知ることはないので、その人のことを友だちとは呼べないのよ、ドナーって呼んだらいいんじゃない？」と言いました。そしてわたしはアダムに、「ドナーって呼ぶことにしても構わない？」と聞きました。

するとアダムは、「ぼくたちが彼のことを知らないってことはわかっているよ。でも、もし誰かが燃えているビルの中にいて、それで別の階の誰かが彼を助けて、たとえその人が彼のことを知らなくても、彼は友だちでしょう、だって、彼を助けたんだもの。そうするのは、友だちがすることだから、人はみんなを助けるんだよ」と言いました。

なんてことでしょう。もうこの子が大好き、この会話はとても特別な会話です。わたしの息子は、まだたったの7歳なのに、今日、あの子がドナーをどのように見ているのかについて、わたしに教えてくれたと思いました。

……………

わたしはメーガンに、「何か聞きたいことはない？」と尋ねました。すると、「赤ちゃんをつくるために、彼はなぜ精子をくれたのか知りたい」と言いました。わたしはメーガンに、「どうしてそれを知ることがあなたに大切なの？」と尋ねました。メーガンは、「自分の子どもに将来話すことができるし、その子どもたちもまた、その子どもたちにそのことを伝えることができるし、みんながなぜだか知りたいだろうから」と言いました。

この子たちには完全にやられました。この子たちは幼いのに、大人たちよりももっと多くのことを知っているみたいで、わたしたちは驚かされます。ピーターは感傷的になって、わたしたちが家族であることを感じさせるのは「こんな瞬間だ」と言います。そういう彼も素敵だと思いませんか。

第7章 子どもたちに事実を話す

家族の物語から学ぶこと

　個人的な話には、とても説得力があるということには、おそらく読者のみなさんも同意するだろう。ある話はあなたを微笑ませ、またある話は涙を誘うだろう。でも、親たちが子どもとどのように提供精子を使った人工授精のことを話し、さらに子どもたちはどのように応えてきたのか、いろいろな形があるが、そのすべてが貴重な見方を与えている。本章を終えるにあたって、私はこうした物語から出てきたキーポイントと、私たちが彼らから学べることをまとめてみたいと思う。

親になるための準備

「親になるための準備」という概念を強調するかのように、こうした語りの多くが、子どもたちに提供精子を使った人工授精のことを話すための準備に、親たちがいかに価値を見いだしてきたかということを示している。これは実践的なレベルにおいても、感情的なレベルにおいても見られる。実践的なレベルでは、親たちがどうやって他の人たち（専門家や他の親たち）からアドバイスや手引きを受けたか、一緒に言葉づかいの練習をしたか、もしくは子どもたちが十分に理解する年齢になるずっと前から、子どもたちにどのように話をしてきたかが描かれている。こうしたコミュニケーションによって、親たちには言いたいと思っていることを試してみて、実際の声に出してみて、それを自分で聞く機会となっている。

　また準備しているといっても、ある程度の心配や緊張があるので、親たちがそれに対処していくのを助けるという意味で、実践的なレベルの準備は感情的なレベルの準備の役割も果たしている。一度そのことを話してしまえば、多くの親たちがホッとしていることに、あなたたちも気づくだろう。

　また、親が二人そろっている場合、アプローチや話をどの程度オープンにするか統一されていれば、それは二人にとっても、子どもたちにとっても利益になることは明らかである。それは、単に子どもについての物語というよりも家族の物語、つまり自分たちの話だということを強調するからである。

——「こうしてわたしたち家族がつくられた」ということについて話しているんだという発想が、わたしは気に入っています。それはまさに、わたしたちの関係はこんなふうにつくられたという話で、単に子どもがつくられたという話ではないのです。それは、提供精子を使った人工授精について話す包括的なやりかたです。(女性、シドニーのフォーカスグループ)

　子どもと提供精子を使った人工授精のことを話すのに正しい方法などむろんない。幼い時期にその話題を持ち出すにしても、特別なこととして「お話」するにしても、子どもたちがそれを話題にし始めるまで待つにしても、どれにも利点と問題点がある。情報を共有する最初の段階では、話し合いを導くのは両親だろうが、親たちが子どもたちのコメントや質問を取り上げると、会話が進むことがよくある。言い換えれば、生まれた側はもっと知り、理解することを望んでいる。そうでなければその心づもりがあるということである。

子どもの質問に対する準備

　親たちは、自分たちがオープンになって、どんどん提供精子を使った人工授精のことを話し合ってコミュニケーションをとるようになれば、当然、質問が出てくることも承知しておかなければならない。これまで親たちが示してきたように、こうした質問を、予想よりもずいぶん早い年齢でしてくることもあり、それを非常に面白いと思うこともあれば、おそらく場合によっては当惑させられることもあるだろう。したがって、明らかに親はどんな時に、どんな形で、そうした質問が出てきてもいいように準備しておく必要がある。

　きまり悪い思いやストレスを見せないようにして、子どもたちとオープンに話せるようにしておくことや、質問に答えられるようにしておくことも、非常に重要である。子どもたちは、これが何かストレスの元となるようなデリケートで難しいことだから二度と話題にしてはいけないとか、さもなければ、気軽に質問して会話を続けていいものかどうかということを、すばやく察知する。

　——うちの子どもも、きっとそれについてたくさん話すことでしょう。息子を学校に送っていくときに、突然、その話題が出てくるかもしれません。(男性、メルボルンのフォーカスグループ)

質問については、パートナーと初めに話し合って、慎重に検討したうえで、答えを返してあげるほうが安心するという親がいる一方で、たとえ混雑しているスーパーマーケットのようなところであっても、子どもの質問に即座に答えることを、とても好ましいと考える親もいる。やり方はさておいて、これはすべて子どもの求めに親がどう応じるかということである。親たちの応じ方に関わらず、私たちにそうしたことを話してくれた親たちは、子どもがどんどん質問できるように仕向け、そして子どもたちが望めば、両親はいつでも自分たち家族がどのように築かれてきたかを何も隠さず話す用意があるということを、子どもたちに知っておいてもらうことの重要性を知っている。

さまざまな反応への準備

　提供精子を使った人工授精で生まれた人たちは、これまで見てきたように、情報を知らされたことに対して、非常にいろいろな形で反応している。ほとんどの人にとっては、その情報を消化し、理解するのに時間がかかり、とくに年齢が高ければ高いほど、あとでさらに親に説明を求めることになる。

　与えている情報に対する子どもの理解度は、もちろん年齢によってさまざまであろう。

　　——わたしが娘（6歳）に、「お父さんって、何なのかしらね」と聞くと、あの子は「自分がどこからきたか、その大本（おおもと）になる人よ」と言いました。わたしは、「ねえ、うちの家族ではあなたが生まれるのに三人の人が関わったって話をしたでしょ。パパには精子がなくて、この男の人があなたを授かるのを助けるためにママとパパに精子をくれたのよ。覚えている？」と言いました。娘は「もちろん」と言うので、「たぶんあなたはその男の人に少し似ているでしょうね」と言うと、「わたし、その人には似ていないわ。女の子なのよ」と言いました。娘はそれについてちょっと考えていましたが、まったくその関係性に気づいていません。（女性、シドニーのフォーカスグループ）

　　——わたしが妊娠したとき、子どもの学校の先生たちがわたしのところにやって来て、「受精卵で妊娠したんですって？」と言いました。それが、まさに子どもたちの口から出た言葉で、そう理解していたのでした。わたしは、子ども

たちが果たして人が自然に妊娠できるということもわかっているのかしらと思いましたが、そうしたら、子どもの一人が、自分の先生が妊娠したとわたしに話してくれました。「でもね、おばさんとは違うのよ。自分たちでやったんだって。自然に精子を使って」。子どもたちはわかっていたのです。（女性、メルボルンのフォーカスグループ）

――娘は5歳で、ある問題がまた出てきています。あの子はこれからどんな反応をするのでしょう。というのは、そのことに実際にはピンときていないみたいですから。娘は『マイ・ストリー』を何度も読んでいて、内容についてぼくに質問してきたこともあるのですが、いまでも、あの子が本当に理解しているのかどうかわかりません。だからぼくたちは、娘がこれに関してどう理解しているのかを知るために、たぶんもう一度、話を始めなければいけないところにきているのです。（男性、ロンドンのフォーカスグループ）

　否定的な反応が返ってくる可能性は常にある。とくにティーンエイジャーは、仲間と比較して違うということを避けたがる。そうした子たちは、提供精子での出生は何か不快で嫌な気分にさせられることで、どうせ話してもくれないと考えているために、当然、そのことを闇に葬りたがる時期がある。面白いことに、初めて知る場合であっても、すでに知っていて成長してきた場合であっても、青年期にはこの反応が起こる傾向が見られる。

――ティーンエイジャーが提供精子を使った人工授精での出自を何年間も話したがらないのは、いたって普通です。仲間たちとただ同じであることがこの時期には本当に大事なのです。（オリヴィアから提供精子を使った人工授精で母親になろうとしている女性への手紙から）

――上の子は、最初、わたしのことを信じませんでした。あの子はわたしが作り話をしていると思ったのです。それでとても腹を立てていました。下の子もそれを消化していなかったと思うし、実はいまもそれを消化していないと思います。わたしがその話題を出すときはいつも、息子は「そのことは聞きたくない」と言います。おそらく、息子がほとんど大人になったところで話をしたせいだと思います。（女性、シドニーのフォーカスグループ）

第7章　子どもたちに事実を話す

——ときどき息子は、この件で大騒ぎすることを嫌がります。あの子は提供精子で生まれてきたということを、心の中にしまっておくことを望んでいるのだと思います。(エヴリン)

——うちの息子は、とくに12歳から15歳くらいのときに気むずかしくなって、そのことはわたしにとって、少しショックでした。わたしは、「息子がそれについて人に知られたくないなんて、あの子はそんなメッセージをどこから得たのだろう」と思いました。15歳か16歳を過ぎたあとは、そうではなくなったみたいですが。(女性、ロンドンのフォーカスグループ)

——否定的な反応は、とくにみなさんに罪の意識を感じさせます。わたしは長いこと、息子に話していなくて、それでわたしが話したあとは、あの子は否定的な態度をとって、わたしに「そのことを誰にも話さないで欲しい」と言いました。それでわたしは最悪の気分になりました。(女性、ロンドンのフォーカスグループ)

——子どもたちをそっとしておく時や、子どもたちがその情報を知ってもよいという時期を見極めるのも、親の責任の一部です。ウィリアムがティーンエイジャーに差しかかると、それについてはもっと口を閉ざしたがりました。とにかく子どもたちが変化していく時期であり、そうしたことはまったく正常なことなのです。でも、いまは明らかにそれを乗り越えて、それについて非常に気軽に話す年頃になってきています。最近では友だちにも話すようになって、わたしたちもまたオープンに話せますので、そのことをうれしく思います。(オリヴィア)

多くの親たちが話すのを懸念する理由は、ひとつには「あなたは本物のお父さんじゃない」と責められるのではないかと思うからだ。こうした類いの課題は、子どもの成長過程においてはよくあることだと考え、自分の家族がどうやってできたかについてさまざまな反応があるものだと覚悟しておくほうが賢明である。

——ぼくらがさらに抱える問題は、厳密にいうと「偶然」にできた二番目の子が起こす問題です。それは予定外の妊娠で、というのは、ぼくらは妻が妊娠

できるなんて思ってもいなかったのです。二男はそのうち、「ぼくはたまたまできたんだろう。別に欲しくなんてなかったんだろう」と、実際に言うようになるでしょう。そしてそれは興味深いことです。子どもたちは親に難癖をつけたかったら、そうするもので、あの子もそれをやっているにすぎません。それは、あの子たちが提供精子を使った人工授精で生まれているとか、養子で迎えた子であるとか、もしくは自然に生まれたけれど、足が1本とか2本とか3本あるなど、そういったことが問題ではないのです。子どもたちはみんな、あなたに難癖をつけるための何かを見つけ出すのです。（男性、ロンドンのフォーカスグループ）

混乱させる言葉と用語

親は、明らかに子どもたちにも分かるだろうと思うような言葉を使ったのに、実際には子どもたちは非常に混乱してしまって、まったく分かっていなかったという事例もいくつかあった。自分たちには分かる言葉が必ずしも他の人にも分かるわけではないということも覚えておくといいだろう。とくに子どもと性や生殖のことを話す場合はそうである。

　　——言葉に関してはよく考えておかなければいけません。わたしたちは存在しなかったような出来事や、人間関係を想像させるような言葉を使いたくないと思っています。「本物の親、養母、試験管ベイビー、精子提供したパパ」といった言い方はすべて、そうしたことに関連して強烈なイメージとともに、感情に訴える言葉です。このイメージは、体外受精やドナーで生まれた子どもたちに、自分たちの存在に対して誤った認識を植えつけ、混乱させると思うのです。子どもには、わたしたちが子どもの親であり、子どもたち同士もきょうだいであって、わたしたちが家族だと感じさせるような、そんな言葉を選んでいます。（女性、メルボルンのフォーカスグループ）

「種」や「卵」のような言葉も、ある子どもたちには混乱の元になり得るということも知っておくといいだろう。子どもたちは通常、卵は何か料理で焼いたりするために使われ、種は土に植えるためにあると思っている。だから、幼い子どもほど、おそらく、さらにこうした用語のその意味合いについて説明することが必

要になるだろう。
　また「精子を提供したパパ」「生物学的な父」「本当のお父さん」という用語は、子どもを混乱させ、さらに親になるつもりはなかった親（parents do not intend）を意味しているのだと思い違いをさせる可能性がある。このことからも分かるように、自分が使う言葉は明確にして、誤解のないように使う必要がある。「生物学的な父」や「遺伝的な父」という言葉を使ってよいと感じている親もいるが、同時に他方では、ドナーのことを話すのにこうした言葉を使いたくないという親もいる。

　　——彼はただのドナーにすぎません。父親は養育している人であり、子どもを世話している人です。ドナーは何もしてきてはいないし、親になるつもりはなかったのです。（男性、シドニーのフォーカスグループ）

　　——もしドナーにオープンであることに気構えたりしないで欲しいと思っているなら、ドナーのことを「父親」と言ってしまうと、ドナーたちには逆効果です。それはドナーたちの役割を混乱させてしまいます。彼らは親になることを望んでいたわけではないのです。（女性、シドニーのフォーカスグループ）

　　——彼は父親ではありません。「父親」という言葉を使うことは、まさに本当に親としてすべきことをしている者を侮辱することになります。（男性、シドニーのフォーカスグループ）

　　——わたしたちは「ドナー」という言葉を使います。ぜったいに「父親」という言葉は使いません。わたしに言わせれば、「父親」は社会的に構築される役割で、遺伝子には何の関係もないのですから、わたしは絶対にドナーのことを「父親」とは言わないのです。（オリヴィア）

　　——わたしたちは「ドナー」という言葉を使います。いまのところ、彼に対して使えるほかの言葉が見当たらないのです。もし人が彼のことを「生物学的な父親」というなら、それでも構いません。わたしは彼が存在していないという偽りのパラダイスに住んでいるわけではありませんから。彼は存在していて、彼が存在すること、もしくは存在していたことに、わたしたちは感謝し

ています。提供精子を使った人工授精の過程で彼が重要な役割を担ってくれたことも無視できません。でも、ナイジェルとローレンは、自分たちの「生物学的な父親」のことを話しません。二人とも、彼のことをただ「ドナー」と言います。(エヴリン)

——うちは「社会的な父親」や「生物学的な父親」について話します。たくさんの親が今日では離婚している事実もあるので、子どもに説明するのはとても単純だとわたしは思いますし、みな同じような状況だと思います。生物学的な父親がいても、夫婦が離婚したときに、もし子どもが小さかったら、社会的な父親をまた持つことになるかもしれません。一人の人が社会的な父親と生物学的な父親の両方を担っていることもあるかもしれませんが、そうした父親が別々であることもあるわけです。その一方で、「生物学的な父親」というのが、すべて真実を語っているわけではありません。というのは、結婚する前に別の男性の子を身ごもっていることもあるわけですから。(スヴェン)

——わたしは「男の人」という言葉を選択します。「お医者さんが別の男の人に頼んだ」というようにです。そして「父親」という言葉を使わないようにしてきました。というのは、そう言ってしまうと4歳の息子を非常に混乱させるだろうと思ったからです。子どもたちも年齢が高くなれば、その本当の違いが理解できますが、それでも、「精子提供者」というほうがいいでしょう。(ベティーナ)

——娘のジェネヴィーヴは「生物学的なお父さん」と言っていましたが、いまは彼のことを名前で呼んでいます。ジェネヴィーヴは「生物学的」という言葉をいつもうまく言えませんでしたが、「お父さん」とは言っていました。ジェラルディンとキーロンは、ドナーのことを「ドナー」と呼んでいます。(リオニ)

——わたしは最初にグラントが「生物学的な父親」という言葉を使ったときのことを覚えています。デスモンドが2歳半で、ある日の夕食で、グラントのほうを向いて、「ねえパパって、本当のお父さん?」と聞きました。グラントは「そうだよ。君にはお父さんが二人いるんだ。一人はぼくで、もう一人、

第7章 子どもたちに事実を話す　227

生物学的なお父さんがいるんだ」と言いました。わたしはぞっとしたのを覚えています。「ダメ、ダメ、ダメよ。あなたはデスモンドを混乱させるわ。『お父さん』は使えないの、『ドナー』って言葉を使って」と言うと、グラントは、「いいや、社会では『生物学的父親』って言葉を使うんだ。それが彼のことなんだよ」と言いました。それで次に、グラントは「精子提供したパパ」を使っていました。わたしたちはそれについて猛烈に話し合いました。それでわたしが最後は折れたのです。だって彼は正しかったんですもの。社会がそう呼んでいるのです。わたしたちが好むと好まざるとに。（ロマーナ）

もう一つ、議論になりそうで注目されてきた言葉が「特別」（special）である。もちろん、子どもはみな、家族にとって特別だが、私の見方では、提供精子を使った人工授精の領域では特別なのは家族であって、子どもではない。私たちはまた多くの子どもたちが、成長の一時期に、「特別である」とか「違っている」と見られるよりも、みんなと同じでありたいと思っていることを絶対に知っておく必要がある。

　　——わたしは「特別」という言葉を使いたくありません。わたしは息子がふつうの子どもで、わたしたちもふつうの家族で、このことは家族としてのわたしたちの問題だと言いたいのです。わたしは息子に特別だと感じて欲しくありません。あの子はまったくほかの子と同じです。（女性、メルボルンのフォーカスグループ）

人が情報を共有し、自分たちにとって違和感なく、適切だと思われる用語を選ぶとき、異なる人が異なる言葉を使うことはいうまでもない。多くの話題についても言えることだが、独特な家族の言葉が通常生まれる。親が使い始めるから、親の影響が大きいが、子どもたちが家族や家族内の人間関係を理解しようとして使っている言葉を親が聞くと、その独特な家族用語の中味が変わっているのがわかる。

関連のある本や情報を利用する

彼らが話すうえで、助けとなったものについて、多くの親が語っている。それ

は、物理的なものから、あちこちにある機会の両方においてである。こうしたなかには、現在入手できるようになった本（中でもすぐれたもの）や、ラジオやテレビでの放送、友だちや家族の妊娠や養子、もしくは妊娠した病院やクリニックを見ることなども含まれている。生まれた子の年齢にしたがって、提供精子を使った人工授精に結びつくものは明らかに変わるが、しかしそれは会話をうまく進めるうえで、絶対に役に立つはずである。

　——うちには、『どうやって家族になったのか』（原題：『How Families Are Made』）という本がありました。その本にはいろいろな形で家族になった違う境遇にいる子どもたちが出てきて、みんなに違う物語がありました。その本は、どうやって家族になったのかについて本当によく書かれていました。（女性、ロンドンのフォーカスグループ）

　——わたしには事実を切り出すきっかけが必要で、提供精子を使った人工授精について書かれているこの本を幸いにして見つけることができました。それには人工生殖に関して書かれている部分もありました。わたしが息子に何度か読んであげて、あの子も何度か読みました。それでわたしはそのままにしておいて、もし息子がそれについて話す必要があるなら、またあの子から話題を持ち出すだろうと思っていました。（女性、ロンドンのフォーカスグループ）

提供精子を使った人工授精のことが話題になるもうひとつの機会は、きょうだいをつくるために親が再び妊娠しようとしているときである。けれども、上の子を人工授精に連れて行くことについて、興味深い見方をする親がいる。

　——それはなんだかおかしいと感じました。それは行き過ぎなのではないかと思ったのです。わたしは息子のステュワートに、わたしとスチュワートの父親がセックスしているところ見せたくないし、本当に、子どもはすべて知る必要はないと思いました。（女性、メルボルンのフォーカスグループ）

家族の歴史を記録する

親たちの中には、子どもたちの妊娠・出産に関連する思い出の品のようなもの

すべてを入れた入れ物やスクラップブックを持っている人もいる。また子どもたちが通常、何度もくり返し話してもらいたいと思うような絵本のようなかたちで記録を保管している人もいる。もう一つの方法としては、リオニとウォレン、アイリーンとピーターのように、特別な言葉や子どもとの会話をメモして残している親もいるし、自分たちもそうしておきたかったと私に言った親もいた。

　——ぼくのその記録すべてがすばらしいわけではないよ。でもケン、君はほかのカップルに、このことは全部日記に残すべきだと言っておくべきだよ。だって、誰だって忘れてしまうだろう。(ウォルター)

　カウンセリングやソーシャルワークの分野の専門家たちがよく使うものに、「ジェノグラム」と言われるものがある。ジェノグラムは、祖父母、母親と父親、母親や父親の兄弟姉妹、その子どもたちというようにたどっていくもので、異なる人たちの関係の絵地図（家系図と似ている）を作る方法である。提供精子を使って家族になった場合には、ジェノグラムは、みんながどのようにより大きな家族に属しているかを知るのに、とても便利なやり方になるのではないかと思われる。その中にはドナーもいて、ドナーはその家族に貢献してきたという点から見て存在しているが、でもそれに積極的に関わっているという意味では存在していない人というように表される。（家族におけるドナーの地位については第9章でさらに述べよう）

愛情を示すメッセージは双方向

　提供精子を使った人工授精の助けを借りてつくられた家族には違いがある。その一方で、その違いは否定的なものではなく、他のすべての家族と共有している共通点のほうがはるかに多い。そのことに気づくことも大事である。こうしたことで最も重要なことの一つが、もちろん、親が子どもに対して持つ愛情である。
　大人たちは、子どもを愛し、世話しながら、子どもとともに人生を歩むことを選択するときに家族をつくる。そこに潜在する両親の愛情というメッセージは、子どもたちが過去においても、そしていまも、とても望まれているということであり、このような愛情あふれる環境の中で育つことで、子どもは安定感や強さを感じる。

愛情を示すメッセージに関して、それは双方向だと考えるのが好ましい。親たちが、その子を求め愛しているので、ある意味、その子どもたちこそ、親を母親とか父親にして、両親を愛して、親に贈り物をしているのである。

　　——愛情はわたしたちの不妊に勝るものです。卵子や精子といった狭い類のことにとどまらないのです。わたしはどんなに子どもを欲しいと思ったことか、そしていま、わたしたちは子どもを持って、あの子は永遠にわたしの娘で、そのことがわたしにどんなに重要かということを言っているのです。(女性、ロンドンのフォーカスグループ)

　たくさんの物語の中で、子どもたちが自分たちの事の起こりについて学ぶときのその反応から、愛情がどんな役割を果たしているかを見るのは興味深い。子どもたちの中には、親に対して愛情に満ちあふれる言葉を言っている一方で、ドナーのために、たとえば愛情の贈り物を示したり、ドナーへの感謝を示すために、プレゼントを買いたいという子もいる。これらは本当に肯定的な反応である。

　反対に、何年か前に書かれた「生物学的な子どもでない子にどうやって話すか」という専門的な論文のタイトルを目にするとき、私はほとんどの読み手が、この類いのアプローチが潜在的に否定的で、傷つける効果があるということに気づくのではないかと思う。その論文は親たちとって、本当にたくさんの役に立つ手引きを含んでいるが、そのタイトルは家族が持っている肯定的な面を強調するよりも、むしろその家族が逃してきたことに焦点を当てている。そうではなくて、自分が家族になくてはならない存在で、家族の誰もが愛されていて、大事にされているということを強調すれば、子どもにも愛しているという、非常に強いメッセージを伝えることになる。

　最も重要なこの章をまとめるにあたって、私が話をした親たちの経験は、読者にとって、大変助けになるはずだと結ぼう。そうした親たちの回想や反省は、愛情があることでどのように家族づくりに至ったのかとか、そのことを自分は子どもにどう話すかを模索する際の、自信づくりを助けるだろう。そして、読者に間違いなく実践的なアドバイスや、ひらめきを与えると思われる。

[訳者注]
* 提供精子を使った人工授精を受けた人やこれから受けようとする人たちのためのグループ。

[参考文献]
1 Clare Murray(2000) What do we know about the children? Presented at a conference on Gamete privacy: should egg and sperm donors be anonymous? Organised by Progress Educational Trust and Dr Françoise Shenfield.
2 Anna Rumball and Vivienne Adair (1999) Telling the story: parents' scripts for donor offspring. *Human Reproduction* vol 14 no.5 pp 1392-99.
3 Aline Zoldbrod and Sharon Covington (1999) 'Recipient Counseling for Donor Insemination' in *Infertility Counseling: A Comprehensive Handbook for Clinicians*. The Parthenon Publishing Group: New York. pp.325-344.
4 Leonie and Warren Hewitt(1998) Telling our children about their donor conception. Unpublished paper presented at the Donor Issues Forum, Adelaide, South Australia.
5 Clare Murray(2000) What do we know about the children? Presented at a conference on Gamete privacy: should egg and sperm donors be anonymous? Organised by Progress Educational Trust and Dr Françoise Shenfield.
6 The Victorian Standing Committee on Adoption and Alternative Families, and the Victorian Infertility Counsellors Group. (1995) *Donor Families: Raising the issues.*
7 Suzanne Midford(1988) How to tell your child that he or she is not your biological child: A guide for adoptive parents, step parents, parents of children born via the new birth technologies and other guardians. Presented at Adoption and Permanent Care International Conference, the University of Melbourne, Australia.

第8章

他の人に家族のことを話す

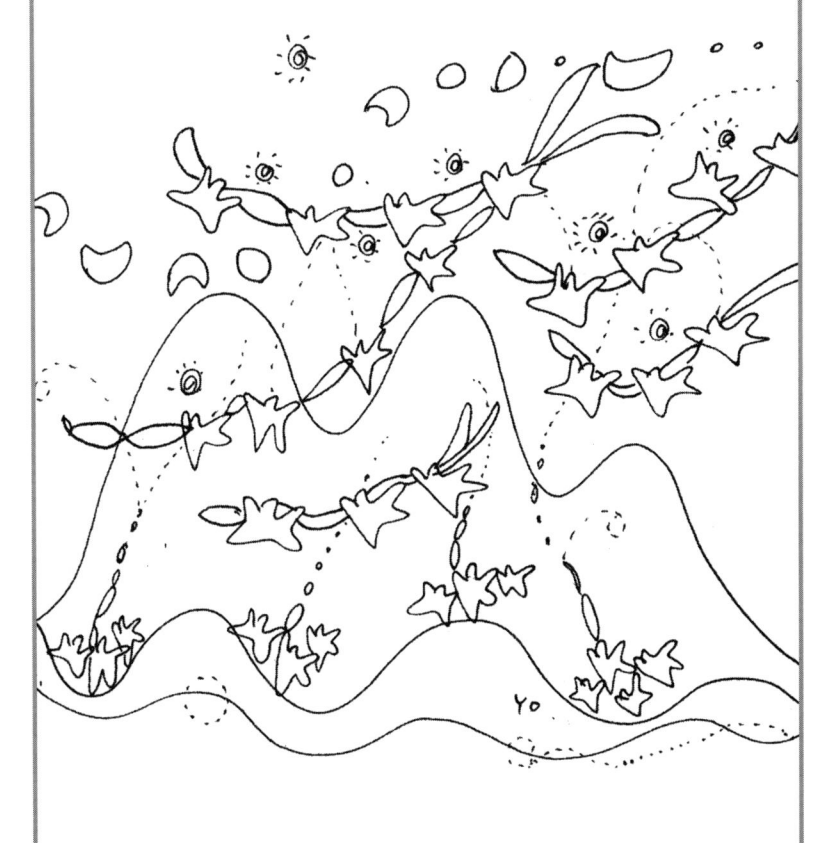

TALKING TO OTHERS ABOUT YOUR FAMILY

子どもたちは、親が大事なことを話していると「気づく」と、とくにそれが自分たちのことであれば、当然、その子にとって特別信用できる大事な人たちに、その新しく知ったことを話したくなるだろう。提供精子を使った人工授精で家族ができたことを子どもに話せば、子どもたちは必ず他人に話したくなるといってもいい。すでに親が、友だちや家族に打ち明けていたとしても、親は子どもたちが誰に話すのか、またこうした人たちがどう反応するのかまではコントロールできない。そのため、こうしたことに戸惑うことになる。

　　——もし子どもに本当のことを話すなら、次の日に、その子が近所の人や幼稚園の子どもたち、または街中で自分の友だちに話すかもしれないということを頭に入れて、覚悟しておく必要があります。そして自分がどう対応するか、あらかじめ知っておくことが必要です。(ベティーナ)

子どもたちが「誰に話すだろうか」という心配を減らすためにも、一つの手段として、とくに子どもが事実を知った時点で、親自身が「この人なら」と思う人に話しておくという手がある。とくにそれは多くの人にとって、それまでに聞いたことのないような話であるだろうから、話しておけば、他の人にも心の準備をしてもらうことができ、また、親がそうした人たちに、子どもたちにどう対応して欲しいか話して、助けてもらうこともできる。こうすることで、「まあ、なんてことを言うの」とか、「そんなこと、あり得ないよ」とか、「そんなこと、聞いたことないわ」みたいな返事を子どもたちにする可能性を回避することができる。

提供精子を使った人工授精を使ったことを、子どもたちにとって大事な人たちが知っているときのもう一つの利点は、子どもが誰に話すのか、親が制約せずに済むことである。

　　——子どもたちに、「おじいちゃんとおばあちゃんに話してはだめよ」とは言えません。子どもが5歳にもなれば、「ねえ、ぼくのお父さんに会ったことある？」みたいなことを言いますから。(スヴェン)

　　——もし子どもに話すなら、ほかのみんなにも話しておくべきです。(ベティーナ)

第8章　他の人に家族のことを話す

——息子に話した一週間後、あの子は電話で、叔母にそのことを全部話していました。わたしは、あの子がそんなふうにそのことをくり返し言っていることが信じられませんでした。あの子は、わたしたちの話を、あたかもわたしたちが誰かほかの人から腎臓や他の臓器をもらったみたいに聞いていたのだということを、改めて知りました。(ベティーナ)

——ぼくたちがその叔母に、「あの子の説明していたこと、理解できました？」と聞くと、彼女は、「ええ、上手に説明していたと思うわ」と言いました。(スヴェン)

親たちは子どもたちが誰に話すかについて、ある程度子どもに任せざるを得ない。それでも子どもたちと、肉親以外の人、とくに他の子どもたちに話すことがいいことなのかどうかについては、話し合うことができる。

—— わたしたちは娘にこう説明しました。「そのことを話してはいけないといっているのではないけれど、ただあなたはほかの子たちより早くから赤ちゃんがどうやってつくられるかを学んでいるの。だからって、あなたがお友だちにどうやって赤ちゃんができるかってことを話したら、その子のお父さんとお母さんはいやな思いをするだろうと思うの。だからまだ、これはあなたのお友だちに話すことではないのよ。友だちのお父さんやお母さんは、その子にあった時期や段階で、つまりその子たちに教えてもいいと思う時期を見はからって、話したいと思っているのよ」と言いました。
　子どもたちが聞いてきたのは、「エリックとかアダムとか、カーリーには話してもいい？」ということでした。それでわたしは、「もちろん、あなたたちの間で話すのはいい考えだと思うわ。でも、ほかのお友だちには必ずしも話す必要はないのよ。だって、ほかの子はあなたと違って、まったくわからないかもしれないもの」と言いました。(アリー)

こうしたことは、どのように「秘密とプライバシー」という問題が出てくるのかを示すよい例である。秘密という概念は、もちろん情報を伝えないことと関わっていて、こうしたことは恥ずかしいことだから、それは話題にしてはいけないのだということを暗に含んでいる。しかしプライバシーは、このことは家族に

関係していて、特別な人や、もしくは知っておく必要のある人とだけ話し合える話題だと認識することと関係している。多くの親と話してきた私の経験では、プライバシーの概念は、子どもや提供精子を使った人工授精で生まれた人にも簡単に理解されることの一つで、家族の大半の間では十分に分かりきっていることである。そのカギとなるのは、子どもが誰とどんなことを話せばいいのか親と考え、そしてまた、とくに子どもたちが年長になればなるほど、子ども自身が誰なら話していいのか、その境界を決められるように助けてやる機会を設けることである。

　——子どもたちは成長し、さらに知りたがるようになってきているので、わたしたちはただ「いいわよ。でも、お父さんもお母さんもみんなの前では話さないわよ。だってそれはプライベートなことだもの」と言いました。子どもたちもようやく、家族内の信用という感覚を持ったと思うのです。つまり、そういうことは家族の中で話すことであって、学校中の誰もが知っておくことではないのです。わたしたちは子どもたちに、実際、話してはいけないとは言っていませんが、でも子どもたちは話したいと思うときに、その場が話しても大丈夫そうな雰囲気かどうかを判断しています。子どもたちが判断しているのです。わたしたちがそうする必要はありません。（女性、メルボルンのフォーカスグループ）

　親たちは、子どもたちに、他の人から否定的な反応が返ってくる可能性について覚悟させておいたほうがいいのか、それとも実際に厄介なことを言われたら、そのときには助ける用意があるということだけを分からせておけばいいのか、迷っているかもしれない。このことから、私は私自身の家庭であった出来事を鮮明に思い出す。わたしたちの養子である双子の娘の一方が学校から帰ってきて、母親に「友だちから、わたしたち双子は養子にされたわけじゃない」と言われたと話した。この話が出て、娘は自分たちが養子なのかどうか、改めて確かめたいと思っているのだと気づいた。それは娘の友だちが、養子にされた子というのは「乳母車から盗まれてきた子」だと信じていたからだ。

　実際に子どもに、人から予想していなかったような反応が返ってくることもあるかもしれないと言ってしまうと、子どもが「自分から話すのはやめよう」と思ってしまう情況をつくってしまうことになるかもしれない。言い換えれば、誤

解されたり、からかわれたり、拒否されることを恐れて、子どもたちに隠さず正直であることをやめさせてしまうかもしれないのである。その他の多くのことと同じように、子どもたちは人生を通して、本当に多くのことを経験しながら学んでいく。そうやって学ぶ中には痛みを伴うこともあれば、楽しいこともあるだろう。全般的には、私は提供精子を使った人工授精で生まれた子たちには、自分自身のやり方を見つけられるようにしてやって、その子たちがこんなことがあったと話をしに来るときに、いつもそこにいてやるほうがより正しいのではないかと感じている。

——デスモンドは、「学校の知り合いには話さないで欲しい」と思っていました。わたしはそれを尊重しました。あの子は人とは違うから、自分がからかわれるのではないかということを心配していたのです。そして、結局、あの子の思っていた通りでした。デスモンドは（わたしたちのことが新聞に掲載されると）少しだけからかわれたのです。子どもについて、自分自身、子どもを持つまで知らなかったことは、子どもが非常に保守的だということです。子どもたちは違うということを嫌います。あの子は新聞に出て、有名になったことは嬉しかったようですが、でもいまはただふつうの男の子に戻りたがっています。（からかいは）数日続きましたが、わたしはあの子に、「ほらね、みんなあなたのことをちょっとばかり多く知ったこと以外に何も変わっていないじゃない。それっていいことよ」と言いました。（ロマーナ）

——デスモンドは数日でそれを忘れてしまいました。（グラント）

　親は、自身や子どもが遭遇するかもしれないあらゆる不測の事態に備えることはできず、子どもたちに出生のことを話せば、いずれその子たちが他の人にそのことを話すことも避けられない。こうした人たちの中には、必ず、提供精子を使った人工授精が「規範」からずれているからと寛容さに欠ける人がいるだろう。しかし、また支えとなり、理解を示してくれる人もいるだろう。
　もちろんこれは、すでに親たちが打ち明けている人に対しても言えることである。ある人は、他の人よりも肯定的な反応をするだろう。親たちの中には、自分たちが受けそうな反応を見極めるために「様子を見るための話題」を投げかけたりする人もいる。たとえば、そうした親たちは、ヒト人工生殖、体外受精、代理

懐胎、提供精子を使った人工授精に関するニュースについて話してみたりする。他の人からのコメントは、実際のところ自分自身の情況にどんな反応をするかを示すものではないが、その一般的な問題に対して、その人たちがどのように理解して、どんな姿勢をとっているかという目安を与えてくれる。

　もちろん、あらかじめ自分のした選択を理解し、協力してくれる人を知っておくことはとても助けになる。自分が不妊で悩んでいるときに、初めてこうした人を見つける可能性が高く、また同じ状況にある人と提供精子を使った人工授精で家族を持つ次のステップについて話をすることもあるかもしれない。他の人にそのことを知っておいてもらう必要があるといつ感じるかについては、人それぞれである。しかし第2章で見たように、人は不妊の問題に直面したり、治療を受けているときに、支援を求めて他の人と話し始めることがよくある。

　　——わたしたちは叔父に、自分たちのやろうとしていることを話すために会いに行きました。叔父はわたしたちが何をしても、わたしたちの味方だと言ってくれました。（女性、メルボルンのフォーカスグループ）

　　——わたしたちは治療の真っ只中にそのことを話しました。親しい人に、いま自分たちがしていることを話したのです。友人、親、そして家族の何人かに話しました。そうするのはいいことです。（ロマーナ）

　　——わたしたちは最初の人工授精で妊娠したので、長いこと治療をしたわけではありません。でもわたしは、ずいぶん長く治療をしてきたたくさんの人たちと話をしてきました。それで、とくに女性は、ほかの女友だちや親戚に話をして、協力を得る必要があると強く感じていて、折を見て話す傾向があるようです。（オリヴィア）

　一般的に家族や友人に求められる支援は、たいてい情緒的なものであるが、その一方でより実践的なレベルでの支援も必要とされているかもしれない。

　　——ほかには、治療をしていくために金銭や経済的な支援が必要なため、親に話さなければならないという側面もあります。（ウォルター）

他の人に話すもう一つの利点は、サポートを受けられるだけでなく、自分たちが経験してきた苦労を正しく認識してもらえることで、より深いレベルで妊娠の格別の喜びや、待ち焦がれていた子どもの誕生を、その人たちと分かち合えることである。

　――それはただアリーとぼくの間にとどまりません。ぼくたちの家族全体を巻き込んで、そのせいで、本当にぼくらを支援しようと味方してくれる人が次々と現れています。家族や友だちのなかに、ぼくたちに味方してくれなかった人とか、150パーセント支援してくれそうもない人は一人もいませんでした。話せるような家族がいて、ぼくたちは本当に運がよかったと思います。（トム）

　――わたしの兄弟姉妹はみな、あちこち離れていますが、全員大丈夫でした。ブリジェットが妊娠したころには、みんなとても協力的でした。（アンドレア）

　――いとこたちとローリーの妹、それにその妹の夫だけが知っていました。みんなは（ナイジェルが生まれた）その週にやってきて、赤ちゃんのためにプレゼントをくれました。誰もがただそれを受け入れて、「よかった、よかった」と思ってくれたのです。彼らに否定的なところはまったくありませんでした。（エヴリン）

カップルの中には、人に提供精子を使うと決心したことを話すうえで、一番いい方法は、誰にも言わずにやってしまうこと、つまり、他の人にはすでに「してしまったこと」だと話すのがいいという人もいる。治療の最中、そのことを話したくなかったり、知ってもらう必要はないと思う人に対しては、ときには妊娠を機会に話したほうが簡単である。

　――ぼくは、人に話すことで緊張する人に、「急いでいますぐ話す必要はない」とアドバイスしたいと思います。何を話すかを決めなければならないのは、実際に人に本当に話すような出来事があったときです。あらかじめ話しておくことには、あまり意味がありません。ぼくたちは（自分たちの親に）悪いニュースといいニュースを話しました。悪いニュースは生まれてくるのは提供精子を使った人工授精でできた赤ちゃんだということ、そしていいニュースは、オリ

ヴィアが妊娠してぼくたちに子どもができるということでした。ぼくの兄がすでに子どもを養子にするという経験をしていたし、両親にとっては孫ができることが大事で、遺伝のことなどは完全に二の次でした。本当にとても前向きに受け止めてくれました。（ウォルター）

――ぼくたちは、そのことをあらかじめ親に相談したりしていませんでした。実際にやったあとで話をしました。「まあ、こんな情況だから、これが解決法で、それでぼくらはそう決めたんだ。もし孫を持ちたいならそれを受け入れるか、でなければあきらめてもらわなくちゃいけないよ」と言いました。誰もがそれを受け入れて、本当に喜び、以来、両親と話をするときに、それが大きな話題になるようなことは二度とありませんでした。（スヴェン）

このやり方はある人たちにはいいだろうが、なかには、自分たちと親しい人たちにも秘密にしておくということに余分な負担を感じる人もいる。

――治療のときに、みんなと待合室にいながら誰とも話せなかったことが、わたしにはとてもストレスでした。わたしは話さずにいられませんでした。そのことを誰かに聞いてもらう必要がありました。それでわたしは看護師に目をつけたのです。仕事に行かなければいけないストレスとか、治療の間は早起きしなければならないストレスとかがあるけれど、そうしたことは軽視されてはいけないのです。わたしたちは誰とも話していなかったら、屋上で叫びまくりたいと思っていました。（リオニ）

カップルの知り合いのなかには、そのカップルが妊娠するのが難しいと知らされている人もいれば、カップルがクリニックに通っていることや、妊娠しているかどうかを知るのに、毎月待ちながら重苦しい思いをしていたり、緊張したりしていることに気づいている人たちもいるだろう。でも、そういう人たちでも、カップルが提供精子を使った人工授精を使うと決心したことを知っているとは限らない。カップルが妊娠すれば、みんな質問してくるだろうし、反対に、もし友だちや親戚が「これはデリケートな話題だ」と気づけば、自らカップルと直接に話すことを避けるかもしれない。しかしおそらくそうした人たちの間ではこのことが話題になっているだろう。

多くの親にとっては、提供精子を使った人工授精のことを他の人たちにいつ話すかに関係なく、人がどのように反応するのかは不安なものである。しかし、親たちが否定的な反応をされることを恐れる様子を見せないこともよくある。

　——わたしたちがみんなに話したとき、それは文字通りみんなにでした。わたしたちは家族一人一人のところへ行って、子どもたちがどうやってできたのかを話しました。わたしは、あの子たちが何の恐れもなく、どこにもでも行けるようであって欲しいと思っていたのです。わたしは、人に話すときに、子どもを連れて行ったことはありません。というのは、もしその人たちが子どもたちを否定したら、その否定している様子を子どもには見せたくなかったからです。でも、子どもたちが否定されることはありませんでした。みんな、ありのままの子どもたちを愛してくれています。ある意味、子どもたちはすでに家族のみんなと関係ができていて、だからそうしたことは問題ではなく、思っていたよりもうまくいきました。それにみんな、わたしたちの行動がここ数年おかしかった理由をようやく理解できたのです。（女性、メルボルンのフォーカスグループ）

なかには、運悪くそのような前向きで協力的な反応を得られなかった親もいる。家族や友だちのなかに、どうやって家族をつくったのかというその話に、なかなかなじめない人がいることも珍しくはない。提供精子を使うことを検討していたときに、自分も自身の考え方を調整しなければならなかったこともあるかもしれないが、それと同じことであろう。

　——わたしたちが提供精子を使った人工授精をしに行っていたとき、デイヴィットの母はとても親切で、上の二人の子どもをみてくれました。でも子どもが生まれたとき、義母はその子を抱きませんでした。（女性、メルボルンのフォーカスグループ）

　——わたしの両親は、少しばかりオロオロしていました。母はそのことにまったくなじむことができず、息子たちが提供精子でできたことを忘れるのに、何年もかかりました。最近では、そうした考え方になじんできてはいますが……。（スーザン）

——わたしは当時90歳になる叔母に話しました。叔母はそれを受け入れることができませんでした。叔母が息子をわたしたちの子ではないと考えているのがわかります。（女性、メルボルンのフォーカスグループ）

　——わたしたちの親はすこしばかり驚いていましたが、でも「いいじゃない、あなたたちがそうしたいと思うなら、やってみなさい」と言いました。（ベティーナ）

　読者も推測するように、なかには提供精子を使った人工授精を使って家族をつくるという考え方に慣れるまでに、時間のかかる人もいる。親たちがその問題に向き合わなければならなかったのと同じように、他の人もこれが家系に何を意味するのか、不安になっていたり、本来ならばいるはずの遺伝的なつながりのある子どもを失ってしまったような感じがしているのかもしれない。そうした感覚は、継続的なものであるかもしれないし、一時的な場合もある。

　——わたしの父と、父の妻は、エリーを13番目の孫と考えて、あの子を二人のほかのすべての孫たちと同じように扱っています。唯一違うように扱い始めているのは、家系的な特徴が話題になるときです。一度か、二度だったと思いますが、父が「なあ、エリーがプロバジア家の子だったら、違っていただろうな」と言ったことがあります。わたしはその言葉に少し傷つきました。あの子はもちろんプロバジア家の子です。そして父は、「なあ、ワシのいうことがわかるだろう」と言いました。そして実際に父が言おうとしていたのは、遺伝子のことや生物学のことで、父はそのことを意味していたのです。（アンドレア）

　祖父母には、孫たちが遺伝的に祖父母とつながっていても、家族とまったく「別」の特徴が強く現れて、血縁関係がないように見えることがあると、あらためて話しておくといいかもしれない。
　提供精子を使った人工授精の問題を十分に理解していなかったり、それらにどう対処すればいいのか分からないとき、人は時々、不適切なことを言ったり、発言を避けることがある。

――前に、誰かが本当の親たちについて言ったことがあって、わたしは「でも、わたしたちが本当の両親ですよ」と言わなければなりませんでした。言葉で伝えることとか、人を教育しようとすることが大事なのです。「ドナー」という言葉を使うことで、はっきりと姿勢を貫く必要があります。（女性、メルボルンのフォーカスグループ）

　――わたしは母に話しましたが、以来、そのことは二度と言われていません。両親は提供精子を使ったことを知っていますし、知ってよかったと思ってくれています。でも二人はそれを言う必要はないのです。（女性、ロンドンのフォーカスグループ）

　カップルが友だちやあるいは家族と十分オープンに話をしていない場合には、カップルは親しい人にどうにかもっと理解してもらえるようにしなければいけないと感じて、その問題を持ち出すような場面も出てくるかもしれない。

　――テリーの父親はテリーが不妊であることを知っていますが、ハミッシュの出生の経緯を知りたがりませんでした。わたしは、「あの、お義父さんにお話しますから聞いていただきたいんです」と言いました。わたしたちは義父に、この子を持つためにどんなに苦労してきたのか、理解してもらいたかったのです。（女性、メルボルンのフォーカスグループ）

　親たちが家族づくりに関して、自分たちのした選択に大きな自信を持っていれば、周りの人にオープンに話せるようになる。他の人たちがこうした選択を受け入れ難いと思っていたとしても、自分たちが自信を持って行動し、他の人たちが受容してもいいと思えるようになるまで待つことが大事だと、多くの親たちが考えている。

　――もっとも大事なのは、カップルがしっかりと決断することで、ぼくは親など誰かが同意しないとしても、自分たちが正しいと思うことをするべきだと思います。（スヴェン）

　――それをよくないと思う人たちですが、それは彼らの問題であって、ぼくか

ら歩み寄ろうとは思いませんでした。彼らがもし家族として、ぼくらと一緒に何かしたくないというなら、それも彼らの選択です。でも、このようなことは一度も起きませんでした。(グレッグ)

　提供精子を使った人工授精や自分の家族のことを「当たり前にしてしまう」という考え方もある。それは、以前なら間違いだと思われていた出来事を理解し、その心配や懸念を減らしていくという一連の流れである。自分の子どもや他の人たちと話をすることは、自分の家族づくりが自分自身の心の中でも「当たり前」のものとなり、また同時に、相手も「当たり前」と考えられるようにするのに役立つ。
　加えて、オープンであることで、他の人を教育する機会も得られ、それは最終的に社会的な容認を促し、偏見や誤った情報をなくすための一助にもなる。目指すべきはコミュニティの中で、提供精子を使った人工授精は違うけれど、その違いはより良いとか、より悪いとかを言っているのではない、ということを分かってもらうことである。それはただ違っているにすぎないのだ。

　　――ほとんどの人が肯定的に受け止め、ほとんどの人が好奇心から質問したがりますので、わたしはそうした人たちを教育しています。自分たちが不妊ではなくても、自分の子どもたちの中に不妊になる人が出てくるかもしれません。だから不妊について知る必要があるし、みんなその子どもたちやその子のパートナーを、どうやって支えていくのか知っておく必要があります。それに、いまは不妊ではなかったとしても、ウィルスとか精巣ガンなどで明日不妊になることだってありますから。(リオニ)

　　――すぐに、(78歳と71歳の)近所の人たちが、「ねえ、どうやって彼女は妊娠したの」と言いました。わたしたちは、二人にとても簡単に話しました。というのは、二人が詳細を知る必要はないからです。二人は、「それはすばらしいわね」と言いました。そしてわたしたちがどうやってそれをしたか、もちろんみんなが知りたかったわけではないけれど、みんなに聞いて欲しかったんです。実際には、人から「それで、どうやって子どもができたの」と聞かれるようなことは、エリーが生まれるまではありませんでした。でもそれでよかったんです。(アンドレア)

第8章　他の人に家族のことを話す　245

自分が話したことに対して、人は本当に多くの異なった反応を見せるだろう。そしてこれは通常、理解度に影響を受けている。以前、自分は、他の人から懐疑的な目を向けられたり、不安にされたり、十分に理解してもらえなかったりしたことがあっても、子どもたちはそんな壁を突破して受け入れてもらえる可能性がある。

　　——子どもが生まれればすべてが変わります。提供精子なんて使いたくなかったと思っていたとしても、子どもがいるところでは、誰もが幸せで、抱えていた問題なんてたぶん忘れてしまうのです。（ベティーナ）

子どもたちに話すのと同じように、他の人たちに話せば、その情報の伝えられる範囲は親のコントロールできる範囲を超えて伝わっていくことになる。他の人たちは当然、与えた情報の扱いを自分自身で決めていくことだろう。しかし親たちも、その情報の扱い方に関して、自分たちが何を期待しているのか、どこまでなら話してもいいと思っているのかを説明するといいだろう。

　　——ぼくたちは、ぼくらのきょうだいに、彼らの子どもたちにこのことを話すかどうかは「君たちしだいだ」と言ってきました。そこに立ち入るのはぼくらの責任ではありません。もし姪が何か聞いてきて、説明を必要とするなら、そのときにはぼくらは心から喜んで、姪にそのことを話します。（トム）

何人かの親たちが向き合うことになるもう一つの問題は、自分の子どもはいまだ自分の出生のことを知らないのに、他の人が知っている場合にはどうするかといった問題である。子どもたちの年齢が高くなるまで、子どもたちに出生について話すのを待っていれば、その待っている間に、家族のできた経緯を知っている人たちにその情報をどうやって管理してもらうかという問題を自分自身がつくり出すことになるかもしれない。親の立場からそれを見れば、支援を得るために、他の人にそのことを話しておくことは必要である。しかし同時に、もしこうした人たちが、まだそのことを知らない子どもたち話してしまったら、明らかに意味がなくなってしまう。子どもたちは、自分の人生の中でもっとも愛してくれている人、つまり両親から提供精子を使った人工授精による出生のような重要な情報を教えてもらうことが大事である。したがって、もしこのことを子どもに話す前

に他人に話すならば、こうした人たちに、その子たちの成長や発達に応じて「子どもには自分たちから話すから」と断っておくほうが賢明である。また他の人に、大人のほうからこの話題を取り上げて子どもと話すのではなく、子どもがその問題を取り上げたときに、そうした人たちに「適切に対応してもらいたいし、そう期待している」と、言い添えておいたほうがいいだろう。

　親たちがいつ、どのように他人にその情報を話すかは、自分の話すその人が自分の「親しい人」のネットワークの一部なのか、もしくは対外的なネットワークの一部なのかによって変わるだろう。ある人たちにとっては、親しい人のネットワークの中心は家族である。また別の人たちにとっては、友だちであることもあり得る。もしくはほとんどの場合、その両方である。それぞれの場合において、親しい人のネットワークは、愛情や支援する気持ちの強い人たちによって形成されていて、人との関係に大きな意味をもっている。そのため、そうした人たちが提供精子を使った人工授精の助けを借りて家族をつくるという自分の決断を理解して受け入れ、支持してくれるだろうという希望や期待感がある。これを自然にこなす人もいるかもしれないが、一方で、何を求めて、どんなふうに自分や自分の家族が支援してもらいたいと思っているのか、言って欲しいと思っている人もいるかもしれない。

　　――家族を含めて、みんなが知っていますが、誰も子どもたちにそのことを話しません。みんな、わたしに話してきます。わたしは母親には、「それについて、子どもたちと何か話してみたらどうかしら。話してみてよ」と言ってきました。子どもたちが誰とでも、それについて話せるようであって欲しいのです。（女性、メルボルンのフォーカスグループ）

　自分に教育する役割があると思うことは、親たちに余分な負担をかけることにもなる。しかし多くの人にとって、提供精子を使った人工授精は潜在的で極めて新しい話題であり、そうした人たちは、彼らが抱えているかもしれないよく分からない部分について話をする機会を必要としているかもしれない。それだけでなく、もっともっと情報や説明してもらうことを本当に必要としているかもしれないということを、覚えておくことも大事である。話し合うことで、そうした人たちは支援したり、理解を示すために、さらにもっとしっかりとした姿勢をとるようになるかもしれない。

――わたしは、本当に大事な友だちには説明する義務があると感じていました。彼女に全部を話すと、「本当なの。あなたが子どもたちとどんなふうに過ごしているかを見ているとき、しょっちゅう"何かがある"とは感じていたけれど、なぜほかのお母さんと違うと感じるのか、その理由はいままでわからなかった」と彼女は言いました。それでわたしが、「そうね、この子たちはわたしへの贈り物なの」と言うと、「それでわかったわ。あなたが話してくれたこと、光栄に思うわ」と言いました。それはとても前向きな反応でした。彼女はわたしたちが何かすごいことをしてきたと思わせてくれました。人にそんな話をしたのは本当に久しぶりでしたから、自分のことを本当によくやったと思いました。秘密にしておくつもりで彼女に黙っていたわけではなく、ただプライバシーの問題として言っていなかっただけです。（アリー）

　もし、愛情が友だちや家族を結びつけていると考えられるなら、友だちも家族も、自分にとって一番いい結果となるよう取り計らってくれることを期待する。しかし、すべての親たちが本当に親しい間柄の人たちだからといって、話しても大丈夫だと思っているわけではない。とくに提供精子を使った人工授精の善し悪しに関して、頑固な道徳観を持っているだろうと思われる人たちに話すのは危険かもしれないと思っている。

　　――わたしは家族の誰にも話していませんでした。わたしの姉たちは道徳主義者なのです。だから家族とはまったくこれについて話していませんでした。でも町の噂から家族が知って、それが最後には悪い結果を招くことになってしまいました。義理の兄の一人は、わたしが自分から話さなかったのでがっかりしたと言い、もう一人の姉と姉の夫はとても怒って、わたしと口を利いてくれませんでした。わたしは家族に話さなかったことを、とても後悔しています。（エヴリン）

　私は数年前に、生殖技術に関して、何が受け入れられて何が受け入れられないかが書かれているカソリック教会の「回勅」（ローマカソリックからの書簡）について「論評を書いて欲しい」と頼まれた。その回勅は、おおまかにいうと、新しく開発されているものに対して非難する姿勢を取っていて、そうした技術は教会の考え方に反するものだと書いてあった。私は、ローマカソリック教会はその歴

史や長年の見方から、そのような立場をとらざるを得ないと説明した。しかし、子どもは神からの贈り物であると信じている教会なのに、神が贈り物を与えるためのその方法を「制限すべきだ」と言っているのはおかしく思えると述べて、その文章をまとめた。

とても強い道徳観や宗教観を持っている人たちは、潜在的に、提供精子を使った人工授精を家族づくりのための正当な方法として受け入れることに抵抗を感じている可能性がある。しかしその一方で、そういう信条のある人はみな、提供精子の使用を受け入れないだろうと、勝手に決めつけてしまうのも賢明ではないかもしれない。

> ——ぼくはとても保守的で、宗教に熱心な叔母のオパールに話しましたが、叔母はまったくそのことを問題としませんでした。彼女は、「誰よりも愛される赤ちゃんになると思うわ」と言ってくれて、ぼくはそのとき「みんなに話そう」と思いました。そうしないと、みんなが自分を否定して、力になってはくれないだろうと、なにかひどく勝手に決めつけていることになるからです。ぼくはその恐れが、おそらくまったく大丈夫なときでも、リスクを犯してまでも人に話すのをやめようと思わせる原因になっていると思います。（グレッグ）

他の人、それもとくに親しい間柄の人と話す際に興味深いのは、そのことを話してもらう人たちが何を必要としているのか、それに配慮しているということである。すでに親たちが事実を話す理由について、いくつか述べてきているが、親たちが受け取るその反応は、しばしばそれを聞いている人たちが必要としていることと関係している。他の人たちからのコメントや質問は、おそらく自分たちの道徳的な立場をはっきりとさせたいとか、理解したいとか、表現したいということに関連している可能性がある。多くの人たちは、とくに最初は、自分自身の必要としていることや、この情報が自分にとって何を意味するかを理解すること、それにそのことが自分たちの人生にどのように影響するかということに、より目を向ける傾向がある。そしてその後、相手が必要としていること、またどうすれば相手をもっとも支えてあげられるのか、そうしたことを理解する方向へと目を向けられるようになるのである。

人がどのように自分自身の情況と情報を関連づけるか、その例を挙げよう。それは、私がかつて研究の一環として、ニュージーランドの産婦人科医にインタ

ビューしたときのことである。その人は、ドナーに対する自分の見方について話をしている最中に、当時のクライストチャーチのプログラムでドナーに医学生を使っていることを知って、とても深く考え込んでしまった。彼は最後に、「僕の息子もクライストチャーチで医学生をしているから、僕も（提供精子を使った人工授精の子の）おじいさんになることがあるかなと思ってしまうよ」と言っていた。彼は実際に何年も提供精子を使った人工授精をやっていたのだが、潜在的なドナーの父親としての問題を考えたときに、突然、本当に新しい意味、しかも個人的な意味が出てきたようだった。

いま一度、サポートグループに話を戻そう。サポートグループのメンバーは当然、愛情や責任といった意味で、必ずしも生来の親しい間柄ではない。でもサポートグループの人たちは本当のことを言おうと励まし、支えてくれるという意味で、確かに親しい間柄にあると言える。だから多くのカップルが、サポートグループでは親近感をもって、個人的なレベルで他の人と話すことができる。また無知だったり的外れなコメントとか質問をされることはないだろうと分かっているから、サポートグループは自分たちにとって価値があると話している。サポートグループの支援は重要であり、その理由は、グループのメンバー全員が似たような経験をしてきていたり、またはその渦中にあって、おそらく個人的にはこうした問題に向き合う必要がなかったような友人や家族よりも、より深く理解できるからである。

　　――わたしたち（親）はいろいろなことを話しますが、祖父母はどう対応したらいいのか訓練を受けていません。わたしたちはグループに行ってそうしたことを話しますが、祖父母はそうではないのです。（女性、メルボルンのフォーカスグループ）

このコメントは祖父母たちにとっても、サポートグループは利益があるはずだということを示唆している。それは、問題についてより深い理解を得られ、それについてもっと気軽に話したり、またどうすれば親たちをもっと支えることができるかを学ぶという意味からである。

定期的にミーティングに参加できる親たちは、とくにサポートグループの価値について気づくことになるが、ミーティングに参加できないとしても、提供精子を使った人工授精を利用する人たちでつくるグループの「ニューズレター」を読

むことで、親たちは他の人たちの経験を知ることができ、そこから理解したり、支えを得ることもあるだろう。さらに、さまざまな理由から家族や友だちに打ち明けていない親たちは、よく、サポートグループがどんなに自分の心の内にある「誰かと話す」という必要性を埋めてくれて、唯一、支援の手段を提供してくれていると語っているのを耳にする。

　数年前、クライストチャーチの不妊学会で、私が一般の不妊のサポートグループのプログラムの進行役をしたときに、カップル同士が不妊の問題を乗り越えるために互いに助けあう際、明らかにパターンがあることに気づいて興味深かった。プログラムには四つのセッションがあって、グループはたいてい10人に限定されている。私はもう一人の女性と司会をしたので、いうなれば、そのグループにもう一組カップルがいるようなものである。私たち二人がリーダーとして加わるのは男女両方の参加者にとってもいいことであり、そこではよく参加者たちが「男女両方の考え方がよく分かる」と言っていた。

　最初のセッションの間、不妊に関する話題はいつものように、それぞれの個人的な経験を中心に展開した。男性も女性も、痛みや苦痛を含めて、それが自分たちにとってどんなものだったのかについて話した。二つめのセッションでは、リーダーが何も口をはさまないまま、パートナーとの関係にもっと注目した話をして、三つめのセッションでは、カップルが親戚や友人とどのように話すかについてや、他の人たちとは違うことによって生じる自分たちの感情に焦点を当てた。四つめのセッションは、いつものように専門家たちについての話であり、つまり、専門家たちの妥当性や非妥当性、専門家からどんな喜びやフラストレーションが与えられたか、そして人はどうすれば専門家を最大活用できるかということに焦点を当てた。

　こうしたグループのプログラムについて私が興味を持ったのは、そのプログラムにやって来たほとんどの人たちが、最終的には、たとえば代表や副代表、会計係、事務局、もしくは組織の委員のようなリーダー的な役割へと移行していくことである。それはまるで、そのグループの中で自分のニーズが満たされたので、次に自分自身の状況を越えて他の人びとのニーズにも応えるような見方ができるようになったように思われる。つまり彼らは他人に貢献したり、他人の役に立つ自信を得たのである。

　私は、提供精子を使った人工授精で生まれた子を育てるとき、二つのプロセスが進行すると感じている。親たちは、まず自分自身のニーズに合わせて、不妊や

提供精子を使った人工授精を介しての家族づくりに関する問題に対処していく必要がある。次に、自分たちの子どもたちをもっと支え、より子どもたちのニーズに合わせる立場になれる。そして親たちは、ネットワークのメンバーたちに気を配り、さらに自分たちが属する広範なコミュニティのことをも考えられるようになるのである。

　次は、外部のネットワークについて述べよう。まずは学校の教師の話から始めるが、教師はよく、子どもたちは学校に来て、ありとあらゆる話をオープンにするので、親たちが秘密にしておけるわけがないと言う。

　　――ドイツ語に、「Kindermund」（子どもの言うこと）という言葉があります。（スヴェン）

　　――そうです、子どもたちはいつも真実を言うのです。（ベティーナ）

　子どもが何でも話してしまう可能性を考慮したうえで、自分の子どもへの予期せぬ不適切な反応を避けるために、教師たちにあらかじめ話しておくほうが賢明だと考える親は多い。これはとくに、学校で子どもたちに家系図を作らせたりして、遺伝学や系図学を教えることが次第に重視されてきている昨今、重要なことだと言えよう。

　　――わたしたちはクラスの先生一人ひとりに話をしました。というのは、もしそんなことがあっても、先生があからさまにショックを受けたり、信じてもらえないようなことがあっては困るからです。（女性、ロンドンのフォーカスグループ）

　また、たとえば子どもたちがもっと年齢が高くなっていたり、あまり自分たちのことを公にしたがらない場合、「必要なときに、必要な情報を」教師たちに話せばいいと考える親もいる。

　　――教師が生殖や生殖補助の方法を課題に出して、息子がその課題について書けなかったときに、わたしは教師に話すことにしました。息子は（課題を書かなかったことで）教師から本当に一方的にものすごく批判されたのです。わ

たしは教師に電話して、なぜ息子が書けないのかについて話し、そして彼女は事情を知ってとても喜んでいました。（女性、メルボルンのフォーカスグループ）

　教師たちがクラスの中で、デリケートな事柄をどのように扱うかは、子どもの提供精子を使った人工授精に関する気持ちを手助けするうえで非常に重要だと言える。しかし、親が教師とそれについて話す時間をとらなければ、教師たちがどんな行動を取りそうなのか知る由もない。これは子どもを守るための手段だという見方もできるし、また積極的に教師に対して教育しているともみることができる。教師たちがもっと認識していてくれていれば、さらにクラスの中の他の子どもたちなどの理解をも助けることになる。
　教師に話せば、提供精子を使った人工授精を大きな問題にしてしまうことになると考えるべきではない。それはある意味、教師に子どもの健康状態や家族の情況を話すのと似ている。そうしたことは、子どものバックグラウンドについての詳細であり、それはクラスの中で出てくる問題を教師がどのように扱うかとか、どのように対処するかに影響を与えることなのである。

　　――娘は９歳のときに、自分が提供精子を使った人工授精で生まれたことを授業で話しました。教師は娘のクラスの子への説明を助け、そして教師と子どもたちは授業を進めました。娘は学校の中で、自分が提供精子で生まれたことをそれからも話しています。息子は話しませんが、息子も最近（17歳ですが）「親しい友人何人かには話した」と言っています。
　　　（オリヴィアから提供精子を使った人工授精で母親なりたい女性への手紙から）

　その他、外部のネットワークの中で重要な人物と言えば、かかりつけ医だろう。かかりつけ医のほとんどは、人が妊娠できないという問題に直面するとしばしば最初の問い合わせ先になるため、提供精子を使った人工授精で妊娠出産したことを知っていることだろう。しかし、もしかかりつけ医が提供精子を使った人工授精に関わっていなくて、情報ネットワークの一部でなかったら、ある段階で子どもの遺伝的な経歴について質問してくるかもしれない。親によってはそのことを話してもまったく平気かもしれないが、その一方で、もしこうした質問をされたときに、とくに自分の子どもが一緒にいたとしたら、ある親は、どうしたら

第８章　他の人に家族のことを話す　　*253*

いいのか戸惑うことになるかもしれない。したがって、かかりつけ医や、もしくは実際に子どもに会う医者には自分の家族の情況を知っておいてもらうことが望ましい。

　——ピーターが生まれた2日後、「家族の中に何か遺伝的な問題とかありませんか」と聞かれました。ぼくらは経緯を話し、そして「わかりません、ぼくはこの子の遺伝的な父親ではないのですから」と言いました。すると若い医師は非常に憤慨し、恥をかかされたと思ったのです。その医師は、「そんなことを知りたくなかった」と言いました。（スヴェン）

　——でもわたしたちは、それはとても重要なことだったので、こんなふうに簡単に話すことができてホッとしました。ほかの人だったら、もっと恥ずかしがるのだろうと思いますけれど。もし自分がとても自信を持って話そうとすれば、問題ではありません。とにかくやってみなければいけません。最初は気恥ずかしいですけれど、二回目にそれを話すときには、もうそんなに恥ずかしくはありませんよ。（ベティーナ）

知り合いになっていくときに、親たちは、あらかじめ何をどうするかを決めておくよりは、実際会話をしながらそのことを話すかどうかを決めていくほうがいいと考えるようである。これは多くの要因に左右されるはずである。たとえばその人との関係の性質や、その知り合いとの意思の疎通、その人たちがどんなふうに反応するかは、ある特別なときに、それについて知ることが、その人に必要なことなのかどうかといったことに左右される。しかし、即時に決断することが求められる場合があるのはしょうがないとしても、それでも親たちがそうしたことが起こる前に、そのような情況にどう対応するかといったことを話し合っておくのはよいことである。

　——息子たちがもっと幼かった頃は、人は実際にはそんなに親しくなくても、何か声をかけてきました。もしそうした人が、自分の気にかけている人だったり、本当に偶然会った見ず知らずの人ならば、わたしたちはその時点でその話題を出すでしょう。でもそれは大々的に自分の子どもが提供精子を使って生まれたと言わなければならないのとは違います。（スーザン）

——「あなたのお子さんって、あなたにどこも似ていないわね。あなたのご主人はどんな方なの」と彼女は言いました。それが一度、「それについて話そうか、それとも話すまいか」と思ったときでした。それでわたしは、「実は、この子は提供精子で生まれたんです」と言ったのです。彼女は、根ほり葉ほりわたしに質問したわけではなかったので、少し引いてしまったようでした。彼女はただ自分が言ったことが何を意味するのか、そのすべてがわかっていなかっただけなのです。彼女はそうした一つひとつのすべてをつなげようとしていました。（女性、シドニーのフォーカスグループ）

——そうなればなったときです。そうなるまでにはまだ時間がありますし、その時になれば、ぼくは話をして、そして本当に思いやりのある反応を得るだろうと思います。でもそれが、その人間関係を脅かしそうだと思ったら、ぼくはおそらく思い直して、話さないと思います。（男性、シドニーのフォーカスグループ）

子どもが幼い間は、もちろん、家族の歴史を詳しく話すかどうか決断するのは親である。しかし結局、他の人に話そうという決断は、必然的に親たちからその子どもたちへとバトンタッチされる。よく、提供精子で生まれた人は、その事実を共有したいと思う人を決める権利を持つとともに、「情報の持ち主」になると言われる。

——子どもたちの年齢が高くなれば、何歳とは言えませんが、子どもたちの成熟度に応じて、子ども自ら細かいことに対処できると、あなた自身がますます感じるようになります。子ども自身に判断を任せて、子ども自身が話すのに任せておくこともできますが、でもまだしばらく自分がその子の親であるうちは、子どもたちに代わってそれをしなければなりません。（女性、ロンドンのフォーカスグループ）

——それは娘のことですし、娘がその情報を持っているわけですから、それをどのように話すかはあの子しだいなのです。（ブリジェット）

——デスモンドは年齢も高くなったので、ぼくはいままで以上に、デスモンド

が望んで自分から友だちに話すなら、それは彼の権利だと意識するようになりました。ぼくは、デスモンドの学校の友だちの親たちに話さないように、より気をつけるようになりました。(グラント)

こうしたコメントは、親たちが、成長過程にある子どもたちのニーズに気を配り、子どもたちにはこのことを誰に話すかコントロールする能力があることを理解しなければならないと言っているのである。

――本当に公にしようという決心は、ブリオニーが学校の「発表会」で、みんなに「自分は提供精子を使った人工授精で生まれたので、特別だ」と話したことがきっかけになりました。そしてそれがはじめて公にしたときだったので、夜になって先生がわたしのところにやってきて、「私は今日、興味深い話を聞きましたよ」と言いました。そして彼女はこう言いました。「私がその問題を、秘密という形では取り上げなくて済んで、本当にうれしかったです。というのは、もしそういう話をして、私がなおそれを秘密にしようとすれば、それは悲惨なことになっていたはずだからです。ブリオニーがそのことにとてもオープンで、本人がみんなの前で平気で話しているんだから、それはいいことなのだと私たちに思わせてくれました」(女性、メルボルンのフォーカスグループ)

――ハミッシュの友だちの母親が、「あなたはとってもお母さん似なのね。本当に信じられないくらいお母さんに似ているわ」と、ハミッシュに言いました。でもその母親は、ハミッシュが提供精子で生まれたことを知らなかったのです。それでハミッシュがわたしの腕を肘でつついて、「話してもいい、話してもいい?」と言いました。わたしが「それはあなたの決めることよ」というと、あの子は話しに行ったのですが、でもおじけづいて、「手伝ってくれない?」と言ってきました。それでわたしたちは話を始めたのです。その母親は、「それは素敵なことだし、それになんていいお父さんなの」と言いました。「私はあなたのお父さんを知っているけれど、あなたが願っているような最高のお父さんよ」と言ったのです。するとハミッシュは、「そうだよ。それとね、だからぼくはお母さんにとっても似ているんだ」と言いました。(女性、メルボルンのフォーカスグループ)

上記の言葉に見られる前向きな反応は、とくに母親と息子両方を肯定していて、母子双方に対して価値がある。それはまた、提供精子を使った人工授精のことを話すこと全体における、究極の終着点を映している。その終着点とは、最終的には、子どもたちが自分の家族の歴史をいいこととして、この情報を他の人に話せるほど、十分に安心して自信を持っている、ということを親たちが知ることである。

　　――わたしは娘がそのことをほかの人と話すことができて、もう本当にうれしいのです。娘はそれを秘密にしておかなければいけないというように感じていません。つまり彼女は、そのことを恥かしいとは思っていないのです。それはとてもよいことです。（リオニ）

　子ども自身が情報を「所有」していて、親は、その情報を子どもたちが誰にどう話すか、子どもたちが求めていることに気を配らなければならないという考え方を見てきた。しかしその考え方は、情報を分かち合うことに関連して、提供精子を使った人工授精で生まれた人が、自分の兄弟姉妹のニーズも尊重しなければならないということへとつながる。

　　――ぼくらは子どもたちに、「君たちは自分自身のことについては話してもいいけれど、でも弟や妹のことを話すことについては十分気をつけなくちゃいけないよ。だって、それはあの子たちのことで、あの子たちが話すべきことなのだから」と言うだろうと思います。（男性、メルボルンのフォーカスグループ）

　情報を共有する機会はさらに出てきていて、親たちが提供精子を使った人工授精で生まれた子どもたちを持つ別の親たちに話す機会ができたのと同じように、子どもたちもまた、提供精子を使った人工授精で生まれた子同士で、互いに話し始めている。これをさらに進めようと、オーストラリアのドナーコンセプションサポートグループ（DCSG）やニュージーランドの他の地域のサポートグループでは、ピクニックのようなイベントを開催して支援し、そこでは親もその子どもたちも出会いの場を持つことができる。これらに対する反応は、もちろんさまざまだろう。こうしたイベントは、自分たちの子どもに、同じような方法で生まれた別の子どもたちと出会ったり、知り合いになる機会を与えてくれるからと、子

どもや家族にとって得るものがあると考える親もいる。しかし、その反対のことが起こるのではないかと、不安を見せる親もいる。

　——わたしたちがそのグループに関わるようになってから、息子はこうした子どもたちといるときは、「居心地がいいんだ」と言います。（女性、シドニーのフォーカスグループ）

　——ほかにも君のような人がいるとか、君もあの子たちと同じような方法でできたんだと言ってあげることは、本当に貴重なことです。子どもたちはよそに自分の参考となる人を得たのです。それは、「自分はヘンじゃないし、自分だけがそうなのではなくて、自分もふつうなんだ」ということを知ることにもなるのです。（男性、シドニーのフォーカスグループ）

　——子どもたちもまた、いま、家族以外に話せる人がほかにいて、その人たちを信頼しています。（女性、シドニーのフォーカスグループ）

　——わたしたちは子どもたちに、「どうしてこれまで会ったこともない、こうした子どもたちとピクニックに行くんだろう」と思って欲しくないので、提供精子を使った人工授精でできたほかの家族とのいずれのピクニックにも子どもたちを連れていったことはありません。それは子どもたちに、「何か違う」と感じさせることになると思うからです。（アリー）

　自分が提供精子で生まれたことを知っていて、成人になっている人の多くもまた、サポートグループやインターネットのグループを通してつながりを持っており、サポートは単に親のレベルだけではなく、あらゆる年齢の提供精子を使った人工授精で生まれた人にも用意されている。
　将来的には、親や生まれてきた子たちが、もっと広範に及ぶ人たち、つまりそのパートナーシップからできた提供精子を使った人工授精で生まれた人のパートナーや子どもたちと情報を共有する必要性が出てくる可能性は非常に高い。どのように家族がつくられたのかは、彼らにとっても重要な情報である。

　——息子が年齢を重ねて、女性と結婚したいと真剣に考え始めたとき、ぼくが

そのガールフレンドにうちのことを説明することになるだろうと思っています。ぼくはこれまでと同じような、こうした質問をまた絶対にされることでしょう。彼女はおそらく家系図について興味を持つと思います。ぼくはそれをオープンにして、できるだけ多くの質問に答えられるようにしておく必要があると思っています。(男性、シドニーのフォーカスグループ)

　この章では、実際に、家族と家族以外の人たちとの関係性に焦点を当ててきた。私たちは親や子どもたちを一人の個人と考えることから、すべての家族メンバーが参加して、他人にどう話をするかを決めるという、家族単位で見る方向へと移行してきた。こうした変化は、その親たちの自信と安心が基本となっている。

第9章

家族と精子提供者

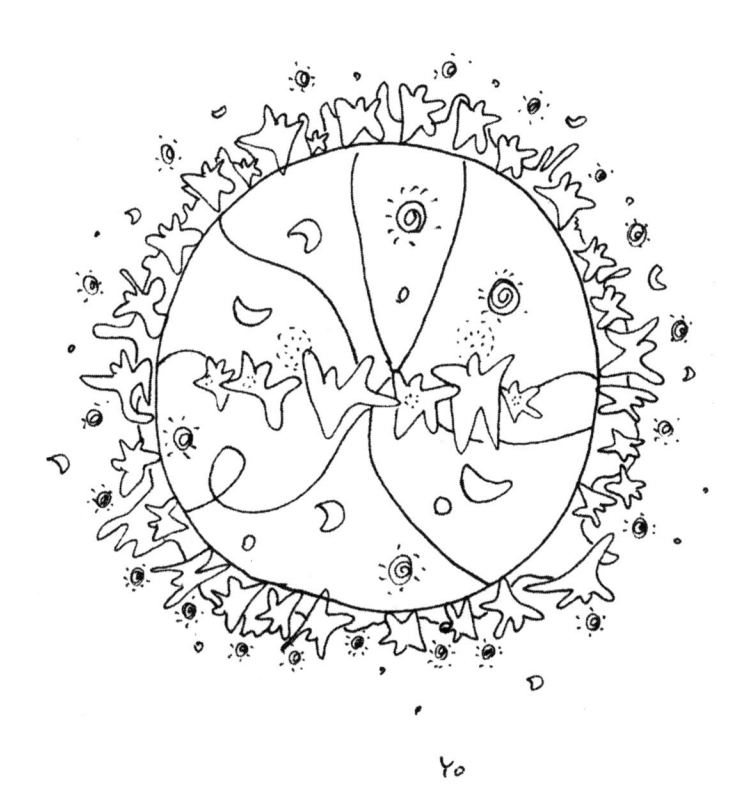

THE SEMEN PROVIDER AND YOUR FAMILY

——ドナーには本当に感謝の気持ちでいっぱいです。ドナーのことをそんなに考えるわけではありません。でも考えるときは、ドナーが贈り物をしてくれていなかったら、この子たちはいなかったのだと思うと、胸がいっぱいになって涙が出てきてしまいます。感謝を感じない人がいたら、その人はどこか恩知らずだと思います。(スーザン)

精子提供してもいいという男性がいるから、提供精子を使った人工授精の助けを借りて家族づくりをする。紛れもなく、こうした男性たちの中の一人(もしくはたぶん二人かそれ以上の人)が自分の家族に、ある部分で重要な貢献を果たしたわけだが、自分たちはこの男性をどのように見ているのだろう。そして提供者に対してどのような感情を抱いているだろう。もし自分たちが提供者と何かのかたちで付き合うことになるとしたら、その関係はどのようなものになるのだろうか。そして一番重要なことだが、自分の子どもたちは提供者をどのように見るのだろう。こうしたことはすべて考える必要のある難しい問題であり、親によっては実際には、あまりに難しすぎて、そうしたことを考えたがらないこともあると思われる。

——本当に奇妙な感じです。自分たちの知らない人たちの助けで、素敵な子どもを三人も持つことができたのです。子どもたちはわたしたちの結婚のなかで何よりも大切な存在で、でも、わたしたちはこの子たちを持てるように助けてくれた男性たちのことを何も知らないのです。(リオニ)

——息子が今年、家系図をつくったとき、遺伝的な父親についてどうしようか本当に困りました。わたしたちは息子に、「血のつながった父親の情報はほとんどないから、わたしたちが知っているわが家の父親を選んだら?」と話し、そうすることにしました。息子はすぐにそれを受け入れましたが、9歳にしてあの子はもう考え始めていたのです。(女性、メルボルンのフォーカスグループ)

——わたしはあらためて、「わたしたちは家族なのだ」と言いたいです。ドナーもいますが、でもわたしたちが家族なのです。(ロマーナ)

第9章 家族と精子提供者 **263**

エヴリンはドナーの存在に関して面白い側面も見ていた。

——彼はいつも悪者にされています。わたしたちはいつも「悪いところはドナーからきている」と言っています。悪いところは絶対に母親ゆずりではありません。(エヴリン)

男性にとって精子提供者になることが、最も一般的な行為になることはないだろうし、実際に、ほんのわずかな割合の男性しか精子を提供していない。ドナーの数がわずかしかいないのは多くのことに起因してきている。最もよく言われているのが、男性たちが生まれてくる子に、将来、身元を明かしたがらないせいである。

——ドナーに「連絡をとる権利」が欲しいという人たちに対して、コミュニティは何もわかっていません。コミュニティの人たちは最初、「そんなことをいう人は、ドナーの財産が欲しいんだろう」と言いました。それでわたしは、「生まれた人たちはそんなこと、心にも思っていないわ。あの人たちが求めているのは連絡をとることで、ドナーの物質的な財産ではないわ」と言いました。でもそんなことを言うのは、何も知らないからです。(エヴリン)

多くの人たちは、最初はドナーの視点から物事を見るが、この本は「情報を共有しよう」というそのテーマからも、もちろん匿名にすることに対し挑戦するものであり、生まれた人と家族のニーズやウェルビーイングが、精子を提供した人や医師たちのニーズよりもはるかに優先されることに基本を置いている。

秘密にしたり、事実を明かさない時代には、精子提供者のことを「カギのかかる押し入れ」に閉じ込めておくことも可能だった。だから、めったにそんなことを認識する必要もなかったし、ましてそれが勝手に外に出ていくこともなかった。しかし、情報を共有したりオープンにする文化が出てくると、少なくともいくつかの国では、押し入れが部屋になり、開けられることができるようドアもついて、これが自分の家族やドナーの家族に多くの影響をもたらしている。もちろん、その「部屋」に入ることを望んでいなかったり、必要としてない人もいるのだが、この技術から生まれた人たちの多くがますますそうすることを望むようになってきている。

――提供精子を使った人工授精で生まれた人は、二つのグループに分けられるはずです。「ドナーがわからないと自分自身のすべてがわかっていないような感じがするから、ドナーが誰なのか知りたい」という人もいるでしょう。その一方で、「自分はいまある家族で十分に幸せで、誰かほかの人の情報を求めることで、動揺したくないから、自分はこれについては何も知りたくない」という人もいるでしょう。（男性、ロンドンのフォーカスグループ）

　このコメントは多くの問題を提起している。厳密に言えば、連絡を取り合うことも含めて、情報を求める人たちと、情報を求めない人たちの二つのグループがあるということである。

　――わたしたちの二番目の子は、情報探しをしたいと思っていますが、上の娘は知りたがっていません。それは単に、その上の娘には重要ではないからです。あの子にはあの子の人生があり、幸せだし、幸せな家族の中にいるし、あの子にはそれがすべてなのです。（女性、メルボルンのフォーカスグループ）

　情報を求めている人たちは情報を求めるのは、主にそれが自分たちの遺伝的な歴史を集める助けになるからだという理由をよくあげる。言い換えれば、多くの養子となった人たちと同じように、その情報が自分たちのアイデンティティの青写真を完全にし、「自分は何者か」という問いへの答えを助けることになるからだというのである。ドナーについての興味や、時として「ドナーに会いたい」という願望は、とくに青年期の頃、すなわちアイデンティティが形成される一連の過程が非常に重要な時に出てくる傾向がある。

　――子どもたちは16歳になって奇妙な考えを持つと、よその家族のほうが自分の家族よりずっといいと考えます。子どもたちは同じように、生物学的な父親のほうがいいと考えているのかもしれません。でもこうした感情は乗り越えられるでしょうし、ドナーのほうがいいわけではないということもわかるでしょう。「本当のお父さんと住みたい」と子どもたちが家出することはないとわたしは思います。（ベティーナ）

　前に述べたように、もし生まれた人が情報を求めないなら、それは「いま

る自分の家族と一緒にいれば十分幸せだから」という理由からであろう。そうすると、情報求めている人たちは、自分たちが家族と一緒にいても本当は幸せではないということを暗にほのめかしているように見えてしまう。でも明らかに、私がこれまで話したことのある、過去に情報を求めたり、現在情報を求めている提供精子を使った人工授精で生まれた子どもを持つ親たちがしてきた経験は、これとは違っていた。実際に、こうした親たちは自分の子どもたちに情報を求めるように奨め、支援している。

イギリスのドナーコンセプションネットワークによって、最近『A Different Story』(「それぞれの物語」) というタイトルの優れたビデオが作られた。7歳から21歳までの7人の提供精子を使った人工授精で生まれた人たちが、自分たちのドナー情報も含めて、提供精子を使った人工授精について、「自分がどう考え、どんな経験をしてきたか」を語っているすばらしい映像記録である。ビデオの中の若者たちは皆、幸せで健やかな自分の家族のことを語っているが、未知であり、手の届かないところにある自分の半分を占める遺伝的な背景については、生まれてからずっと関心をもっている。彼らがドナーの情報に興味を持つのは、自分の家族に不満があって、もう一つ家族を探しているからではない。事実、私は提供精子を使った人工授精の末に生まれた人で、父親や父親に代わる人を探しているという人には会ったことがない。反対に、提供精子で生まれた人は、「誰が親なのか」ということについては、いつもはっきりと認識している。

精子提供者について考え、提供者の情報にアクセスするときに使える二つの異なるアプローチがある。私はこの異なるアプローチを伝えるために、次の二つの図表のモデルを開発した。

「閉鎖モデル」では、精子提供者は外部の者という立場に置かれ、家族から切り離されている。ドナーはほとんど「存在しない者」のように考えられることだろう。ドナーやドナーの情報へのアクセスは、専門家によって管理されて、多くの専門家は、部屋にしっかりとカギをかけて、自分たちがそのカギを握ろうとする。この「閉鎖モデル」は、精子提供者（そしてドナー自身の家族）が、提供を受ける家族としっかりと距離を置いていて、多くの人がこれに安心感を持つ。

　　──家族メンバーでない人が一人いて、それがドナーです。たとえぼくらが彼に会ったり、彼が誰なのかを知っていたとしても、彼は決してうちの家族の一員にはならないと思います。(男性、ロンドンのフォーカスグループ)

閉鎖モデル

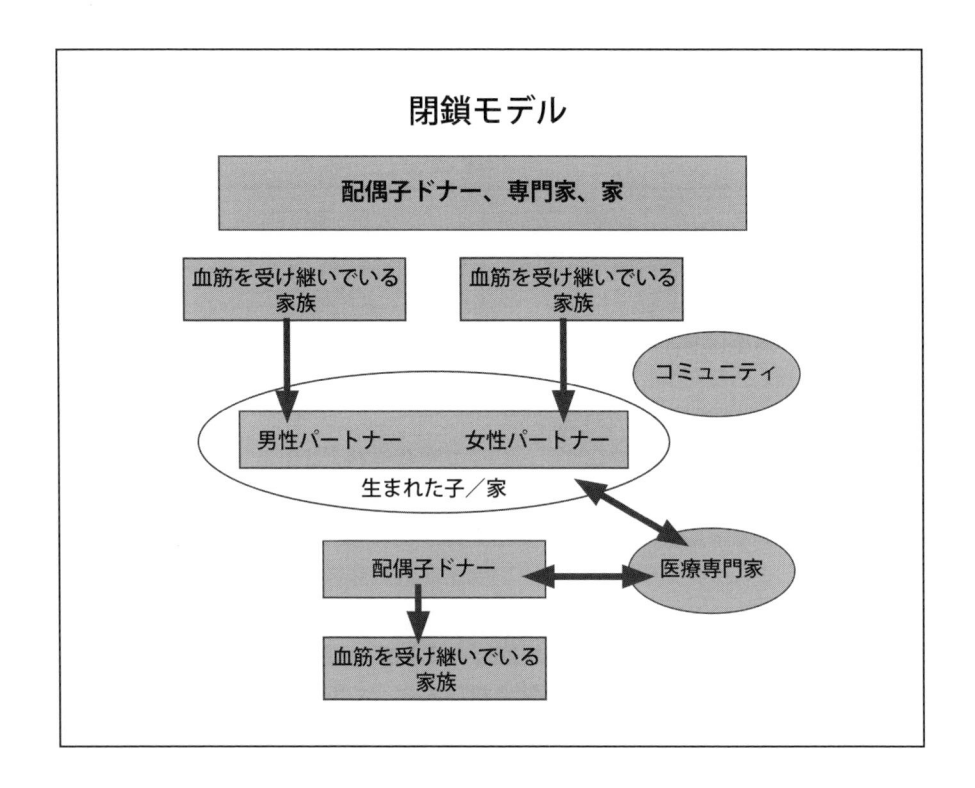

[図：閉鎖モデル
- 配偶子ドナー、専門家、家
- 血筋を受け継いでいる家族 → 男性パートナー
- 血筋を受け継いでいる家族 → 女性パートナー
- 男性パートナーと女性パートナー（生まれた子／家）
- コミュニティ
- 医療専門家
- 配偶子ドナー → 血筋を受け継いでいる家族]

　その他、子どもたちが精子提供者に関する情報を求めているのに、親たちがその希望に沿うことができないことで苦悩している家族もある。こうした親たちは、もし自分の子どもたちがその情報を得られるようになることを望むなら、情報を入手できるようにしてやりたいと思っている。

　　——もしわたしがもう一度提供精子を使った人工授精を受けるとしたら、もっとドナーのことや、おそらく身元まで分かる情報ではないにしても、子どもの要求を満たすのに必要だとわたしたちが感じるような情報で、かつドナーがわたしたちに喜んで提供してくれる情報に、もっと細心の注意を払うと思います。わたしたちはもっと完全な情報を得るでしょう。
　　　　　　　　　　　　　　　　（女性、シドニーのフォーカスグループ）

　　——もし完全に身元が分かるドナーを使うプログラムを選ぶことができていた

なら、わたしはそのプログラムを選んでいたことでしょう。(スーザン)

——わたしたちの息子は情報を探そうとしていますが、まだ多くを入手していません。息子は小さい頃からずっと、わたしたちがあの子のためにドナーについての情報を見つけようと、手を尽くすつもりでいるということを知っています。でも、それが起こることはないかもしれません。本当に最初からわたしたちは本当のことを言いましたし、かくしたりしませんでした。ドナーはわたしたちの固く結ばれた家族の小さな一部でしかないのです。(女性、メルボルンのフォーカスグループ)

「開放モデル」では、精子提供者が実際に存在していて、家族の形成に非常に貢献してきたと認識されている。また「開放モデル」は、生まれた子どもが成熟していればその子と家族が一緒になって精子提供者と連携していくかどうか、連携するならどんなふうにするかについて判断することも許容している。家族は、提供者とどんな関係も必要はないと決定することもできるし、あるいは匿名の情報だけ、たとえば趣味や家族、職業、既往歴などの情報だけを入手することにしようと決めることもできる。また家族は、第三者を通して文書でやり取りする機会を望んでいるかもしれない。もしくはドナーと会えるように、身元が分かる情報の入手を希望することもできる。

この「開放モデル」では、その決定は、自分たちに代わって決定する他者ではなく、むしろ、誰よりもその家族に関わっている人たち、およびその結果が最終的に影響するであろう人たちにゆだねられている。生まれた人やその家族の権利やニーズを認めることで、ますます世界中の多くの政府がオープンシステムの方向へと向かっている。情報にアクセスできるという選択肢があるということを、多くの親たちも強く支持しているが、通常は親である自分たちのための権利というよりも、「子どもたちのための権利」というように理解されている。

——じつは、ぼくにとっては、ドナーについて知る必要はまったくなく、重要なことではありません。ドナーについて何かを知りたいという強い願望もありません。でもぼくがしたいのは、もし子どもたちがその情報を求めているなら、あの子たちのために、その情報を得ることができるようにしようということです。もしそうしたことから、ドナーに会うことになったとしても、ぼくは

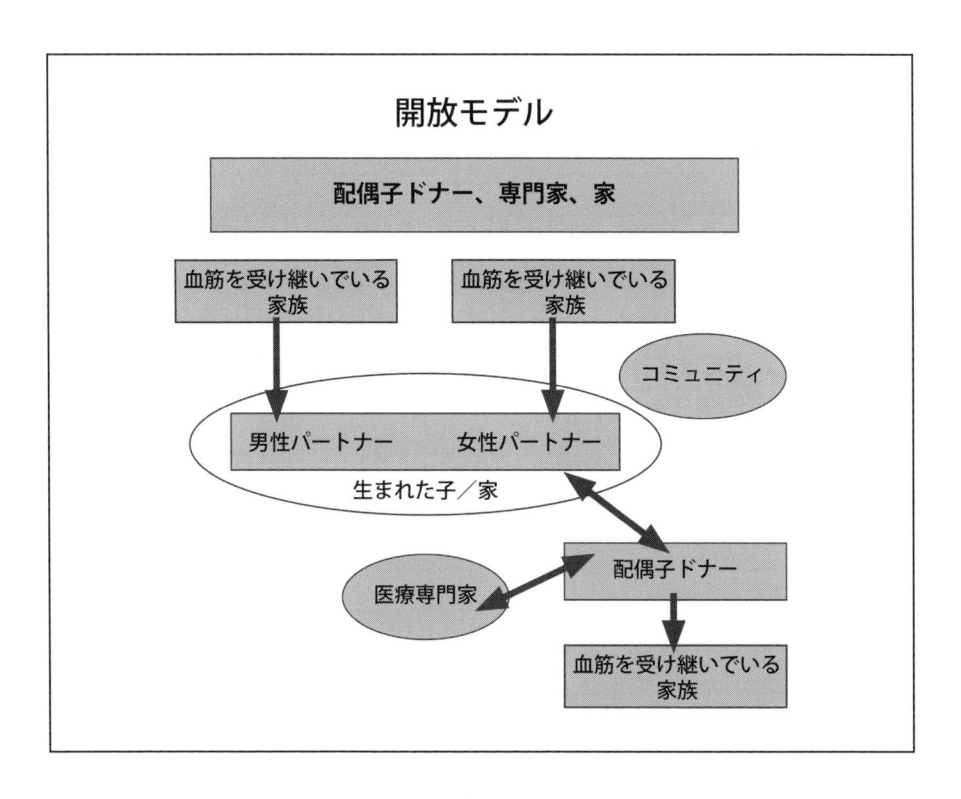

```
                    開放モデル

              ┌─────────────────────┐
              │ 配偶子ドナー、専門家、家 │
              └─────────────────────┘

  ┌──────────────┐    ┌──────────────┐
  │血筋を受け継いでいる│    │血筋を受け継いでいる│
  │     家族      │    │     家族      │
  └──────┬───────┘    └──────┬───────┘
         │                   │           ┌──────────┐
         ▼                   ▼           │ コミュニティ│
      ╭─────────────────────────╮        └──────────┘
      │ 男性パートナー  女性パートナー │
      ╰─────────────────────────╯
              生まれた子／家                ▲
                                          │
                       ┌──────────┐   ┌─────────┐
                       │ 医療専門家 │──▶│配偶子ドナー│
                       └──────────┘   └────┬────┘
                                           │
                                           ▼
                                   ┌──────────────┐
                                   │血筋を受け継いでいる│
                                   │     家族      │
                                   └──────────────┘
```

それを歓迎するでしょう。でもそれはぼくの人生における自分の利益のために重要なのではありません。子どもがそれを知ることが重要なのです。（ウォレン）

――生まれた子たちが、教えられることが理解できる年頃になり、自分たちが行動する理由や、なぜ自分たちがこの情報を求めているのかが分かるようになったときには、情報を得ることができるようにするべきです。ローレンの情報を得る権利がわたしにあるかどうかについては分かりません。いちばん大事なのは、生まれてきた人たちで、おそらく孫たちも影響を受けるでしょう。だから孫たちがその次に大事になると思います。（エヴリン）

――こうした子どもたちは生きていて、息をして、それぞれがまたとない特別な一人であり、わたしはその子どもたちに、自分の歴史のすべてを知る権利と

知る機会を持って欲しいと思います。(リオニ)

――万が一必要な時に備えて、ぼくは医療情報には興味があります。ぼくがそれを持っていたいのではなくて、「その必要な情報はそこで得られますよ」と自分が言えるような所に保管しておいて欲しいと思います。最終的には、その男性(ドナー)がどこにいるのかも把握しておいてもらえるといいかもしれません。(スヴェン)

――わたしたちにもドナーを特定できない情報ならあります。それは目の色、髪の色、身長、職業や趣味についての情報です。それはお願いしたからあるわけで、自動的にくれたわけではありません。あのときは、もっと情報が欲しいとは思いませんでしたが、今はもう少し情報があってもよかったのにと思います。それはエリーのためであり、あの子が気づいて、年齢を重ねれば「尋ねてくるだろう」と思われる質問のためにです。情報が足りないことだけは明らかだと思います。(ブリジェット)

ほとんどの国では、精子提供者の情報はとても限定されているか、まったく得ることができない。クリニックのスタッフが、ドナーとカップルの組み合わせを決定し、すべての情報は「閉鎖モデル」のように、専門家によって支配されている。しかし、情報を分かち合うという文化が新たに出現したことに伴って、クリニックの中には、そうではなくなっているところもある。たとえば、ニュージーランドの不妊治療クリニックでは、精子提供者が自分に関して細かいことまで含む膨大な情報をシートに書き込むといったことを実施している。
- 身体的特徴：目の色、髪の色、肌の色、身長、体重
- 教育：最終学歴、好きな教科
- 職業と興味：現在と過去の仕事、今後の計画、スポーツや音楽活動など
- 健康：アレルギー、視力、喫煙および飲酒に関する嗜好
- 個人的なコメント：ドナーになる理由、パートナーのコメント、将来コンタクトを取ることに関しての考え
- 家族の健康に関することや病歴：両親や祖父母の身体的特徴、死亡年齢と原因

提供精子を使った人工授精を利用したいと思っている人たちには、何人かの精子提供者の完全な「プロフィール」が記載されているものが提示され、使いたい精子提供者を選ぶことができる。ドナーは、将来、生まれた人が情報を求め、こうした子たちが18歳を越えた時には「自分の身元を明かす」ということにすでに同意しているが、利用を求める人たちが目にするのは匿名の情報である。
　まもなくニュージーランドで制定される法律[*1]は、情報にアクセスするために、将来、ある一定の年齢に達した後には、生まれた人の権利を正式なものにすることを想定し、また標準を確保して、こうした記録情報を保管する全国的な方法を確保しようというものである。
　親になりたい人たちは、自分たちがプロフィールから精子提供者を選ぶことについては、さまざまなことを述べている。ほとんどの人たちが、人に決めてもらうよりも、自分たち自身で決断できると前向きであるが、なかには、その判断に責任を持つことに不安を感じている人もいる。この「開放モデル」の中で実施すると、提供精子を使った人工授精の利用を求める人たちが精子を提供する人たちのより具体的な姿と向き合うといったことが出てくる。言い換えれば、そうした人たちが精子提供者について知れば知るほど、彼の存在がより現実的になるということである。多くの人たちが、こうすることは提供精子を使った人工授精の現実を実感するのに役立ち、たとえば、こんなことは重要ではないと「思っているふりをすること」を避けるのに役立つと報告している。
　親になりたい人たちがさまざまな理由から精子提供者を選んでいるという証拠を示す例がある。あるカップルは、「その完全なプロフィールの中のユーモアが気に入りました」と言い、また別のカップルは、「精子提供者が書いた文章の中に、はっきりと誠実さや温かみが示されている」と言った。
　この本の読者の中でも、精子提供者を選ぶ機会を持てる人はわずかだろうと、私は思う。しかし、20年前にはニュージーランドでもこうした選択はできなかった。それでも政策や実践は変化する。しかも、しばしばそれはまったく急速にである。変化のために重要だと信じることについて、自分たちの力だけを頼りに、また（たとえば、医療消費組織を通した）他者と協力して、それを求め、主張していくことが必要である。
　もちろん、患者に精子提供者を決める機会があるかどうかは、選択できるほど十分に精子提供者がいるかどうかによって決まる。すべての国の、すべてのクリニックが、もっと多くの精子提供者がいてくれたらと思っていることは疑いよう

もない。特に提供してもいいという男性が不足しているために、提供精子を使った人工授精を求めている人びとが長い期間待機しなければならない状況にあるところではそうである。

　世界中でほとんど大半の場合、精子提供者は親たちには知られることはなく、生まれた人たちにも知らされることはないだろう。提供者はドナーコンセプションネットワークでは「静かなるパートナー」1)と表現されているが、私は、「私たちの中の見知らぬ人」という概念を提言している。そのどちらの言い方も精子提供者に関係する相反する性質を浮き彫りにしている。つまり「静かなる」と「見知らぬ」という言葉に表れているように距離はあるが、「パートナー」とか「私の中」という言い方には親密さがある。この非一般的な組み合わせが家族を非常に困惑させているに違いない。

　ドナーに対する親密な感覚は、愛情で結ばれた親子関係の延長上で発生することもあるし、精子提供者が、その家族の中で、遺伝的なつながりがあるということも、そのきっかけとなる可能性がある。親たちは、「誰の助けも借りず」に子どもを持ちたいという強い願いを達成することができなかったので、当然、その代わりの方法で、自分たちにこの目標を達成させてくれた男性に感謝することだろう。多くの親たちが、提供精子を使った人工授精を使う機会を「贈り物」というように表現している。しかし親たちが感謝を示す際も、精子の贈り物とその贈り物をくれた男性をなかなか分けて考えることができず、そういうことも認識しておく必要がある。

　　──わたしはドナーについて何か話すときにはいつも、「わたしたちがとっても運がいいことを、あなたも分かるでしょう。だって、こんなふうにしてくれる人がいるからこそ、わたしたちみたいなものでも子どもを持てるのよ。喜んでこんなことをしてくれるドナーがいて、本当によかった」と言っています。
　　（アリー）

　　──ドナーたちに会う日が楽しみです。わたしは「ありがとう」といって、握手をしたいです。彼らは、わたしと同様、悪い面も良い面もある、息をして生きている人間です。わたしの想像上の産物ではありません。ドナーたちはわたしたちの人生において重要です。彼らはそんなこと、思ってもいないと思いますが、この三人の男性なしにはわたしたちは子どもを持てなかったのです。

（リオニ）

　提供精子で生まれた子どもを持つ親たちは、しばしば精子提供者がしてくれたことを大事にしていて、子どもにも自分たちの感謝の気持ちを分かって欲しいと言う。第7章で紹介した『子どもたちに話すための物語』の中では、精子提供者が「家族を支え助けてくれた親切な人」といったイメージで伝えられているものがたくさんある。そうすれば、提供精子で生まれた人たちは、とても好意的に反応するといったイメージがあるからだ。たとえば、娘に自分たちが提供者にどんなに感謝の気持ちを持っているかを話したリオニとウォレンは、娘が精子を提供してくれた「親切なおじさん」にありがとうといいたがっていると言う。

　　——娘はしばらく考えてから、「わたしたち、そのおじさんにプレゼントを買わなくちゃいけないね」と言ったのです。（リオニ）

　提供精子を使った人工授精で生まれた人たちは次第に成長していくにつれて、もし精子提供者がいなかったら、「自分たちは存在していなかった」ということも理解するようになる。イギリスの医療雑誌の中で、提供精子を使った人工授精で生まれたある成人は次のように語っている。

　　——そこにいるドナーたちに、私はありがとうと言いたいのです。私に人生があるのは、あなた方の中の誰かのおかげです。もっとあなたのことを知ることができたらと思います。そして、私のことを誇りに思ってもらえたらと思います。あなたは私に生きる機会を与えてくれて、そのお返しに、私は精一杯生きてきたつもりです[2]。

　でも、精子提供者に対して、すべての家族がこのような肯定的な感情を持っているわけではない。私が関わってきた多くの親たちは、精子提供者を「危険な存在」というように感じている。彼らは提供者が精子提供してくれたことには感謝しているが、自分たちの家族の生活に「介入してくるのではないか」という恐れも抱いている。こうした親たちは、提供者の情報が子どもたちにとって重要だとはわかっていても、提供者の実際の存在に直面すればメチャクチャになるとか、痛みを伴うに違いないと想像している。

——ドナーについて何か現実を見ないまま生きられれば楽だと思います。それに、ドナーのことを、実在する男性として心に描いたり、実際に役割を果たしているのだと考えると、ぼくはなんだか不安になってしまう気がするのです。（ウォルター）

　感謝する気持ちと同時に、もし親たちが精子提供者の存在に動揺やためらい、恐れを感じているなら、こうした感情が子どもたちにも伝わることになるだろう。こうした理由から、子どものウェルビーングや安定のためにも、親が精子提供者を取り巻く問題や、自分の家族に対するドナーの貢献を十分考えて、気持ちを整理することが大事なのである。

　——ときどき本当にくだらないことを考えて、でもその問題について考えこんでしまいます。不細工なドナーをみんなは受け入れるかしらとか。わたしはドナーに会ったことがないのですけれど。どうしてドナーたちは提供したのだろう。彼らは生まれた人たちを探すかしらとか。ドナーについては分からないことばかりです[3]。

　男性たちが精子提供者になった理由について、「もっと理解したいし、そうする必要がある」という気持ちにベティーナは共感している。

　——わたしは、どうやってそのドナーが選ばれたのかということを知りたいと思っている人は誰でも、その情報を入手できるようになることが重要だと思います。その人は誰なのか。どうして彼は提供したのか——。もっと情報があれば、みんなきっと、そのドナーはお金を稼ぎたいから突然現れたような人ではないと確信するのです。医師たちがみんなにドナーについて話せるということが大事なのです。（ベティーナ）

　これまで、精子提供者たちが自分たちの提供したことに対してどう思っているかについて、研究者が精子提供者たちと話すのはとても大変なことだった。精子提供者は閉鎖モデルのなかで、「押し入れの中にしまい込まれた」ままの存在だったので、カギを持っている人たちがドアを開け、研究者と接触できるようにすることをためらってきたからである。幸いにも、こうした状況は変化しており、結

果として、私はニュージーランド、オーストラリア、イギリス、スウェーデンで精子提供者の研究をすることができた。他の研究者たちによって行なわれた研究の結果に加えて、私の研究の結果も、家族という贈り物や「いのち」の贈り物を提供した男性について、いま、私たちにあることを教えてくれている。

　この研究から分かったことで、まず最も重要な特徴は、精子提供する男性に典型的なタイプはない、ということである。すべての精子提供者があるプロフィールに当てはまるとか、彼らが特定の理由から精子を提供するとか、特定の心情を持っているとは言えない。なぜ精子提供者の考え方に、（とくに情報の開示や共有について）このように広範にわたるさまざまな違いがあるのかということを理解しようとしていくなかで、私には、次のようなことがわかった。

　ドナーたちは主に、彼らを採用したスタッフたちの態度や考え方、やり方に影響を受けている。言い換えれば、精子提供者の考え方は、クリニックのやり方に影響を受けていて、つまり、クリニックが「開放モデル」でやっているか、「閉鎖モデル」でやっているかに、影響を受けているのである。

　異なる国で行なわれた調査を比較すると、これが顕著に現れる。ニュージーランド、オーストラリア、スウェーデンでは、クリニックの間でオープンにすることは周知のことで、「なるべくオープンにしましょう」という文化が一般にある。したがって精子提供者は、オープンにすることもある部分、自分たちがすることなのだというように理解して、その上で採用されている。一方、一般的にオープンにするようなアプローチを取ってきていないイギリス[2]で行なわれた調査では、ほとんどの精子提供者が、自分の身元を明かすことに反対していて、生まれた人に情報を提供したくないとか、将来、生まれた人とコンタクトを取りたくないと思っていると示された。

　その他、精子提供者の態度に影響を及ぼすことに、（たとえば、ドナーが独身か既婚か、子どもがいるかいないかなど）ドナーの年齢と家族の情況という二つの要因が関連している。一般的にオープンであることに消極的な人たちは、若い精子提供者であることが多い。多くの国で、大学生たちがドナーになっていることがよくある。こうした男性は、より金銭的な見返りに焦点を当てていて、自分たちがしてあげることに対して金銭が支払われることを期待しているようである。彼らは、自分たちがすることはマスターベーションであり、自分たちの精子に対してただ支払われるのであって、それが取引の目当てで、彼らが関わる目的だと、それをとても単純なプロセスとして見ている。また彼らは、これから生ま

れてこようとする人たちの権利やニーズといったことも、理解していないようにも思われる。

その一方で、オープンにすることに同意し、金銭に興味がない精子提供者は、もっと年齢が高く、結婚しているか、パートナーがいて、さらに家族持ちの男性であることが多い。まるで自分自身に子どもがいることで、子どもの視点から彼らの精子提供が何を意味しているかをより理解しているようである。こうしたドナーは、若い人たちよりも、もっと長期にわたる問題を見る力もあるようで、また子どもが生まれることは、まさに長い人生の始まりだということを悟っているとも思われる。

ドナーの年齢やクリニックの方針の組み合わせがいかに重要なことであるかは、私が別の研究者と一緒に行なったイギリスの調査でも大いに裏付けられた。それは、二つのクリニックを比較した調査研究で、一つのクリニックは秘密にしておくことを奨励して、若い男性たちを引き付けており、もう一方のクリニックは、より先進的な姿勢をとっていて、主に年齢の高い男性を引き付けていた（ロンドンのキングカレッジ病院はこの意味において、イギリスでもいくぶん特殊である）[4]。

また興味深いことに、若い時に精子を提供した男性の中に、後年、自分自身が個人的に成長したり、おそらく、自分の子どもたちが誕生したり成長した結果、彼らの考え方が年齢の高いドナー像にあてはまるように変化する傾向も見られる。

考え方の変化を表わす例だが、二人の精子提供者が最近、イギリス・ロンドンの最高裁判所で、その証拠を示した。その裁判とは、提供精子を使った人工授精で生まれたジョアナ・ローズと、同じくこの技術で生まれた6歳になる子が、二人の精子提供者に関する情報にアクセスする権利を求めるというものであった。男性は二人とも、精子を提供して以来、自分たちの考え方は相当変わったと言った。とくに一人は、自分自身、いま子どもを持ったことで、自分の見方に非常に影響があったと言っており、結果として、彼は他の子どもたちも情報にアクセスすることが必要になるような問題が起こるかもしれないと理解していた。

もう一つの例は、スコットランドの新聞『ヘラルド』に掲載されたスティーブン・ファーガソンというドナーの例である[5]。彼は25歳で精子を提供したが、提供した数年前までは匿名であることが、彼にとっては非常に重要だと言っていた。しかし彼は、とくに自身が養子だったのに、養子にされた人と提供精子を

使った人工授精で生まれた人の間の類似性をその時理解していなかったことに、驚いている。彼は自分の産みの親をたどって、「自身の遺伝的なジグソーパズルのピースを埋められるということは、すばらしい感覚だ」と言っていて、現在では、提供精子を使った人工授精で生まれた成人は、自分たちのドナー情報には何でもアクセスできるようにするべきだと信じている。

こうした精子提供者や、彼らのように、何かを提供した人たちの考え方が変わるというその現実は、一般的に、過去に匿名性が補償されてきた男性は、あとになっても情報を提供することもないし、生まれた人たちと接触するために連絡をとることもないだろうという考え方に疑問を投げかけている。

オープンであることについて異なる見方があるように、男性が精子提供者になるのも、異なる動機がある。通常提供者になる理由は、大まかに次の三つに分けられるだろう。

①他人を助けるための利他的な行為
②金銭を得る目的
③これらの両方が合わさっている

ほとんどの調査で、稀にしか金銭的な報酬のためだけに精子を提供したという男性はいなかった。それはおそらく、金銭を得るのにもっと効果的な方法が他にあるからだろう。しかし、質問されて、精子提供者たちは金銭的な理由だけで精子を提供したと認めることに、ばつの悪さを感じているようである。人助けについて話すことはより社会的に許容されるけれど、でもまた同時に、金銭的な報酬を享受しているのだと感じているともいうこともできよう。

次の言葉は、男性たちがなぜ精子提供者になるという選択をしたのかについて、多くの異なる理由の中のいくつかを示すものである。

　　――親戚と自分の友人の中に、本人かその人のパートナーのせいで子どもができない人がいます。そういう問題を抱えているせいで、安定した優れた家庭生活をおくれない人を見るとき悲しくなるのです。自分はそんなカップルを助けたいと思います。(ニュージーランド警察官)

　　――ぼくは子どもがとても好きで、子どもを欲しがっている不妊のカップルの情況を察するのはむずかしいことではありません。他人を助けるのは当然だと思うし、それがぼくの望みです。ぼくは献血や臓器提供のドナーもしていま

す。(スウェーデンの弁護士)

――お金が、ドナーになった主な理由でした。ぼくはまったくお金がなくて、研究の仕事を続けるために、わずかでもきちんとした収入が必要だったのです。(たぶん好き好んでしたわけではないのですが) 子どもができることに自分が貢献するのは全くかまいませんし、とくにそれが不妊の父親を助けたかどうかも気にしていません。(英国経済専門家)

――ぼくは、提供精子を使った人工授精について議論しているラジオプログラムを聞いていました。カップルがインタビューされていて、彼らにとって不妊は個人的につらいことでした。この番組では「十分なドナーがいない」ということも言っていました。ぼくにはすでに健康な子どもたちがいます。だから自分にはこれも他人を助ける一つの方法だと思えました。(オーストラリアの修理工)

――ドナーになったのはいろいろな理由からです。けれども、そのなかでも、たとえば経済的な理由はたいして重要ではありません。ぼくは好奇心でドナーになる決心をしました。それはぼくには何か新しいことだったのです。(ポーランドの学生)

　提供精子を使った人工授精のことを議論する際に金銭の支払いについて言及すると、再び、ある用語を使用することが正しいのかどうかということが問題となる。もし事実、精子提供者が金銭を受けているなら、私自身は精子提供した人を「ドナー」ということには「問題がある」と、再三言ってきた。というのは、ドナーとは通常、何の見返りも望まずに、贈り物をする人のことだからである。
　ドナーであるということは、とくに血液や臓器のドナーの場合には、ほとんどの社会で高く評価される。他人の利益のために何かをすることや、他の人を気遣うことは望ましいことだからだ。しかし、多くの国で血液は献血するものと考えられている一方で、米国をはじめ、その他の国では、血液に対して金銭が支払われている。同様に、アメリカの文化の中では代理出産や精子もしくは卵(卵子)の提供も行なわれていて、こうしたことに金銭を支払えば、配偶子や将来子どもになる可能性のある存在を「商品化」することになるという批判的な見方もある。

そんななかで、金銭の支払いが期待されているのである。
　私が興味を覚えるのは、ますます増えてきている胚提供や、もしくは時々「受精卵養子」と言われる分野には、精子や卵子のような金銭の支払いのシステムがないことである。それはあたかも配偶子から受精卵に移行する際に、ある境界があって、それをまたぐといきなり変わるかのようであり、さらに受精卵に金銭を支払うのは「子どもを買う」ことにより等しいという認識があるかのようである。
　カナダ政府は最近、今後は配偶子への支払いはしないと決めたが、医療専門家たちからは、男性たちは支払われるから精子を提供しているだけであって、ドナーに金銭を支払わないことになれば、精子の供給が「枯渇」してしまうと異議を申し立てている。それはアイデンティティの開示との関連のなかでされてきた論争、つまり、もし匿名性が保障されないのなら供給がなくなるだろうというのと似たような論争である。しかし、これは、たとえば、匿名にすることもなく、金銭の支払いもないニュージーランドにはもちろんあてはまらない。「もし支払わなかったら、十分な精子提供者を確保できず、ゆえに、カップルが機会を逃す」といった実利的な見方は、端から、ドナーを集める唯一の方法や、ドナーたちに価値をおく唯一の方法が、彼らに金銭を支払うことによるものだと決めつけている。当然、いくつかの国々で、血液や臓器の提供の場合にみられるように、金銭の支払いがなくても、人に価値を置くことは可能なのである。配偶子の提供にこの「利他主義」がすぐに取り入れられないことが、私にはいつも不思議でならない。
　対価の問題は、よく精子提供者に支払われるクリニックを訪れる際にかかるガソリン代や、駐車料金の経費の補てんとは切り離される。しかし、休業したために発生した逸失収入は必要経費と見るべきか、それとも対価に近いものなのかについては、意見がわかれる。
　ある研究結果では、多くの医療専門家たちがドナーたちのことを、ただ「目的を果たすための道具」のように見ていると指摘されている。若い精子提供者にも似たような見方があって、彼らは一度金銭が支払われれば、まるでビジネスのようにその取引は「終わった」と感じる。しかし精子提供は、多くの意味で契約のはじまりにすぎない。なぜなら、その取引から起こるであろうことは、その後も、レシピエント家族のみならず、精子提供者と精子提供者自身の家族にもずっと続くからである。私のニュージーランドの同僚が言っていたが、ドナーである期間は短い。でもその後、ドナーは自分の子どもが別の家族にいるということに

なる[6]）。

　いくつかの調査もまた、過去、多くの医師たちから言われてきたこととは対照的に、多くの精子提供者は投資する気持ちや提供した結果に興味がなければ精子を提供することはない、ということを示している。ある時点で、精子提供者の多くが、生まれているかもしれない子どもたちの特徴や、その子たちの家族生活と幸せについて考えている。

　精子提供者の多くが、「将来、生まれた人たちに会うかもしれないということを楽しみにしている」とさえ話している。しかしそれとは反対に、自分たちの精子提供で起こることについて心配している人もいる。とくにドナーたちは自分自身の細かなことがレシピエント家族に伝わるかどうか、そして、伝わるとすれば、どのような形で伝わるのかについて不安に感じている。また将来接触を求めてきた子どもが、ドナー自身の家族生活を邪魔するかもしれないとか、ドナーが与えるつもりもないようなものを子どもが求めて来やしないか、という心配もあるだろう。こう思うのも仕方がないが、私はこうしたタイプの問題は、精子提供者になると決心する前に、自らの心構えの一部として、すでに知らされておくべきだと思う。精子提供者は、「いのち」を授ける人になるのだという説明をきちんと受け、不確かなことや心配なことを十分検討する機会を持つ必要がある。そうしたあとで、責任ある決断ができるようになる。

　精子提供者たちに自身の貢献の重要性を知ってもらい、また彼らの家族への貢献を賞賛するために、オーストラリアのドナーコンセプションサポートグループは、数百名のグループメンバー（親たち、生まれた人たち、ドナーたち）の理解を得て、『私の子じゃない—これから配偶子ドナーになるかもしれない人たちへの情報シート（原題：『Not My Child—An Information Sheet for Potential Gamete Donors』）という冊子を作った。以下は、その冊子からの抜粋である。

　　——あなたが、この方法で他人を助けたいと思うのには、個人的な理由があるのかもしれません。また、自分の提供で助けたいと思っている人たちが、あなたの知り合いであることもあるでしょう。（中略）単純に「人助け」したいと思っているのかもしれませんし、もしくは親としてのあなたご自身の幸運を分けてあげたいと思っているかもしれません。自分の提供で利益のある人たちのことは知りたくないとか、気にかけていない人もあるでしょう。またその決断は、単純でそんなに面倒でないことだと思っている人もいるかもしれません。

こうした特別な方法で、他人を助けたいというあなたの思いは満足することでしょう。しかし、もし提供すると決心をすれば、そこから提供を受けるカップル、提供の結果生まれてくる人たち、そしてあなたにも大きな影響があるのです。
　最初のステップとして、両親と子どもの両方が、あなたに関する情報を知ることができるように、情報を残しておいてあげることが重要です。病歴も重要ですが、あなたの個人的な経歴、人間性、才能、（そして）提供についてあなたがどのように感じているか、などの情報も重要です。あなたは提供するクリニックに、自分の手紙や写真を残しておくこともできます。
　また、この先いつか、情報を求められたり、連絡をとってくることもあるかもしれませんが、そうしたことにあなたがオープンであることも重要です。そうするためには、おそらくその提供のことや、自分に遺伝的つながりのある子がいる可能性があって、いつかその子たちが何か情報を必要としたり、（さらに）連絡をとってくるかもしれないということを、自分の人生の中で大事な人たちに伝えておくことが大事でしょう[7]。

　なぜ精子提供者が、自身の人生で大事な人たちに話すことが重要なのか——それはこのあとに続く長期にわたる影響、つまりもう一つの「いのち」がつくられるからである。しかし、提供者の行為がパートナーや妻にも影響が及ぶというように、さらに問題の範囲が広がると、提供者の中には自分が精子を提供することをパートナーに話さない人もいるだろうし、また一方で、結婚したけれど、まだ妻に以前にドナーだったことを話していない人もいると思われる。それに多くの例を見ると、ドナーは自分のパートナーに話していたとしても、子どもにはこのことを話していない。この本全体の主要なテーマの一つは、提供精子を使った人工授精を使っての「家族づくり」の文化がどのように変わっていくかということであるが、その変化の中で、精子提供者の側も、さらにオープンになる方向へと動いていくことを期待したい。

　リオニとウォレンは、提供精子を使った人工授精の関係者が会する場で、オープンすぎる感じのするドナーに会って、逆の経験をした。

　——わたしたちは互いに紹介し合い、彼は「自分がドナーだった」と言いま

した。そして次に出た彼の言葉が、「あの子たちがぼくの子どもかもしれないんだね」だったのです。わたしはその言葉にただショックを受けました。思ってもいなかったからです。わたしは彼に少しとげとげしくしたのを覚えています。わたしたちは社交の場であるここで、自分の子に話すための支援や方法を探していました。わたしたちの子どもは、当時まだ知らなかったのです。そして彼がそんなふうに言うのは、本当にふさわしくないし、無神経だと感じました。それは、彼にも、わたしのまわりに立っていたみんなにとってもそうだし、何よりわたしにはそうでした。わたしがまだ本当のことを話す覚悟が決まっていないという、痛いところを突いてきたのです。(リオニ)

(リオニは、そのドナーが、自分とウォレンが治療を受けたクリニックとは違うところで精子提供していて、この男性が自分たちのドナーである可能性がないことを知ってほっとしていた)。

　精子提供者が、適切な形でオープンであることで、精子提供者たちの募集のしかたもかわってくる。とくに伝統的な提供精子を使った人工授精の文化を持ってはいるが、匿名性や金銭の支払いに関して変化が見られる国々においては、他の動機を持ついろいろな類いの人たちを集めてくるためにも、新しい戦略を開発することが重要である。
　精子提供者を集めることは確かにたやすくなく、男性にたどりつくために、何より効果的な手段に焦点を合わせてしまうことには、さらに注意が必要である。つまり、男性たちにドナーが必要であることに気づいてもらい、その上で、子どもを持つことができない人たちを助けるために彼らに関わってもらうことが必要なのである。
　最も効果的なドナー集めのための戦略の一つは、すでに精子提供したことのある人が、友だちや親戚など他の男性に、なぜ自分が提供したのか、それは自分にとってどんな意味があるのかについて話すことだと思われる。だから精子提供をしたことのある男性は、こうした他の男性たちも精子提供者になるよう促すのに絶好の立場にある。
　私が採用してもいいのではないかと感じている戦略は、精子提供することを男性側だけの貢献とするよりも、カップルに対して、別のカップルへの「いのち」の贈り物を提供する機会であると示すことである。あるカップルから別のカップ

ルへの贈り物として精子提供が示されることは、非常に助けになるはずである。
　また、自分たちのドナーを自分たちで見つけるカップルが増えてきていて、自分たちが適任だ思う家族とか友だちを選んで連れくるカップルがいることにも、私は気づいている。このドナー獲得の方法は、明らかにさらにたくさんの重要な問題を抱えていて、注意深く考慮される必要がある。とくに、親たち、ドナー、提供の末に生まれた子ども、そしてドナー自身の家族の間の関係を規定する必要があげられよう。これに関連する話がオーストラリアのドナーコンセプションサポートグループのニューズレターに載っていた。

　　——私たちは、自分たちが持つどんな子も、親、両親を特定できるようでなければいけないと思っていました。だから見知らぬドナーによる人工授精は、私たちの選択肢にはありませんでした。
　　私たちは自分たちの選択肢を考えました。夫の家族の側には、私たちが話せるような近い親戚はいませんでした。幸い、偶然にも夫にとてもよく似た非常に親しい友だちがいます。私たちはよく考えた末、もし私たちが生物学的に夫とつながりのある子を持てないなら、私たち二人が好ましく思っていて、尊敬している人と生物学的つながりのある子を持つことにしようと決めました。
　　私たちはその友人に自分たちのつらい立場や、なぜ彼の助けが必要なのかということを説明しました。つまり、彼のような特別な人を生物学的な父親に持つことが、生まれてくる子どもに何を意味するのか、そして、それが彼にも何を意味することになるのかについて説明したのです。私たちは彼にしばらくそれについて考えてもらって、彼の恋人ともそのことを話をしてもらうことにしました。
　　私たちはいま、健康で気持ちも安定している子どもが二人います。二人とも自分たちの「特別なおじさん」や、その妻や息子とすばらしい関係を持っていて、二人はなぜそのおじさんが特別なのか、どうやって二人が生まれたのかについて知っています。
　　二人とも、自分たちが生まれるのを助けてくれたその男性といい関係を持っています。それにいつでもその男性の既往歴についても聞くことができます。あの子たちは異母きょうだいと一緒に育っていくでしょう。そしてその異母きょうだいも、なぜあの子たちが特別なのかについて知っています[8]。

アンドレアとブリジェットが考えた選択肢の一つに、知り合いのドナーからの精子を使っての自己授精というものがあった。

　——わたしたちはつまるところ、精子を探すところまで来ていました。というのは、それに尽きるからです。最終的には、「どうやって探すか」ということになりました。実際にその物理的なやり方は必ずしも大きな問題ではありません。人工授精するために手に入れなければならないものは、ただの生ものです。職場の二人のゲイが個人的にわたしに近づいてきて、両方が「もしドナーを探しているなら、喜んで提供するよ」と言いました。それでさらに何冊か本を読んで、わたしは自分を守る必要があるということを学びました。それで、このドナーになるかもしれない二人に、「やってもらうことになったら、ブリジェットの安全と、生まれてくることになる赤ちゃんの安全や健康のために、あなたにHIVの検査やほかの検査を受けるよう頼むかもしれないけれど、それを進んで受けてくれますか」と聞きました。そうしたのは、自分が無意識のうちに安全性や妥当性を気にしていたせいだと思います。わたしは長いことあれこれと考えてみて、クリニックが利用している匿名のドナーを使うしか選択肢はなさそうだと思って、そう決めました。

　提供精子を使った人工授精が書かれ始めたずいぶん昔には、精子提供者は精神の安定性に疑問があり、彼らの道徳観は何かしら「怪しい」と言う人もいた。（しかし、道徳的な問題は精子提供よりも、マスターベーションという行為についてだったように思われる）いまでも、まだこうした男性には何かしら精神的問題があり、変わり者で、普通ではないと考える人がいる。突きつめれば、一体何が男性にマスターベーションをさせて、精子を採取して、そしてクリニックにその精子を使うことを許して、それでまったく見ず知らずの人に子ども（たち）を持たせているのだろう。ほとんどの人にとって、生殖は、パートナー同士が互いに知り合って、二人が親密な間柄になって一緒に過ごし、愛し合う関係の中で起こる。しかし提供精子を使った人工授精の過程では、もちろん親密であることも、愛し合うこともない。ほとんどの場合、精子提供者には会うどころか、提供者を見ることもない。
　提供精子を使った人工授精が、閉鎖されたシステムの中で実施されている限り、精子提供者の良い面はほとんど日の目を見ることはなく、ドナーはそれどこ

ろか、何かある程度の疑念やおそらく恐れとともに見られる。私はずっと論文を書きたいと思っているが（書きたい論文は数多くある）、その仮説は「ドナーを褒めたたえて」である。その論文では、ドナーが贈り物をしたり、ドナーに理解や思いやりがあったり、さらに他のカップルを助けようと思ったそのことに対してドナーを評価することに焦点を当てたいと思っている。ドナーの「いのち」の贈り物が利他主義から贈られるとき、その贈り物は重要な精神的要素を持っているように考える。

　この章を書いている間、偶然にも私は、興味深くも、まさにこれに関連する二通の手紙を受け取った。一通は、15歳の女子学生からで、自分のドナーの情報を探すのを私に手伝ってもらえないかというものだった。もう一通は、ニュージーランドの二つの異なるクリニックで提供精子を使った人工授精の治療を受けて、いまでは20歳と15歳半になる二人の息子を持つカップルからだった。このカップルと私は、以前に二人のドナーに関する情報探しのことで話し合ったことがあり、長男の場合には、治療をした医師とすでに連絡が取れていて、その医師は別の国へ移住していた。医師は私に、「すべての記録が破棄されているから、さらに何か情報を得ることは無理だ」と言った。しかし、次男のドナーについては詳細を知ることができて、そのドナーは15歳の少女のドナーでもあった。私にいま課せられているのは、将来、連絡を取れる可能性を広げるだけでなく、関わった医療者たちと連絡を取って、その情報の入手を試みることである。一方のきょうだいは潜在的に情報にアクセスできるのに、もう一方はできないという事実は、二人のきょうだい間のダイナミクス（力関係）にも影響があるかもしれない。

　提供精子を使った人工授精で生まれた本人が情報を探すのと、子どもの代わりに親たちが探すのとでは「違いがある」ということを認識しておくことも大事である。確かに、親たちも同様にドナーの情報に興味があるかもしれないが、その情報は主に生まれた人のためにある。また、親あるいは生まれた人たちのほうから精子提供者に情報を与えたがる可能性もある。

　二人のきょうだいの両親は、その可能性を意識していて、「ドナーたちは息子たちを誇らしく思うだろうから、ドナーが（私たちの息子たちに）会うのは、ドナーにとってもいいことです。息子たちはこんなにもすばらしい若者なのですから」と書いている。両親の二人の息子に対する誇りを共有したいと思うことは、この両親の感謝の表れでもある。つまり両親は、先にくれた贈り物に対してお返しの気持ちで、ドナーたちの提供の末に訪れた幸せを、ドナーたちにも見て

第9章　家族と精子提供者　　*285*

もらいたいと考えているのである。

　15歳の少女もまた、自分がドナーについての情報を一方的に求めるばかりでなく、双方向の過程であることを示している。彼女は手紙の中で、自分自身の情報をいくつか与えていたのだ。それは彼女が、ドナーも知っておくべき重要なことかもしれないと考える情報だった。よくあることだが、彼女は「私があなたに興味を持ったなら、あなたも同じように私に興味を持つかもしれない」と説明している。

　提供精子を使った人工授精で生まれた人たちが自分たちのドナーについて、通常どんな情報を求めるのか、その典型となる例を示すために、私はこの若い女性の質問を作り替えてみた。

⬜︎

1. ドナーの家系はどこからきたのか。(英国、ヨーロッパなど)
2. ドナーの家系をひく人たちはいまどこにいるのか。
3. ドナーの名前は。(ドナーには自分の名前を教える心つもりがあるか)
4. ドナーの容姿は。(目、髪、肌の色)
5. ドナーはなぜ精子提供することを選択したのか、その第一の理由は。
6. 彼の精子提供から他に生まれた子どもがいるのか。
7. 彼はどんな職業に就いているのか。
8. 彼は私に(どこかを通して、もしくは直接に)手紙をくれるつもりはあるか。
9. 私に会うつもりがあるか。

　子どもたちが情報を得ようとする際、両親は重要な役割を演じる。一般的に子どもたちは、両親に対して実質的な支援を提供してもらうのと同時に、肯定してくれることや情緒的な支えを求めると思われる。15歳の少女の場合、彼女の母親が手引きや励ましを与えていたが、母親は「娘が自分の力で手紙を書いたのだ」と言っている。二人は手紙の内容を話し合ってはいるが、少女は母親にその手紙を見せていなかった。

　提供精子を使った人工授精で生まれたことを知った多くの人たちが、自分たちの精子提供者の情報を欲しがると予測され、それはしごく当然のことである。こ

の若い女性が私たちに示したように、そしてこれまで養子の世界でも見られてきたように、求められる情報とは、身体的な特徴や提供の動機、人柄である。また多くの人が、自分の遺伝的な背景に貢献した男性に「会いたい」と言っており、また提供者は会う可能性についてどのように考えているのだろうと思っている。

　これまで述べてきたように、ニュージーランドにはまだ先に述べた三人のような提供精子で生まれた人が自分のドナーの情報を得るための正式なシステムはない。しかし、ニュージーランドでは開示することがとても一般的になっており、ここ数年、提供者のプロフィールを提供できるようになってきているので、提供精子を使った人工授精に関わる医師たちが、進んで以前の閉鎖モデルのシステムの下で採用されたドナーたちを探して、求められている情報を提供してはどうかと聞こうとすることも十分あり得る。もし連絡を取ることが可能なら、カウンセラーはすべての関係者に、これに対する心構えの手助けをすることになる。

　ニュージーランドでは、幸いにして生まれた人たちは医師から支援してもらえるが、世界に目を向けると、生まれた人たちがうまく情報にアクセスするのに、実にさまざまなシステムがある。ある国では、ドナーを特定できる情報を記録保管し、生まれた人たちが一定の年齢に達したときや、その年齢に達していなくても一定の条件を満たせば、情報を得られるようにすることが法律で求められている。また、ある年齢になれば非匿名の情報にアクセスできるようにしている国もある。しかし、大多数の国ではどんな情報にもアクセスできないシステムを設けており、意図的に精子提供者へのあらゆる関心を阻止している。

　私が考えているのは、とくに精子提供者を特定できるような詳細な情報を求められる医師や他の専門家たちは、それぞれ要求された情報を入手する努力をして、それを生まれた人に伝えることを義務にしてはどうかということである。医師は精子提供者と再び連絡を取ることになるが、これが精子提供者に提示されていると思われる匿名性の保障を破ることにはならない。というのは、もし何か情報が提供されるとしても、精子提供者がそれを提供するかどうかを判断するからだ。

　記録は破棄されていると言われてきたが、問題を追跡していたら、突如そうした記録が見つかったという気がかりな話が、提供精子を使った人工授精で生まれた人たちから聞かれる。私はまた、もし法律でドナーの名前の公表を要求するようなことになったら、「記録を破棄する」と脅しをかける専門家の話も耳にしたことがある。しかし、政策立案者たちが、この精子提供者たちに保障されてきた

第9章　家族と精子提供者　*287*

匿名性を法で覆すべきだと提唱することは滅多にない。法が改正されてきているところでは、過去に溯(さかのぼ)るのではなく、将来のある時期を境に、精子提供者に情報提供を求めるようにするというのが基本となっている。

連絡を取ろうとすることに関心のある人たちにとっては、オーストラリアのヴィクトリア州のように、ある管轄区域で自主登録（ボランタリーレジスター）の動きが出てきたことは刺激的な変化である。自主登録とはドナーや生まれた人たちに、自分たちの名前を載せることを促し、もし「一致」したら、喜んで連絡を取りたいとか、連絡を取ることに興味があると示しておくものである。このような情況は主に関わっている人びと、すなわち、生まれた人たちや精子提供者の手にゆだねられるのであり、クリニックはコントロールのカギを握る役割から外されることになる。

提供精子を使った人工授精で生まれた人と精子提供者の接触は、まだほとんどないが、そういった事例も報告され始めている。それは新たに出てきている領域であり、それについて手本となる台本はまたしてもない。これまでにあった接触はさまざまな情況から起こっている。新しい法律が可決したり、自主登録が設けられたり、またはクリニックのスタッフが、生まれた子に代わって精子提供者と連絡を取ったなどである。また、精子提供者が見つかるかもしれないという希望から、生まれた人がメディアを通して、以前精子提供者になったことのある人に「ドナーに会いたい」と訴えた事例もある。なかには精子提供者のほうから「連絡できないか」と言ってきた事例もあるが、ほとんどの場合は、生まれた人たちから連絡を取ろうとしていて、自分たちの親から十分に支援を受け、励ましてもらいながら、連絡を取るに至っている。

この本に貢献してくれた親たちのほとんどは、ドナー捜しの経験（もしくは彼らの子どもが探すという経験）をしていない。しかしそれは明らかに彼らが考えてきたことである。

　　——子どもたちが「ドナーに会いたい」と言うなら、それを許してやらなければいけないと思います。（ロマーナ）

　　——わたしはいつかドナーに会う日を楽しみにしています。だって息子はわたしとの関係も大丈夫だし、父親ともいい関係にあるので、あの子も、この男性が父親だからその人のところに行きたいとは言わないでしょうから。（女性、

メルボルンのフォーカスグループ）

──わたしは自分たちがドナーを追跡するようになるとは思いません。ドナーはわたしたちの生活の一部ではないと思っていますから。でも、子どもがいずれもっと知りたいと思うだろうということは想像できて、いまのわたしに言えるのは、自分はそれでも構わないと感じているということです。あとになって自分がどのように感じるかは分かりませんが。
（女性、ロンドンのフォーカスグループ）

──わたしは養子に迎えられた人たちを知っていますが、彼らは産みの親と顔を合わせることができないことを、痛いほど分かっています。というのは、実際の両親をひどく傷つけるだろうと感じているからです。ただ両親が亡くなったあと、彼らは連絡を取っています。わたしはいつも、自分の息子がこれについてどう思っているかイメージできない気がしていました。もし将来、息子が提供者に連絡を取れるなら、あの子がそうするのは構いません。（女性、ロンドンのフォーカスグループ）

──デイヴィドは18歳で、自分のドナーが誰なのか知ることに興味を示していませんが、でもあの子はどうせ見つけられないのですから、現実的な態度を取っているだけかもしれません。（男性、ロンドンのフォーカスグループ）

──時が流れて、子どもたちが精子提供してくれた人と会うことになるかもしれないので、ぼくは提供してくれた人の役割を低く評価したくないと思います。そこから出てくるなんらかの結びつきがあるかもしれませんが、ぼくには、その結びつきが実際にその子を育てた人にどんな影響を及ぼすか分かりません。（男性、シドニーのフォーカスグループ）

──子どもたちがその年齢に達して、もしドナーに会いたいなら、そのときには、喜んで子どもたちにそうさせますし、それを止めたりしません。でもぼくとしては、自分がドナーと一緒に何かをしたいとは思っていません。彼は、いまぼくのもとにいる子どもたちを与えてくれた。それだけで十分です。でも子どもたちがドナーに会いたいというなら、ぼくは喜んで子どもたちをそこに連

第9章　家族と精子提供者

れて行こうと思っています。ただし、自分が関わるのはそこまでです。(男性、メルボルンのフォーカスグループ)

――それを恐れているわけではないですけれど、娘がドナーを見つける日をとくに歓迎したいわけでもありません。その日は、娘には何よりだと感じることと思いますが、でも自分は、その人はどんな人なのだろうと感じることでしょう。(ウォルター)

精子提供者に会える可能性が、特に高くなってきているので、こういう好奇心があるのは当たり前である。ロマーナとグラントは息子たちと一緒に、二人の精子提供者を見つけるために積極的に行動を取ろうと決めた。当時、オーストラリアでは、情報にアクセスするための法律はなかったが、ロマーナとグラントは幸運にもクリニックの助けで精子提供者と手紙の交換をして、最終的にはそれが提供者に会うことにつながった。これは彼らが話してくれたことである。

ロマーナ：デスモンドが4歳の時に、グラントがデスモンドを外に連れていくのにコートのボタンをとめてやっていると、あの子は「パパ、ドナーって誰なの」と言い、グラントは「パパにもわからないんだ」と言いました。わたしたちは急いでいたので、この話はそれで終わりました。わたしたちはあとでそのことを思い出して、二人でどうしようかと話しました。その頃、わたしはドナーに会ってみたいと思い始めていました。わたしはデスモンドと一緒に会うことが、わたしたちにも大事だと思っていたのです。でも、わたしはグラントに対して何も言えませんでした。グラントが嫌だと思った時、そうはっきり言えるようにしてあげるには、どんなふうに話したらいいのか、わからなかったからです。わたしとは生物学的につながりがありますから、「ドナーに会ってみましょうよ」と言うのは簡単です。でも、彼がどう感じるかわからなかったのです。でもわたしはもっと分かっているべきでした。というのは、グラントがある日、まさにそのことを切り出して、「ぼくたちに調べられるんだったら、ぼくはそうしたほうがいいと思うんだ」と言ったのです。

グラント：もし、ぼくたちがそのことをあまりに長く放っておいたら、ずっと精子提供者に会えなくなってしまうかもしれないと、気になっていました。

ロマーナ：それがわたしたちが情報を探し始めた最初の理由です。わたしたち

には提供者が亡くなっていたり、医療者たちが情報を失くしていたりして、デスモンドがずっと提供者に会えないかもしれないことが心配でした。

グラント：ぼくたちの社会はここにきて、生まれた子が何らかの情報を得る権利を認めるというように法改正しましたが、それは昔にさかのぼって適用されません。デスモンドには法的には資格がなかったのです。それでもしぼくらが何もしなければ、あの子はその情報をまさに失くしてしまうかもしれないと心配だったのです。ぼくらは、自分たちがまさにしようとしていることを100パーセント確信していたわけではありません。でも、こうすることがあの子の最善の利益になるんだと自分たちは信じていました。

ぼくらはロイヤルウィメンズ（病院）のソーシャルワーカーに電話をしました。そして「ドナーに会えないか」と聞きました。しばらく時間はかかりましたが、彼女は手紙の交換ができるように取り計らってくれました。

ロマーナ：私たちは2年の間に4回やり取りをしました。ただ時間かせぎをしたいと思っていたのです。わたしたちは手紙のやり取りしている間に、事をうまく解決したいと思っていました。

グラント：ロマーナとぼくは（初めて）、ロイヤルウィメンズクリニックでソーシャルワーカーと一緒に提供者に会いました。ぼくは彼を観察したかったんです。デスモンドの人生にいるはずのなかった彼に、デスモンドを会わせたくありませんでした。もし彼が嫌いになったら、ぼくはどうしていただろう。自分でも分かりません。

ロマーナ：わたしたちはそのことを話していました。わたしたちは最悪だった場合のシナリオも考えていて、するとグラントは、「彼が誰かってことは問題じゃないさ、だって彼がデスモンドの生物学的な父親なのだから」と言いました。

グラント：ぼくたちはもちろん、デスモンドに彼を会わせる方法や、どんなふうに自分たちが付き合うかについても考えていました。ランチを一緒にとるとか、6カ月に一回、ときどき何かちょっとしたことで一緒になるとか、もしくはもっと公的な場で2年に一回くらい会うというようにです。ぼくたちは彼に会ったときに、彼がどうしたいか、関係を続けるために気をつけなければいけないと思われるようなことについて、彼と話しました。彼はとても連絡を取り合うことを希望していました。「関わって欲しい」と言えば、何でも喜んで関わってくれました。

ロマーナ：それをうれしく思います。彼はとても人あたりがよくて、それは変わらないで欲しいと思います。

グラント：ぼくたちはある日、公園で、デスモンドとマックスウェルと一緒に、彼に会う段取りをつけました。そして彼はうちにもやってきて、最近では、ぼくたちが彼のところにランチをご馳走になりにも行きました。

ロマーナ：二人で最初に会いに行ったとき、わたしは少し緊張しましたが、彼が部屋に入ってくると、とてもデスモンドに似ていたので、すぐに落ちつきました。彼は親しみやすく、というのは、彼はクセに関してもデスモンドとそっくりだったからです。彼と話をすることに問題を感じませんでした。

グラント：彼はとても付き合いやすい人です。心温かい魅力的な人です。

ロマーナ：そして彼は、適切なことばを使って話をしました。彼は、「自分が感情的になりすぎやしないか」と心配だったと言い、「ただ自分を知って欲しかった」と言いました。そして本当にわたしたちが彼に連絡を取ったことに感謝していました。

グラント：ぼくは彼に温かみと、ふつうの友情を感じています。なぜなら、ある部分で、彼の中にちょっとだけデスモンドがいるような気がするからです。それでぼくはデスモンドのために彼と友だちになることにしました。

ロマーナ：彼は非常に哲学的な気質を持っていて、本当にいいことを言います。わたしたちが望むことは、何でもやるというのは本当にそのとおりですし、それは非常にありがたいことです。彼はとても寛大で、何に対しても押し付けがましくありません。彼がデスモンドのことを両親に話したとき、両親は、わたしたち家族のために何ができるのか知りたがったそうです。本当に素敵な語り口でした。わたしたちは本当に運がよかった。

グラント：二人で彼に会いに行ったとき、ぼくは心の中で、それは歯医者や医者に行くのと同じで、ただ行かなければいけないんだと思っていました。それは将来の保険のようなもので、それでデスモンドは物事により対処しやすくなるかもしれないのです。でもすぐに効果があるわけではありません。

ロマーナ：わたしにはまったく違っていました。それは家族との関係があったからだと思います。心配でした。彼は家族の中でどこに当てはまるのか分かりませんでした。デスモンドの反応についても心配していました。そしてデスモンドの質問に答える自分を見ると、今も少し心配しているのがわかります。デスモンドが最近わたしに、「それで、ドナーも家族になるの？」と言ったのです。わた

しは、「そうね、あなたは彼にどうあってほしい？」と言いました。

グラント：ぼくはみんなに、「彼は家族だ」と話しましたが、近い家族というわけではありませんでした。

ロマーナ：それでデスモンドは、「もしあの人がぼくたちと一緒に住むようになったら、あの人がぼくのパパになるの？」と言いました。

グラント：明らかに、あの子にはそれについて聞きたいことがたくさんありました。

ロマーナ：本当にたくさんです！

グラント：ぼくたちが提供者の家に行って（彼）を訪ねたとき、ぼくはデスモンドがどんな反応をするのか、それを見るのがますます心配でした。本当のことを言うと、その夜、ぼくはデスモンドに「どこの家がいちばん好きか」と尋ねたんです。あの子は、「ここにいるのが何より幸せだよ」と言って、ぼくはちょっと安心しました。デスモンドがドナーのところに行って、「（ドナーと）一緒に住めるか」とぼくに聞いてこなかったので、なおよかったと思いました。すごく心配していたわけではないですけれど、ドナーの存在が家族の安定性を脅かすと思っていたので、デスモンドが「うちの家族が好きだ」とはっきりと言ってくれて、安心しました。

それは本当にデスモンドにいいことです。あの子はただ、自分の生物学的な父親に会うことに興味があったのです。彼には外見で似たところがたくさんあります。デスモンドは弟と、「自分たちが歳をとったらどんなふうになるか」について話しています。マックスウェルは、「わたしに似るだろうか」と話していますが、デスモンドはいま、宇宙を旅する小さな航行図を手にしたように、大きくなったらどうなるか考えているようです。

....

ロマーナとグラントの他にも、シドニーのフォーカスグループで一組のカップルが、自分たちが精子提供者とどう接触してきたのかについて簡単に話してくれた。

　——わたしたちは自分たちのドナーと連絡を取っていて、彼からも手紙や電話をもらっています。それは謎だった部分を取り払いました。彼はわたしたちに会おうとは言いませんが、それでも構いません。ドナーの写真を見るのは本当にすばら

第9章　家族と精子提供者　**293**

しいことで、彼の10歳の時の写真があって、それを初めて見たときのことは忘れもしません。手紙を読んでいるときでした。それはパムの家族の写真だとぼくは思いました。パムのドナーが若かった頃とパムがそっくりだったのです。(女性と男性、シドニーのフォーカスグループ)

　提供精子を使った人工授精で生まれた人とドナーが連絡を取ることに関する多くの問題は、南オーストラリアのパースで開催された「連絡を取ることに向けて（Towards Contact）」[9]という二つのワークショップで注目された。カウンセラーや不妊治療クリニックの職員、ドナーコンセプションサポートグループのメンバー二人と、法律関係の人が参加した。
　次に示すワークショップの議論だが、検討する順番がドナー、レシピエントたち、そして生まれた人たちの順番なのが面白いと思ったが、それはさておいて、その内容はとても広範囲にわたっていて、役に立つものである。その順番は、おそらく当時の考え方を反映するもので、つまり接触することがあるかもしれないなかで最も弱い立場にあるのが、ドナーだという考え方なのだろう。とはいえ、私は主に焦点を当てるべきなのは、生まれた人への気遣いであり、彼らが情報を必要としていることだと私は感じている。

❶ドナーが直面する問題

① ドナーのほうから接触を求める場合
- 自分に生殖力があるのかどうか知りたいのかもしれない。つまり、他にも自分の精子で生まれた子がいないかと心配しているのかもしれない。
- 自分が何家族、何人の子に貢献したのか知りたいし、生まれた子の性別を知りたいのかもしれない。
- 生まれた子のウェルビーイングについて心配があるのかもしれない。
- 子どもが情報を必要としていることや責任に気づき始めているのかもしれない。
- 自分自身の家族への潜在的な影響を考える必要性からかもしれない。たとえば、自分自身の子どもたちとの近親相姦について心配しているとか、自分の子どもが死んだり、離れ離れになっていれば、その代わりが欲しいのかもしれない。
- もし提供者自身に子どもがいなければ、子どもが欲しいと感情的になった

り、他にもアイデンティティの問題があるのかもしれない。
- 生まれた人から拒絶される可能性があるかもしれない。

② 生まれた子か、もしくは精子提供を受けた人のほうから接触を求めてきた場合
- 提供精子を使った人工授精をしたいと思ったときには予想もしなかった問題が起こりそうなのかもしれない。たとえば、シングルマザーの息子が「父親」がいないことで悩んでいたり、レシピエントが経済的な支援を望んでいるのかもしれない。
- ドナーには、提供精子を使った人工授精で生まれた子の現実に対処する覚悟が十分でないかもしれない。

❷ レシピエントが直面する問題
- 親二人がどの程度接触するかについて合意する必要がある。
- 両親と子どもたちがどんな関係かによるが、接触することを歓迎する親もいるかもしれない。
- 親たちの中には、家族に入り込んでくることや家族関係への影響を恐れる者もいるかもしれない。例：子どもが親を拒絶して、ドナーに走るかもしれないと親が心配している。
- とくに男性のパートナーにとっては、自分の妻を妊娠させたドナーに会うことはつらいことかもしれない。
- 母親は自分のパートナーを守りたいと思うかもしれない。
- 親たちは、子どもたちがドナーから拒否されたり、傷つけられるかもしれないことを覚悟し、守る必要があると感じているのかもしれない。
- 時間ばかりかかるのを、どうにかしなければいけないかもしれない。たとえば、子どもはすぐに知りたい、すごく知りたいと言っているが、接触するための手続きが遅く、うまくいかないかもしれない。
- もし親が子どもに話していないなら、これは難しい問題が重なる原因になるかもしれない。

❸ 提供精子を使った人工授精で生まれた人が直面する問題
- 生まれた者のなかには、まったく情報を欲しがらない人（子）もいれば、

接触が取れるまで放っておけない人（子）もいる。
- 生まれた者の年齢によって、接触することが左右される。18歳未満なら、親が責任を持つ。18歳以上なら当事者自身が決める。
- ドナーがなぜ提供したのかに好奇心を持っているのかもしれない。単なる金銭のために提供したと分かれば、落胆させられるかもしれない。
- ドナーの身体やパーソナリティーで、自分と似ているところや、彼に子どもがいるかどうかに興味があるのかもしれない。
- 生まれた子の、ドナーに関する幻想が現実とは合致しないかもしれない。
- 生まれた子は、もっと情報が欲しいとか、ドナーと接触したいと思っても、それ以上に親の気持ちを考えて、言い出せない問題があるかもしれない。
- もし、親たちが接触することに十分納得していない場合、子どもにはさらに問題が加わるかもしれない。
- もしドナーのほうから連絡を取ってきたなら、ドナーが提供のときに考えていなかったような問題があるかもしれない。たとえば、殺されたドナーの両親が彼らの血を引く子どもに遺産をあげることを望んでいたり、「父親」の形見になることを求めているのかもしれない。
- 生まれた子が、提供精子で生まれたことに気づいていないのに、ドナーから連絡を取りたいという手紙を受け取った場合には、その対処がとてつもない問題になる。

❹ クリニックのスタッフが直面する問題

- ドナーを使う前に、レシピエントのために将来連絡を取る可能性について、強制的にカウンセリングすることを考えなければならない。
- 二つの忠誠心の板ばさみになるかもしれない。レシピエントとは異なる精神で提供したドナーの方を守ろうとするかもしれない。
- どんな情報があるかを明らかにして、入手できないような情報を求めている人が、拒否されているとか、差別されていると感じないようにすることが必要。
- 実際、手元にある情報が限られていることに対するフラストレーション。
- 提供精子で生まれた人が入手できる情報に違いがあることによる問題。とくにこれは同じ家族のなかで（子どもたちのドナーが違う場合）子どもたちに影響する。

- 過去のドナーの居場所を確認することができないフラストレーション。

　すべての当事者たち、すなわち生まれた子やドナー、親たちには、重要な課題がたくさんあるため、連絡をどう取るかを考える時には、常にカウンセラーの助けを借りたほうが賢明だと思われる。カウンセラーは、それぞれの立場の人たちが自分の問題をはっきりさせる手助けをして、彼らが抱えているであろう問題に取り組み、そして連絡を取ったあとの最初の接見や話し合いの間、世話役として行動することもできる。カウンセラーはまた、ロマーナやグラントのように、手紙の交換の仲介をすることもできる。

　ドナーと接触できるかという問題だけでなく、私に手紙をよこした15歳の少女のように、しばしば同じドナーの精子で他に生まれている子がいるのかどうかを知りたいという希望もある。もちろん、すべての生まれた人たちが、この情報を探すことや、異母きょうだいに連絡を取ることに興味を持っているわけではない。しかしなかには遺伝的につながりのある人すべてを完璧に探し当てたいという人もいるだろう。

　　──ぼくの子どもたちにも、自分たちに異母きょうだいがいるかもしれないと思う日が来ることでしょう。ものすごくショックを受けるとは思いますが。
　　（男性、メルボルンのフォーカスグループ）

　ひょっとしたら同じコミュニティーの中に、異母きょうだいがいるかもしれないということに、次第に興味を持たれるようになってきていて、それは、非パートナー間生殖医療の組織に加入する人が増えていくにつれて、ますます重要な意味をもつようになるに違いない。こうした組織を通して出会う親たちが、別のカップルも自分たちと同じクリニックでまさしく同じ頃に治療を受けていたということを知ることもあり得る。こうなれば、ドナーを通して遺伝的なつながりがあるかもしれないときっと考えるだろうし、とくに、もし身体的に自分たちの子どもに似ているところがある場合にはそうであろう。

　ニュージーランドで試験的に実施された自主登録の結果、同じドナーの精子から生まれた子どもを持つ二家族が出会うことになった。彼らはニュージーランド・インファティリティソサエティの会報の中にある、「姉妹、同じドナーから生まれた子どもたち」（原題：「Sisters—A Donor Sibling story」）と題した話の中で、自分たちの経験を語っている。

第9章　家族と精子提供者　　*297*

同じドナーから生まれた異母姉妹

　長女が生まれる少し前から、わたしたちは、娘には「提供精子を使った人工授精で生まれた」と、本当のことを言おうと話していました。わたしたちの二人の娘は同じドナーを利用して生まれていますが、わたしたちはドナーには会ったことはなく、上の娘が生まれたあとにクリニックをとおして一度だけ、手紙を交換しました。でも、わたしたちは引越しのあと、この貴重な手紙を紛失し、加えてドナーのほうも転居して、いまではクリニックとも連絡を取らなくなり、ファティリティー・アソシエイツのシルヴィア・ニクソンによって創設された「非配偶者間生殖補助医療」によってできた試験的な家族登録に、わたしたちは早く参加したいと思っていました。
　わたしたちは同じドナーを使ったほかの家族の詳細の情報が来ることを心待ちしていました。多くの家族がつながりを求めていないことにはがっかりしましたけれど、ポストにその情報が届いたとき、一家族だけうちの長女と年の近いお嬢さんを一人お持ちの、身元を明かしてくれた家族があって、そのことをうれしく思いました。
　わたしたちはシルヴィアに電話して、彼女にいろいろと感謝を述べ、そしてわたしたちはもう一歩踏み出して、そのもうひとつの家族と連絡を取り合うつもりだと言いました。シルヴィアは、「仲介者をとおして連絡を取るつもりですか」と尋ねました。わたしたちにはまったくその必要はないと思いました。両方の家族はまさに連絡を取り合う目的で、連絡先の詳細を登録したのです。そしてわたしは以前に、第三者の介入なしで、自分の産みの母と連絡を取った経験があったので、それを大変なことだとは思いませんでした。
　最初に電話したときに、まったく緊張しなかったといえばウソになります。でもまさに最初の会話から、わたしたちは先方の両親と、同じドナーの精子を使ったということもあって、ことのほかいい間柄になりました。初めて彼らを訪ねるための旅行の手配をすることになるのに、そんなに時間はかかりませんでした。ヨチヨチ歩きの子どものほうは、ありがたいくらいにこの旅行の重大さに気づいておらず、でも５歳の娘は旅行に出る直前に、十分に知らされていて、非常に心配でした。
　しかし到着したとき、その心配は完全になくなりました。広大な敷地、

ペットの子羊、そして道路を渡ったところの学校にあるトランポリン、二人の５歳の女の子たちの暖かい関係と一緒に、これまであった恐れもすぐに消え去りました。わたしたちは、迎えてくれた家族のもてなしに感激し、午後の訪問はあっという間に終わってしまいました。でもわたしたちは幸い娘たちが遊んでいるビデオを持ち帰りました。
　電子メールはすばらしい発明です。そして、最初の訪問以来、娘たちはウサギやモルモットの最新の様子や、あの子たちの日々の中で起こったほかの重要な出来事のすべてを書いた自身のメッセージと一緒に、わたしたちは親密に連絡を取り続けました。ついこの前の夏、また訪問して、今回は滞在を数日に延ばしました。そして異母姉妹たちは、近所の農地の丘で化石を掘り、絵のように美しい川で跳ねまわり、暗くしたベッドルームのビデオの前でゴロゴロしたりしている間に、あの子たちの関係を固めました。
　この関係がどう展開していくのか、どんな方向に娘たちを導くのか、それはこれから、主にあの子たち自身が決めていくことでしょう。でもその経験は絶対に、自分が何者なのか、そして自分たちがどうやって生まれてきたのかという理解の助けになると思います。

姉妹がうまくやっていく

　わたしたちが正直であったり、本当のことを話す姿勢は、うちの子どもが気楽に前向きに受け止めるのに役立つだろうと感じていますが、その一方で、今後、ひょっとしたら問題となるかもしれないと思うことが二つあります。一つは、ドナーが分かったとして、子どもがもっと人生を重ねたのち、何かの理由からドナーに連絡を取りたいと言うかもしれません。わたしたちのドナーは、プロフィールに「連絡を受け入れる」と記入していました。昨年までこれを問題だとは考えていませんでしたが、そのことが去年もう一度持ちあがったとき、彼は現在、「所在不明である」ということが分かったのです。わたしたちはこれが一時的な情況であって欲しいと願っていますが、それは二つ目の問題の重要さを浮き彫りにします。つまり、異母きょうだいと偶然に出会う可能性です。
　わたしたちは提供精子を使った人工授精を受けた家族はそれぞれ別々の存在であると理解していますが、この子たちは、同じドナーから生まれている

のですから、まぎれもなく血のつながりがあるのです。

　わたしたちはドナー登録の可能性を最初に耳にしたとき、興奮と熱い思いでそのことを歓迎し、うちの子の「アイデンティティ」やほかの提供精子を使った人工授精に関わっている子どものためにも、ドナーを特定できる情報をどうしても教えて欲しいと思っていました。

　（もう一方の両親から）長いこと待ち続けていた電話を受けた晩、わたしたちはみんなとても興奮しました。その電話はすばらしく、その内容は主に娘たちについてのちょっとした情報と、互いを知るために子どもたちを会わせる段取りについてでした。

　夫は会うことをとっても受け入れていて、彼はいつものように落ち着いて、わたしと同じように娘のためにもワクワクしていました。わたしも興奮していると感じていましたが、あの子が会うのを楽しまなかったらどうしようかと、少し怖いような気持ちもありました。わたしたちが話すと、娘は興奮して、異母姉妹たちは「どんな子だろう」と言って、好奇心をのぞかせました。あの子は学校の友だちに、「自分の姉妹たちが遊びにくるの」と話していました。

　わたしたちが見るかぎりは、訪問は本当にうまくいき、そして事は非常にスムーズに運んだように思います。というのは、わたしたちには共通することがとても多くあったからです。わたしたちはとっておくために、子どもたちの写真を交換して、楽しい時間を過ごしました。そして双方からまた会うことを約束して、家族は帰って行きました。

　両方の家族が会うもともとの理由は、子どもたちのためというものだったので、わたしたちはうまくいったと考えています。わたしたちにはとても共通する点があって、友だちになったのは、予期していなかった喜びです[10]。

　連絡を取ることを促すための任意登録制度は英国をはじめ、世界中の国で作られはじめている（www.ukdonorlink.org.uk）。ニュージーランドでは保健省の予算によって、登録することで、18歳以上で、提供精子や提供卵子で生まれた人たちが希望するならば、ドナーや異母きょうだいと連絡をとったり、情報交換するのを手助けしている。

　アメリカでは、「シングルマザーズバイチョイス」（自分の選択でシングルマザーになった女性の会）の母親何人かが、偶然にも自分たちが同じドナーを使っ

ていて、自分たちの子どもが異母きょうだいであると知り、その後、データベース（www.singlemothersbychoice.com）を作っている。この非公開登録は独身であろうと既婚であろうと、提供精子・卵子もしくは提供受精卵で子どもを持った親なら誰にでも開かれていて、それは彼女たちに同じドナーから生まれたほかの子の居場所を知ることを可能にしている。登録は養子登録と似たような基盤で運営されており、生まれた人たちが遺伝的な親を探す手助けをしている。親たちは、ドナー情報と、利用したクリニックの名前や住所と一緒に、子どもの名前、性別、出生日（もしくは生まれた人が自分自身の詳細を登録することができる）を提供することが勧められている。

　もう一つのグループ、「ドナー・シブリング・レジストリー」（www.donor-siblingregistry.com）は、アメリカで母親と提供精子を使った人工授精で生まれた彼女の息子によって設立された。2004年2月現在で、2336家族が二人のホームページに登録し、（二人がわかっているだけでも）500人もの生まれた子がすでに異父母きょうだいを見つけている。私がこの本を書いているとき、アメリカのテレビ番組がいち早くこのグループを通して、どうやって二つの家族が出会ったかという話を取り上げた。一方の家族には8歳の二卵性双生児がいて、もう一方の家族には9歳の女の子がいて、みんな同じドナーから生まれていた。

　確かに、このようにはっきりと伝えることが子どもたちに何を意味するのかについて懸念したり、心配する人たちがいる。しかしその一方で、多くの人は情報を共有することをより受容し、ドナーや異父母きょうだいに接触する機会を持ちたいという、生まれた人たちの希望に理解を示すようになってきている。このようにはっきり伝えることは、生まれた人の情緒の発達やウェルビーイングにとっても、そしてまたおそらく彼らの親やドナーにとっても、非常に大きな利益になる可能性がある。

　精子提供者が自分の家族にしてくれた貢献についての問題を探るということは、とくに、もし情報を共有することになり、連絡を取る可能性があるなら、それは自分の子どもたちに、「家族がどうやってできたのか」を打ち明ける決心をしたということである。

　この章では、提供精子を使った人工授精の助けを借りての家族づくりの中でも取り上げられてこなかったような段階について述べた。取り上げられてこなかった理由は、提供精子を使った人工授精の情報を共有して、「はっきりと話す」方向へと移行してきたのが比較的最近だからである。すぐに参考にできるような経

験がたくさんあるわけではないが、考える必要のある問題全体を見渡そうと試みてきた。ある問題は他の問題よりもピンと来るかもしれない。ある問題は生まれた人のある年齢においては該当するかもしれない。またある問題は心配や緊張を高めるかもしれないが、こうしたことを必ずしも否定的に考えるべきではなく、むしろ家族の健やかさやウェルビーイングを高める機会と見るべきだろう。

[訳者注]

　＊1　ニュージーランドでは2004年11月にヒト生殖技術法が成立。2005年8月より施行されている。
　＊2　英国では、ヒト授精及び胚研究法が2004年に改正されて、提供精子を使った人工授精で生まれた子が18歳になれば提供者を特定できる情報を入手できるようになり、それは2005年から施行されている。

[参考文献]

1　Leonie Hewitt and Caroline Lorbach (1997) Donors: Dispelling the Myths. The Donor Conception Support Group of Australia Inc.
2　匿名 (2002) How it feels to be a child of donor insemination. *British Medical Journal* 324:797
3　Forum presented by the Victorian Standing Committee on Adoption and Alternative Families, and the Victorian Infertility Counsellors Group. (1995) 'Infertility: a Personal Perspective' in *Donor Families: Raising the issues.* pp.22-24.
4　Ken Daniels, Ruth Curson and Gillian Lewis (1996) Semen donor recruitment: a study of donors in two clinics. *Human Reproduction* vol.11 no.4 pp.746-751.
5　Jennifer Cunningham (2002) I didn't consider the implications of donor anonymity. *The Herald*, Glasgow, p14. www.theherald.co.uk/living / archive/22-5-19102-21-47-22.html 2002年5月27日検索
6　Purdie A, Peek JC, Adair V, et al. (1994) Attitudes of parents of young children to sperm donation – implications for donor recruitment *Human Reproduction* 9 (7) 1355-1358.
7　Donor Conception Support Group of Australia Inc. Not my child-an information sheet for potential gamete donors.
8　匿名 (2000) Personal Story. *Donor Conception Support Group Newsletter* July.
9　Reproductive Technology Council of Western Australia (1997 and 1998) Summaries of *Towards Contact* Workshops.
10　匿名 (circa 2000) "Sisters – A Donor Sibling Story.' *Pathways* (newsletter of FertilityNZ)

第10章

自信に満ちた健やかな家族
―― 結びにかえて ――

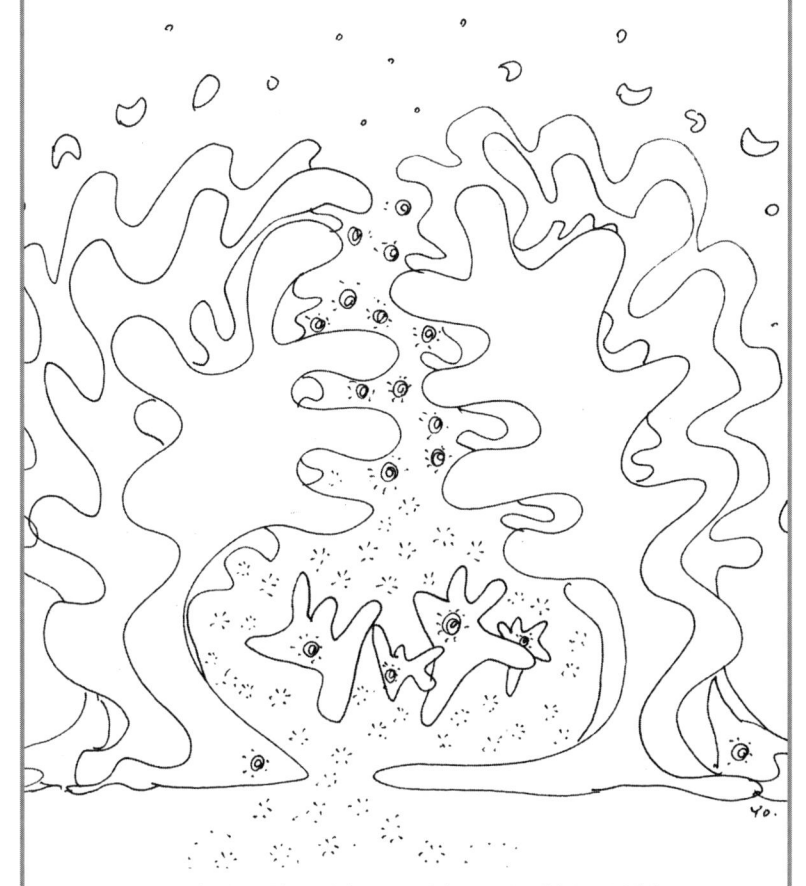

CONFIDENT AND HEALTHY FAMILIES
-SOME CONCLUDING THOUGHTS

この本も最終章にたどり着き、読者のみなさんもこれまでの章を読んで、いろいろな感情を味わってくれたことと願っている。私がそうであったように、みなさんも本書に登場した親やその他の人たちの話のいくつかには、涙が出るほど心を動かされたことだろう。彼らの経験には非常に強烈なものもあり、私は改めて彼らが個人的に心にしまっておいた多くの経験を私たちに話そうと思ってくれたことに感謝したい。

　この本はたぶんいろいろな人に、さまざまな反応をもたらすことだろう。読者に最も多い反応は、「自分が感じていたことと同じだ」とか「なんだ、自分だけがこんなふうに感じているわけではなかったんだ」というようなものかもしれない。もしこんなふうに感じたなら、誰か別の人の思いを改めて知ったことで、読者自身が経験してきた何らかの孤独感が消えてくれていることを願っている。読者の中には本書を通して学んだことに、心から感謝している人もいるかもしれない。他の親たちが問題にどのように取り組んできたのかを知って、そこから得たヒントは、今後の助けや、また本当のことを話す際の読者自身の台本づくりの助けにもなるだろう。

　でも、この本を読んで心配になったり、不安なってしまった人もいるかもしれない。そうした人は、「子どもとオープンで隠しだてのない関係を持つことが重要なのは分かったけれど、でも……」と言うだろう。しかし、その「でも」の一言で、この本に登場した親たちがしてきたように、行動できるかできないかが決まるのだということを、じっくりと考えて欲しい。

　それでもまだ、この本のせいで、本当に心配になってしまっている人もいるかもしれない。これまで、自分の子どもに提供精子を使った人工授精のことを話さないと決めて生きてきたのに、いま、本当のことを話すべきだという考え方と向き合ってしまった。決心を変えることが、どういう意味を持つのか、とくに家族の関係にどんな意味をもたらすのか、たぶんそうしたことが心配なのだろう。

　紛れもなく、これは挑戦を求める本である。すでに親になっている人や親になろうと思っている人たちに、提供精子を使った人工授精の助けを借りて家族をつくることに関連する問題を深く掘り下げて考えなさいという課題を突きつけている。読者に、過去を受け入れて現在を生き、そして将来に期待することを求めているのである。

　読者のなかには、提供精子を使った人工授精で生まれた人もいるだろうが、そういう立場でこの本を読んでいるということは、おそらく自分の家族の始まりを

知っているということだろう。私が願うのは、そんな読者の親たちが、愛情には総じて、あなたの家族を築いて、絆を固めるセメントのような役割があると知っていて、愛情があるから、自分や自分の家族を十分信用し、その結果、読者のあなたがこうして生まれたということを知っているのであって欲しいということだ。今後は、こうした提供精子で生まれた人のための本や、そうした技術で生まれてきたあなたたちが筆を執るような本も出てくることだろう。これはすばらしいことだ。でも、そんな本が出てくるまでは、本書に書かれていたことが、読者にとって提供精子を使った人工授精を使った親たちたちが歩んできた道について、さらに理解を深める一助となって欲しい。それが私の願いである。

「家族づくりができるように」と精子提供に貢献したことのある読者にとっては、自分がした贈り物、つまり、「いのち」という贈り物、「子ども」という贈り物、「家族」という贈り物について、こんなにも感謝されていることに気づかされることだろう。あなたの貢献がなければ、多くの人たちの人生はこんなにも満たされ、豊かではなかったことだろう。でも、あなたの貢献は、精子を提供したときに終わったわけではなく、本書はあなたに、提供精子を使った人工授精で生まれた人たちが情報、もしくは接触を求めてきたら、ドナーはどのようにそのニーズに合わせていくべきなのか、それを考えよ、という課題を突きつけている。

　この本は、親である人や、親になりたいと思っている人たちだけでなく、多くの専門家たちにも同じように課題を与えていると言えよう。親たちは専門家たちに非常に信頼をおいているが、時として提供精子を使った人工授精の経験で自分の力を奪われてしまうことがある。提供精子を使った人工授精の消費者グループの会議では、以前にも増して多くの親たちが、専門家たちには自分たちの声に耳を傾け、自分たちの経験を聞いて欲しいと言っている。それは、これから親になろうとしている人や、そうした人たちの未来の家族のニーズにどうしたら一番応えられるか、それを専門家にじっくり検討してもらうためである。したがって、親と専門家たちが互いに敬意を払い、力をつけていくような方法で、その両者の関係をうまく取り計らうことが、今後目指すべき理想の形である。

　これまでにも増して多くの国の政策立案者たちが、長いこと提供精子を使った人工授精に支配されていた「秘密にする」という文化を考え直し始めている。それはよい兆候だ。頭に強く刻まれたイデオロギーを変えることは決して簡単ではない。でも提供精子を使った人工授精でできた家族を持つ人たちが、他の人たち

の行動でか弱く、傷つきやすい状態にされているという事実は注目に値する。しかし、政策の変更をどのように扱うかは、衝突や議論を招くことであり、この本で取り上げたさまざまの国が、これに対して多少のヒントを我々に与えてくれている。

これまで、提供精子を使った人工授精での家族づくりに関わるさまざまな人たちのことや、この本が人びとに与えるであろう影響に関して述べてきたが、最後に私自身が考える、親になっている人や親になろうとしている人たちが、提供精子を使った人工授精のことを考える際に役立つと思う七つの中心的なテーマに焦点を合わせて、この本の結びに代えたい。

1 対応の仕方を学ぶ

まず、何より意味ある重要なことのひとつが、他の人から助けがなければ家族をつくることができない場合に表れる一連の感情や考え方、行動を理解し、それらへの対応の仕方を学ぶことである。助けの必要な理由が何であれ、助けを求めるということは、どの社会でも非常に価値をおかれているものを自分たちは手にすることができない、つまりほとんどの家族がつくられるような方法では家族をつくることができず、そのため苦しい思いをしているということの表れである。失望感はいつも悲しみや嘆きを伴い、不妊の場合には、自己アイデンティティを問い直すことになる。「自分は何者なのか、そして何を基本に自分とパートナーの関係は築かれているのだろう」、そうした疑問を持つのはごく当たり前のことである。

失ったということを悟り、そしてそれに伴うあらゆることを認識するときには、痛みを感じ、またしばしば不安にもなると思われる。しかしこうしたことを認識できて始めて、新たに分かったこの「望まざる状態」にどう対処するかを決めて、（しばしば時間がかかることもあるだろうが）ようやくそこから踏み出すことができるのである。

本書はあえて、こうした問題にどう対処するべきか、その答えを教えはしない。本書の役割は、提供精子を使った人工授精を経験した人たちが自分の経験をどうとらえているか、その洞察力を読者に提供することである。人の経験を知ってもらえば、それが支援や道しるべとなるかもしれないと考えるからである。しかし、個々人やカップルは独自の道を歩むことになる。ゆっくりと行動に移す人もいれば、すぐに行動をとる人もいるだろう。それに一般的な道しるべを求める

人もいれば、もっと直感に頼る人もいるだろう。過去を振り返ることで頭がいっぱいになる人もいるだろうし、その一方で、未来を見つめる人もいると思う。こうした違いはパートナー間でも起こり得る。

たとえ、自分の人生のこれまでの状況を振り返ることにたくさんのエネルギーを注がないとしても、（一般的な家族づくりにも同じことが言えるのかもしれないが）、提供精子を使った人工授精を使って家族をつくるということは、十分に大変なことである。

② 自分で決断したことに自信を持つこと

提供精子を使った人工授精は、手助けを必要としている人たちみんなによい方法だとは言えない。しかし自分の家族をつくるために、自分には提供精子を使った人工授精が正しい手段だと思うことで、健全な土台を築くことができる。本書に出てきた親たちが示したように、それが正しい判断だと分かるまでには、そこに至る方法も、かかる時間も人によって異なる。提供精子を使った人工授精をする前に、それに伴う問題やその意味することが十分に検討され、考えられてきていることが理想である。それがペトラ・ソーン（ドイツ）と私が、二人で呼んでいるところの「提供精子を使った人工授精での家族づくりのための準備」を高く評価し、重視している理由である。確かに私たちはカウンセラーであり、私たちの準備セミナーではカウンセリングの技能も使う。

しかし、もっと重要なことは、私たちが教育的な経験を提供し、参加者に情報を提示して、彼らが自分の持っている情報をもとに、決定できるようになるということである。情報は広範囲なものであり、さまざまな情報源から来ている。専門家からの情報や、もちろん、互いに情報を共有するために集まったグループのメンバーである親たちからの情報もそこに含まれている。参加者のなかには、こうした週末のセミナーで、自分たちには提供精子の利用は必要ないと判断し、去る者もいる。しかしそれは彼らがよく知って考えた上で決断したことなので、すばらしいことと言える。

提供精子を使った人工授精の治療を始めるカップルや個人の目標は、自分で決断したことに自信を持つことであり、治療についてのみならず、治療のあとに起こる家族づくりについても、十分に情報をもらっていると確信することである。提供精子を使った人工授精は他の家族づくりとは違っており、その違いは妊娠したり、子どもが生まれたからといって、ただちに消えることはないだろう。

③ 愛情を持って真実を話す

　提供精子を使った人工授精を使うと決断したあとに、カップルや個人が向き合う次の大きな決断は、自分たち家族がどうやってできたかについて、子どもたちに話すかどうかということだろう。本書の著者である私も、この本に協力してくれたすべての親たちも、健全で良好な家族を求めるなら、提供精子で生まれたと話すことは極めて重要だと断言する。

　それを話すという決断には、もちろん自信に関する先の議論とも密接な関係がある。提供精子を使った人工授精を使うと決めることに自信を持てない、精神的に不安定な親たちは、この治療を使うことを何か恥だと感じていて、だからそのことを隠したがるのだろう。そうした親たちは、子どもに提供精子を使った人工授精のことを教えてしまうと、リスクを持つことになると感じているかもしれない。一方で、自信を持っている親たちは、自分たちの子どもや自分たちがつくった家族に誇りに感じていることだろう。こうした親たちは他の人から助けてもらったことや、その中でもとくに、ドナーに助けてもらったことに対してありがたいと感じているだろうし、この事実を隠す必要もないと考えていることだろう。そして自信を持っている家族は、常に不安よりも愛情が強く、愛情に満ちた親とは正直で隠しごとをしない親だということが分かることになる。こうした親たちは、親子でコミュニケーションを取るときに、守りに入ったり、逃げないことが必要だということも知ることだろう。また、子どもたちはとても柔軟で、親は秘密にしたりウソをつくよりも、本当のことを言ったり、正直であるほうが、よりうまく対処できるものだということも知るだろう。

④ 自分自身の子を持つと決心する

　おおげさかもしれないが、家族づくりは終りのない旅である。家族は決して完成という段階に達することはなく、いつも新しい進展があって、それは家族の考え方や文化に取り入れられる。親たちは語りの中で、子どもたちの人生のさまざまな段階で、自分たちがそのことをどのように話し、時間とともにその情報の共有の仕方をどう発展させたかについて話していた。

　英国のドナーコンセプション・ネットワークは『それぞれの物語（原題：A Different Story）』という優れたビデオを作成したが、そのビデオの中で、インタビューに答えている提供精子で生まれた子どもや若者たちが、自分の家族がど

うやってできたかを知って成長することがいかに大事であるか、そのすばらしい例を提供している。子どもの使う言葉がそれぞれの年齢で違うことから、彼らがそのことをどうやって理解してきたのかがよく分かる。またそのビデオは、彼らの成熟の過程を明らかにし、提供精子を使った人工授精を考えるときに、赤ん坊にばかり焦点を当てるのではなく、その赤ん坊がティーンエイジャーや大人になったときのニーズを頭に入れておくことがどんなに必要かを示してくれる。

　人生を歩む中では、豊かさや成長をもたらすような時期や出来事があるものだということを覚えておくことも助けになるだろう。精子を提供した男性に関しての情報を見つけたいと願うことも、おそらく会う可能性についても、関わる人すべてにとって非常に重要で深刻な出来事である。提供精子を使った人工授精で生まれた人たちが結婚するとか、「自分自身の子を持つ」と決心すれば、それは彼ら自身やその親たちに新たな問題を投げかける。

　この本が重点的に焦点を当てているのは、親やその子ども、そしてドナーというよりも、むしろ家族に対してである。もちろん、そうしたすべての人がそれぞれ個人として見られる必要がある。しかし、彼らは互いにつながりを持った関係にあり、その関係性が家族をつくる上で重要な役割を果たすのである。提供精子を使った人工授精に関わるすべての人たちのニーズを考える必要性から、包括的なアプローチを使うことには意味がある。

5　支援と情報を入手する

　提供精子を使った人工授精はいまだにあまり知られていないため、親や、親になろうとする人たちが提供精子を使った人工授精の道を歩み始める際に得られる情報は、それほど多くない。多くの情報源があればあるほどよいが、でももし、こうした情報がどこで見つけられるのかが分からなければ、孤独だと感じたり、さみしさを覚えるはずである。

　入手可能な支援と情報の主要な入手先は三つあり、その三つとも、この本に登場した親たちには役立っているようである。それは、他の親や家族、友だち、専門家たちから得られる支援や情報である。こうしたいろいろな支えの中でも、もっとも価値があるのは、すでに先に提供精子を使った人工授精で家族をつくる道を歩み始めていたり、そうした歩みの途中にいる親たちの経験であろう。

　サポートグループや消費者組織の登場は、これからこうした道を歩もうとする人たちにとって大変利益をもたらすものになってきていて、自分たちが歩んで行

く上で自信をつける力を与えている。消費者グループは、次第に、この本のように、提供精子を使った人工授精に関する情報を伝えたり、彼らが疎外されないように読む人たちに働きかけるような出版物をつくるようになってきている。インターネットもまた、次第にこうしたつながりにおいて重要な役割を果たすようになってきている。

　第二に、支えや情報を提供しているのは、自分の家族や友だちといったネットワークの中の人びとである。そうした人たちは、個人的には不妊の経験を持ってはいないことだろう。それに、提供精子を使った人工授精についてもほとんど知らないかもしれない。しかし自分に対する愛情が、こうした人たちの理解や支援を促しているはずである。時々、親戚や友だちの中に理解しない人がいるかもしれないが、提供精子を使った人工授精のことを知ってもらえば、たいていそんな心配は無用だったことが分かる。それでも、何を言ったらいいのか、どのように反応すればいいか分からない人がいないとは言えない。しかし、自分が自信を持てば、彼らを自分の役に立つように変えることができるようになるかもしれない。しかしこれは骨の折れる仕事である。

　このほか可能性のある支援の入手先は、自分と一緒に提供精子を使った人工授精に取り組む専門家たちである。提供精子を使った人工授精の助けを借りて家族をつくる際に、専門家たちのあなたへの対応の仕方や、彼らが教えてくれる情報、彼らのおかげで得た自信は非常に重要なはずである。これには次に述べることにも関連している。

⑥　専門家との付き合い方を学ぶ

　専門家との付き合い方を学べということである。誰か他の人から何かしてもらう必要があると、人は弱い立場になってしまう危険性がある。弱さは他の人に依存しているために起こるのかもしれないし、助けを求めるようなことになったという痛みや苦悩のせいかもしれないし、そうした人たちのニーズに応じる人の対応のせいかもしれない（もちろん、この三つの要因が同時に進行することもあると思われる）。家族づくりを手助けしなければならないのは、専門家たちがその弱さをつくり出すことがよくあるからであり、たくさんのそうした例がこの本の中でも、あちこちで見られた。

　私たちはすでに、自信をつけていくことの重要性や、その自信をつけるために専門家がどのような役割を果たせるかについて論じてきた。時には、専門家たち

第10章　自信に満ちた健やかな家族　　*311*

が、読者であるあなたに、自分で決めたことや、そして決めたことの意味について、自分がどのくらい理解しているのか、じっくりと考えることを求めてくることもあるだろう。専門家に課せられている仕事は、あなたが考えられるように支援することであるはずだ。それは考えるべきことや振る舞うべきことを指図するようなものであってはならない。私もこの本を指図するような内容にしないよう努めてきたが、それでも強調して言っておきたいことが一つある。それは、読者が自分の家族の健康やウェルビーイングに真剣に取り組むのなら、先に問題をよく考えておくことが必要で、それでこそ読者が自分にとってふさわしい判断ができるようになるのだということである。

　これまでは、専門家たちは患者に「こうしなさい」とか、「ああしなさい」とかアドバイスしてきた。しかし、国によってその速さには差はあるとは言え、時代は変わってきている。こうした時代の流れから、専門家の役割はコントロールすることから、手助けする方向に変わりつつある。つまり、患者にどうするべきかアドバイスするよりも、情報に基づいて患者が決定できるように情報を共有すること、患者に自信をなくさせるよりも、むしろ自信をつけさせることが専門家の役割になりつつある。多くの消費者組織がこうした形ですべての専門家の機能を持つようになろうと懸命に取り組んでいる。だから、もし専門家とうまく行かない場合は、消費者組織に、支援や手助けを求めるのもよいだろう。

⑦　親の役割を再定義しよう

　最後のテーマは用語に関連している。この「非パートナ間人工授精」という言い方は、もともと、「人工的」（artificial）という言葉が不適切だと認識されるまで、「AID」（ドナーによる人工授精—artificial insemination by donor）という言い方で知られていた。その頃、もちろんAIDという表記もされていたのだが、AIDは別の情況（エイズ：AIDS）を表すためにも使われていた。それでいまは「非パートナー間人工授精（DI）」という用語が使われている。

　提供精子を使った人工授精に関連する用語の中には、他にも変えるべきものがある。しかし、新しい言葉や用語へ移行するには困難もあり、自分たちがそれまで長いこと使ってきた言葉を維持したほうが、はるかに簡単だし、気楽である。これに関連することで、「親」「母親」「父親」「家族」のような言葉の再定義や解釈の拡大も、今後、私たちが考えなければいけない課題の一つである。

　いままでは、これらの用語は遺伝的なつながりに関連づけるのが習わしだっ

た。たとえば、父親は精子を提供した人であるというようにである。しかし、私たちはそれを、遺伝的な貢献を果たしていないけれど、自分の子どもを慈しみ、育てているそうした人たちのことを父親と言うようにしようと、私たちの考え方を変えるよう奮闘している。

　カナダのロナ・アキレスは次のように言っている。
「その解決は理論的には単純だが、社会的には複雑である」

　私たちは親の役割を定義し直す必要がある。私たちは同時に頭の中で、父親であることについて、二つの異なるイメージを持つことができるようになる必要がある。最初は社会的な父親で、つまり子どもを育て、導いていく法的な責任を持っている男性が、最も重要な役割を担っているのは明らかだ。しかし、もう一人の遺伝的な父親も無視されたり、拒否されるべきではない。彼の貢献は遺伝的なものにすぎないが、彼のアイデンティティを理解することは、子どもの精神的な健康にも不可欠であるだろう。したがって遺伝的父親の役割も社会的な枠組みのなかで尊重されるべきである。もし二種類の父親の個別の特徴や権利、責任が明確にされるなら、これら二つの役割は必ずしも互いに対立することはないはずである。これはまさに養子の場合にもとられてきた過程である。参加するすべての者が実際に互いを知っているというオープンアダプションが、現在では頻繁に実施されている[1]。

　明らかに用語の問題は、これに関わるすべての人たちが挑んでいる問題であり、私たちをこう考えるように動かすのは、提供精子を利用した親やそこから生まれた人たちなのかもしれない。自信に満ちた健やかな家族をつくることは継続中のプロセスであり、その姿勢や育て方、親の関わり方によってかなり形づくられるものである。

　アイリーン・リルは、「家族とは、一度持ってしまえばあなたが育てていくものであって、種を植えた人のことをいうのではない」と言っている[2]。家族を増やそうと提供精子を使った人工授精を使うのは、通常とは異なる状況があるからで、他のほとんどの家族のつくられ方とは確かに違うかもしれない。でも、この方法を使うことに良し悪しなどない。単に違うだけのことである。

　メルボルンのフォーカスグループの男性メンバーが、簡潔に提供精子を使った人工授精を使った全般的な経験を次のようにまとめている。

「提供精子を使った人工授精は、家族を持つうえで理想的な方法でなかったけれど、でもそうしてできた家族はぼくたちの理想とする家族だった。子どもたちがここにいて、ぼくたちはそれを誇りに思っている」

［参考文献］
1 Rona Achilles (1993) Protection from What? The Secret Life of Donor Insemination. *Politics and the Life Science* 12(2) p.171.
2 Irene Ryll(1996) Our Nest is Now Complete. *Journal of infertility Awareness Association of Canada Inc./L'association canadienne de sensibilisation à l'infertilité inc.* Vol.3 October.

協力者のことば

ブリジェット・モス（Bridget Moss）/アンドレア・プロウト（Andrea Prout）

（イギリス）

　上の子は6歳になり、その後、私たちには2歳の男の子もできました。
　過去をふり返って、自分たちが得た経験を再認識してみるのはおもしろいものです。なぜなら、私たちが最初に提供精子を使った人工授精で家族を持つことを話し始めたときには、私たちがいまこんなふうになっているなんて想像もできませんでしたから……。
　レズビアンとして親になって、私たちにもほかの家族と同じような大変さと喜びがありました。これはとくにいま、娘が学校に行くようになってはっきりとわかります。「ほかの子みたいになりたい」という娘の願いはとても強く、私たちはそれをどうしたらいいものかと思います。
　わが家は大人が二人ともが女性なので、よそと違います。私たちの関係は地元のコミュニティの大半の人たちとも違いますが、周囲のだれからもそのことを問題視されていません。もし皆さんがどうやって私たちが家族をつくったのかもっと知りたいなら、折に触れて、私たち自身がお教えしたり、情報をお伝えすることもできます。でも、いまではそんなこともめったにありません。妊娠している間や、子どもたちが赤ちゃんだったときはもっとよくあったんですけれど。
　医師や学校の職員のような人たちがときどき、私たち二人が、というよりも、ブリジェットだけが親であるような扱いをするので、私たちは、二人とも子どもの親なのだと強く主張しなければならないことがあります。一度そう伝えると、彼らは私たちをちゃんとカップルとして扱ってくれますが、そんなことが時折障害になることもあります。
　なによりも、私たちは親であることにとても満足していて、得るものもありますし、自分たちがどうやって家族をつくったかにも誇りをもっています。自分たちの親戚や友だち、もちろん子どもたちにも、私たちは隠しごとをしないように

しています。二人の子どもは、とくに娘のほうは、自分たちの出生を理解しています。子どもたちが疑問をもつたびに話し合いますが、こうした話し合いは、いつも日常の家庭生活のいろいろゴタゴタしたなかで起こります。

……………

ベティーナ（Bettina）/スヴェン・ウィリアムソン（Sven Williamson）

（ドイツ）

　現在、ベティーナは41歳、スヴェンは46歳で、息子は9歳、娘は7歳です。
　私たちは、よそと同様に、小さかったり、中くらいの悩みや問題を抱え、でも幸せな時間や出来事もあるような、とてもふつうの家族です。私たち家族はほかの家族とは違うかたちでつくられましたが、でもそれはよいとか悪いとかを意味しているわけではありません。
　いまのところ、うちの子どもたちにはスヴェンと遺伝的なつながりがないということはまったく重要なことではありません。スヴェンは子どもたちの父親で、夜、顔を合わせるのを楽しみにしていて、父親の気を引こうと、どこにでもあるきょうだいの競争意識もあります。私たちは、子どもたちに出生について話してよかったといまでも思っていますし、それをだれか第三者から教えられたり、偶然に知ってしまうかもしれないということを心配する必要がないことにも満足しています。
　子どもたちが年頃になったとき、遺伝子を分けてくれた人物を知らないということに、どうやって向き合っていくかはわかりませんが、子どもたちにとって、ドナーを見つけ、ドナーに会うことが本当に大事になるのなら、私たちは子どもたちを助けていくつもりです。
　私たちは、ヒト人工生殖や、特に提供精子を使った人工授精、そしてそこから生まれた子どもたちのことについてみんながもっとオープンに話すようになってほしいと思っています。そうなることで、唯一、事実にもとづいたことを世間に伝えることができるわけですし、そうすれば提供精子を使った人工授精はもはやタブーではなくなり、この医療技術でできた家族がそれを隠す必要もなくなるでしょうから。
　養子制度が、世間の考え方を変えることは可能だということを示しています。養子でできた家族が自分たちの特別な状況に自信を持って向き合ってきた方法

は、提供精子を使った人工授精の領域でもそうした進展があり得るという希望を与えてくれます。また他の国の例が、数年以内にドイツでも、提供精子を使った人工授精でできたすべての家族が秘密にすることなく、暮らしていけるようになるという希望を与えてくれます。

....

ローリー（Laurie）/エヴリン・テイラー（Evelyn Taylor）

（オーストラリア）

　私たちは、提供精子を使った人工授精で生まれた二人の成人した子どもの親です。ローリーが不妊だとわかったのは結婚して8年目でした。そのとき、私たちは小さな田舎町に住んでいましたが、そこでは堅苦しく考える人が多く、家族はこうあるべきだという考え方をしていました。

　医師が家族をつくるための方法として、提供精子を使った人工授精を考えてみてはどうかと言いました。それで数カ月間、私たちは治療のために町に足を運びました。この間、私たちはまったくカウンセリングを受けることはなく、9カ月後、ようやく妊娠したときに、子どもには出生のことを言ってはならないとアドバイスされました。

　1974年、私たちの最初の子である息子が生まれました。ローリーはどうしたらよいかわからなくなり、家族の中での自分の居場所を考えるために、少しの間、家族の関係から意図的に距離をおいていました。ローリーは戻ってくると、たくさんの愛情とともに息子を受け入れました。1977年4月に、第2子である娘が生まれました。

　時間が経過するにしたがって、私たちは子どもたちに出生のことを話さなければいけないと思うようになりました。しかし、このことをどう切り出せばいいのか、その糸口がありませんでした。クリニックに戻って話すと、子どもたちに話すつもりでクリニックにやってきたカップルは私たちが初めてなので、クリニックのほうでもどうにもできないと言われました。

　子どもたちが12歳と9歳になって、十分にものごとがわかる年齢になると、私たちは二人を座らせて、二人一緒に話して聞かせました。子どもたちは以来、それをきちんと受け止めて、大人になりました。

リオニ（Leonie）／ウォレン・ヒューイット（Warren Hewitt）

（オーストラリア）

　ウォレンと私は結婚して30年になり、全員違うドナーを使って生まれた3人の子どもの親です。ジェラルディンは20歳、キーロンは16歳、ジェネヴィーヴは13歳です。

　私たちが提供精子を使った人工授精で子どもを持つことを考えていたとき、ウォレンは私よりもずいぶん前に覚悟ができていました。でも私が決めるようにと時間をくれて、私がドナーを使って家族を持ってもいいと覚悟するのには、さらに13カ月かかりました。私は児童養護施設で育ち、家族がいる生活を経験したことがなかったので、本当に自分が子どもを愛し、母親をやれるのかということに疑問を持っていたのです。

　ウォレンはとてもすごい人です。彼が私たち家族の成功の物語の立役者です。彼は施設にいたそんな娘の問題を全部引き受けて、愛情と安心、チャンスを与え、そしてさらに子どもまで与えてくれたのです。

　私たちは、自分たちの子どもが必ず、私たち二人から愛されていると感じ、望まれているのがわかっていて、自分たちがいることに価値があると思えるように努めました。

　私たちは二人とも、隠しごとをしない正直な関係のなかで子どもを育てたいと思っていました。私自身、人が私の家族についてウソをついて、本当のことを教えてくれなかったという経験があり、私は過去の過ちをくり返すまいと決めていました。

　提供精子を使った人工授精は家族を持つためのすばらしい方法です。でも、親、そしてこの方法で生まれた人たちにはたくさんの問題もあります。親として私たちは、自分たちの子どもがこの問題に対処できるように助けていく責任があります。

　ほかの親御さんたちに対する私のアドバイスは、自分自身や自分の家族、友人、そしてもっとも大事なのは、自分の子どもに対して正直であることです。

　子どもがドナーのことを実際に尋ねてくるまで待ったりしないでください。必ずその情報を入手して、それを子どもに話してあげてください。子どもはあなたのことを傷つけたくないと、何も尋ねてこないかもしれないのです。

　こうした方法で家族を持つという選択に対して、よく思っていない人もいるかもしれません。でも私たちは、自分たちは民主主義のなかで暮らしていて、人は

私たちの選択に反対することも許されているのだと子どもたちに話しています。そしてこの子たちが、うちの家族のつくり方に反対する人たちと対決することになったときに、このことが少しでも役にたてばと思っています。

....

マリー・キコニェ（Marie Kikoyne）

（イギリス）

　提供精子を使った人工授精で生まれた息子のリーは、インタビューを受けたときに14歳で、長男は18歳でした。
　提供精子を使った人工授精の経験をふり返ると、私はこの医療技術の助けがあって、本当にありがたいと思っていますし、もちろん、ドナーにも感謝しています。ドナーがいなければ、私は自分の愛しい息子、リーを持っていなかったわけですから。
　リーの育ての父親は10年前に家を出て、以来ほとんど連絡はありません。息子が生物学的な父親を知らず、そのことがあの子に及ぼす影響について何年にもわたってずいぶん心配してきました。いま彼はもうすぐ18歳で、私はそのことを本当に心配しています。
　私が望んでいることが三つあります。
① 親や提供精子で生まれた子どもが、手軽にいつでもカウンセリングを受けられるようにしてほしい。
② 親は子どもが2歳か3歳と幼いうちに本当のことを話したほうがいいとアドバイスしたい。
③ もし可能なら、身元のわかるドナーを選ぶように勧めたい。そうすれば大きな壁にぶつかることもないのだから。
　息子が生まれたロンドンのクリニックは閉鎖されました。記録がすべてなくなってしまったのです。私には息子にあげられるドナーの情報がまったくありません。私はそれをとても悲しく思い、それにときどきとても申し訳なくも感じます。
　もし一つだけ願いがかなうなら、息子がドナーについて何か情報を得られて、そして彼が望むなら、ドナーに会うということも選択できるようになってほしいと思います。こうしたことを知ることができるのは、人としての彼の基本的な権

利のはずですから。

....

オリヴィア・モントウシュ（Olivia Montouschi）/
ウォルター・メリックス（Walter Merricks）　　　　　　　　　　（イギリス）
　20年以上も前、私たちは養子をもらうか提供精子を使った人工授精を使わない限り、子どもを持つ親にはなれないだろうと話していました。9カ月間、子どもを持てない悲しみにくれたのち、提供精子を使った人工授精が私たちがこれから一歩を踏み出すための方法だと決めました。妊娠も出産も、待ち望んでいた子どもを迎えるのも、そして子育ても最初から、夫婦そろって経験したいと思っていました。
　最初の子、ウィリアムはいま19歳になりますが、最初の提供精子を使った人工授精で妊娠しました。ウィリアムの妹のスザンナは2年後、5回目の提供精子を使った人工授精で妊娠しました。当時は一人しか持たないつもりでしたし、1982年、英国では基本的に精子は凍結保存されていませんでしたので、二人は違うドナーで生まれています。
　子どもたちに出生のことを話さないという考えは私たちには浮かびませんでした。クリニックの人たちが、子どもに話そうとしている私たちのことをちょっとおかしいと考えているとわかったとき、本当に驚きました。
　でも、どうしてこんな大事なことを秘密にしておかなければいけないのでしょう。いずれにしても、不妊を恥ずかしいなんてまったく思っていませんでしたから、子どもにウソをつきたいなんて思うわけないですよね。
　いまやウィリアムもスザンナも、自分たちがどう感じているのかを私たちに教えてくれるほど成長して、私たちがいい決断をしたということを裏づけてくれています。
　ウィリアムはいまのところ、ドナーに関する情報に興味はないようですが、自分が提供精子を使った人工授精の助けをかりて生まれたということを幼いうちから知っていたことで、一人の人として尊重されていると感じていることだけは絶対に間違いありません。
　スザンナは、自分のドナーのことを知ることはおそらくないだろうと思う一方で、その男性はこんな人かもしれないとか、異母きょうだいの可能性について、

とても好奇心をもっています。スザンナはまた、かたくなに、自分の出生を知ることは自分の権利であり、遺伝的なつながりはないのに、つながりがあるかのようにだまされてはならないと言っています。

　私たちは子どもたちの両方と本当にいい関係を楽しめて幸運です。たとえ子どもたちが私たち二人と完全に遺伝的な関係を持っていたとしても、実はこれほどの充実感や達成感はなかったかもしれません。

....

ロマーナ・ロッシー（Romana Rossi）／グラント・ケアンズ（Grant Cairns）
(オーストラリア)
　私たちは、二人の息子のデスモンドとマックスウェルと一緒にオーストラリアのメルボルンに住んでいますが、私たちの親きょうだいは世界中に散らばっています。
　ロマーナはイタリアで生まれ、家族はのちにカナダに移住しましたので、親はカナダにいて、いとこや叔母叔父はイタリアにいます。グラントはいまも両親が暮らすクイーンズランドで育ちましたが、ヨーロッパとカナダで9年過ごしたため、グラントの親しい友だちは海外にいます。それでデスモンドとマックスウェルは世界中に親戚や家族、友達家族とのネットワークがあります。
　私たち家族はデスモンドの生物学的な父親であるケヴィンや、彼を通して、ケヴィンの母親であるアイリーンや父親であるジョン、兄弟であるエディー、ケヴィンの妻のケリーとその家族に会うことで、いま、さらに充実しています。
　これらの人たちはケヴィンと同じく、みな、ヴィクトリア州に住んでいます。彼らの寛大さのおかげで、私たちはいま、全員が親類の一部であり、定期的に会うことで、デスモンドとマックスウェルはこうした家族との絆を築くことができます。ケヴィンはこの冬、デスモンドとマックスウェルのフットボールのプレイを見に、毎週日曜日にメルボルンに来ています。
　この家族づくりはデスモンドのために、「正しいことをする」という考えでやってきました。最初は注意しながら始めましたが、いまは落ち着いて、自然な感じで、不安もありません。将来はもっと、そういう方向にいくでしょう。

スーザン（Susan）／グレッグ・バイヤーズ（Greg Byers）

（アメリカ）

　年月が経つにつれて、提供精子を使った人工授精について正直で隠さないということが、自分たちがしてきたもっとも重要な決定のひとつであると、私たちはますます確信をもつようになりました。もし秘密にしつづけることを心配したり、ある種、大きな不安を伴う真実の告知をしなければと心配する必要があったなら、人生はもっと複雑で、ストレスも多く、孤独なものだったに違いないと思います。

　息子たちは成長したので、自分たちのミステリアスな出生をユニークだとみているようです。ローワンはいま14歳ですが、自分の出生のことで葛藤とか、とくに問題があるようには見えません。私たちが率直であることが、ほかのことと同じように、ローワンには、私たちがストレートにものごとを話すという信頼の根拠になっています。それはティーンエイジャーの心をつかむための切り札です。

　11歳の息子のエリーはいつも、もっと人間関係や社会的つながりに興味をもっています。自分のドナーの容姿のこととか、ドナーについて何か知りたいと、ときどき言っています。

　エリーはこのことを話すときに、別に悲しそうだったり、怒ったり、イライラしているようには見えません。ただ自分の気持ちを言っているにすぎないのです。ドナーのことを知るのは無理なことだと分っていて、つかの間、がっかりはしても、大きな問題であるようには見えません。私たちは、たぶんドナーはエリーに少し似ているんじゃないかなと言い、その考えに穏やかな様子で納得しているように見えます。

　息子たちは二人とも、自分たちが提供精子を使った人工授精で生まれてきたと知ったことで、まったく悩んでいるようには見えません。もし何かあるとすれば、それは子どもの典型的な口ごたえで、「生んでくれなんて頼んでないよ！」みたいなセリフでもっと油を注ぎます。

　私たちは、「そうね、あなたが頼んだわけじゃないけれど、私たちはどうしてもあなたがほしかった」と反撃します。二人とも本当にそれをわかっていますし、私たちがドナーに感謝していることもわかっていると思います。

　グレッグがもし生物学的な父親だったら、二人がもっとグレッグを好きになっていたなんて思えませんし、グレッグのほうも、もっと二人を好きになっていた

とも思えません。私には生物学的なつながりがあるからといっても、グレッグと子どもたち、私と子どもたちの関係に違いは見られません。

当時は思っていませんでしたが、ふり返ると、私たちが一緒にしたことは、ある意味、本当に勇敢で、すごいことでした。それは私たちに個人的な満足感を与えてくれました。

提供精子を使った人工授精を選択するすべてのカップルが、私たちがいま感じているのと同じような、たんに私たちが子どもに本当のことを話すと決めたからこそ得られた恩恵や安らぎの気持ちを感じてほしいと願います。

....

トム(Tom)/アリー・レイド(Ali Reid)

(カナダ)

1983年、トムがどうにもならない理由(ガンの治療)で無精子症であることがわかったとき、その知らせは衝撃でした。提供精子を使うという決断は、私たちの人生にとても大きな希望をもたらしました。でも、私たちはよく自分たちの夢をかなえるために「よくがんばったね」と言っています。

2年と半年の間、大学病院までの片道200キロを行き来しました。当時、人工授精は排卵期の1週間に2度実施され、「朝早く病院に来るように」と、私は病院から言われました。

自分がついに最初の子を妊娠したとわかった日のことは忘れません。私たちの祈りが届いて、すばらしい男の赤ちゃんを授かったのです。その子が6カ月のとき、私たちは2人目の赤ちゃんもやってみようと決めました。幸い、3カ月後に私は妊娠して、1987年になんともすばらしい息子がもう一人できました。

2年後、3人目の赤ちゃんを再びためしたときは、たった2回でうまくいきました。でも流産して、「子どもで満たされたのどかな家」という夢が砕け散りました。すべての過程をもう一度はじめからやらなければないけないと考えると、なんともつらいものでした。

私たちは子どもたちに、出生のことはいつもオープンに正直に話してきました。時々その話題が出ても、子どもたちを複雑な気持ちにさせることなく、子どもたちが求めている情報を与えようと、いつも気をつかっています。

うちの子どもたちは互いにいちばんの友だちで、三人とも本当に仲良しです。

３人とも別のドナーから生まれたことの大きな影響をまだ認識していないかもしれませんが、３人は私たちの愛情やきょうだいの間の愛情を信じていて、だからこれを乗り越えられると感じています。もしある時点で、３人のうちの誰かがドナーの素性を求める必要があると感じるなら、私たちは子どもをサポートするでしょうし、このニーズを満たすために、自分たちにできることをするつもりです。
　私たち家族は多くの移り変わりや心の痛み、試練を越えてきましたが、トムと私はたとえどんなに大変な人生が私たちに降りかかってきても、自分たちの夢を忘れず、私たちはそれに向き合うと思います。
　うちの子たちも青年期へと急速に向かっていますが、子どもたちが私たちの生活の中心になっていて、「この子たちがいなければ、私たちの人生も空しいものだった」と私たちは何度も何度も言っています。（インタビュー当時、エリックは14歳、アダムは13歳、カーリーは９歳になったばかりでした。）

訳者あとがき

　私の手元に非配偶者間人工授精に関する日本の古い資料がいくつかある。その一つが1949年（昭和24年）9月10日づけの『週刊家庭朝日』の記事である。「人工授精児生まる！　―　安藤博士の施術に各界から是非論」「養子よりは合理的、一定の条件下に実施　安藤博士談」という見出で、日本ではじめて非配偶者間人工授精による子どもが誕生したことを紙面の1面トップで大々的に報じている。この施術にあたった慶応義塾大学病院の安藤画一は、記事の中で非配偶者間人工授精のことを、「不妊症を治す医療行為であり、夫婦にとっては50％だけは自分たちの子であるから、養子よりははるかに合理的だ」と述べている。

　この記事からもわかるように、日本ではじめて非配偶者間人工授精によって子どもが誕生したのは1949年である。しかし夫の精子を使う人工授精はこれより以前から実施されていた。当時、慶応大学医学部産婦人科部長だった安藤画一は、1947年11月から、門下の山口哲、村山茂、高島辰夫らとともにグループをつくり、夫婦間での人工授精を実験的にはじめていたのである。1948年の夏には、日本ではじめての人工授精児が誕生した。

　安藤らは、妻には問題はないが、夫の生殖機能に問題があって子どもができない夫婦からも熱心な依頼を受けていて、第三者の精子を使うという実験的な医療にも1948年6月からとりかかっていた。1948年9月には、慶応義塾大学に家族計画相談所ができ、その中で、こうした非配偶者間人工授精の相談も受けるようになった。そしてその翌年1949年8月末に、非配偶者間人工授精で女児が生まれている。

　当時の記事をみると、非配偶者間人工授精については、専門家の間でも賛否両論があったことがわかる。たとえば1949年9月24日づけの『週刊家庭朝日』の3面では、非配偶者間人工授精の是非論が紹介され、各界の著名人がコメントしている。

　この技術を日本ではじめて実施した慶応大学の安藤画一博士が「医師としては

当然」と言うのに対して、「人間改良の一手段である」とか、「医学の冒トクだ」「夫婦間に問題が起きる」「人間を"物"あつかい」「気持ちはわかるが……」「動物実験だ」というように、さまざまな意見が紹介されている。

　しかしこうした記事をみると、私自身は当時、反対論のほうが多かったのではないかといった印象を受ける。2004年の『産婦人科の世界』(Vol.56, No.2)には「当時の世評はことごとく不妊治療に反対であり、特に非配偶者間人工授精（AID）などは論外との見解が多く、さまざまな反発、悪意に満ちた反論にさらされたものであった」とある。

　多くの否定的な意見が多いにもかかわらず、この報道の後、安藤のもとには、新しい希望者が日に10人から20人もおしかけ、自宅にまでやってきた人もいたと報道されている。飯塚理八は慶応大学病院に家族計画相談所ができた当初から非配偶者間人工授精部門の責任者をしていたが、その飯塚が2002年6月12日に放送されたNHKスペシャル「生殖医療」という番組の中で、戦後間もなく慶応義塾大学に家族計画相談所を設けて不妊治療に励んだ理由を、戦争帰還兵からの要望が多かったからだと語っている。戦争から戻ってきた男性の中には、戦地でマラリアなどの病気にかかったせいで不妊になった人もいて、非配偶者間人工授精は、そうした男性たちを救済する技術というように考えられていたのだろう。当時の日本は結婚すれば、子どもができるのを当たり前としていた。特に男性が長男であった場合など、家を継ぐといった風習からも絶対に子は必要だったのである。

　飯塚らが率いる慶応病院・家族計画相談所に50年以上も籍をおいていた大野虎之進は、2004年の『産婦人科の世界』という雑誌の中で、「昭和20年代、家族相談所を訪れた多くの患者（不妊夫婦）は、頑迷な家族制度の名残に石女（うまずめ）のレッテルを張られ、離婚か名のみの妻か、眼前で繰り広げられた数々の悲喜劇に我々も心を閉ざさざるを得なかった」と描いている。社会でどんなに反対の声があろうとも、安藤博士の元に、多くの不妊の夫婦が訪れていたのは、こうした社会的背景が関係していたのだろう。

　1949年9月24日づけの『週刊家庭朝日』の中では、これは医学の問題ではなく、道徳の問題だと述べられている。安藤画一はあくまでも養子よりも合理的だといい「人工授精で大部反響があるようだが、私としては医師の当然やるべきことと信じている」と述べている。そして非配偶者間人工授精は、後にこの技術で日本の第一人者となった飯塚理八へと引き継がれ、飯塚らは1958年には精子

凍結の技術を導入した。

1980年9月に発行された『周産期医学』に大野や飯塚らが連名で書いた論文が掲載されているが、彼らはすでに1980年の時点で、初の「成功例以来、現在までの30年間にAID（非配偶者間人工授精）実施例はほぼ10,000例をこえていて、その妊娠例は5000例に達している」と報告している。

さらに、1991年の家永登の報告では、慶応義塾大学病院での最初の成功例から40年あまり経って、同大学病院だけでも約7000人の子どもが非配偶者間人工授精によって生まれていると紹介されている。そして、その後も日本国内だけで毎年200人から100人くらいの子どもがこの技術から生まれてきている。1998年には日本全国で188人、1999年には221人、2000年には121人、2001年には152人、2002年には133人、2003年には142人の子がこの技術から産まれているのである。最近では顕微授精（ICSI）といわれる男性不妊に対処するための最新の医療技術も出てきているため、この非配偶者間人工授精から生まれる子どもの数は減ってきてはいるが、それでも今でも毎年100名前後の子どもが生まれている。そしておそらく日本だけでも、現在、一万人くらいの人が非配偶者間人工授精で生まれているだろうと言われている。しかし実際に何人くらい生まれた人がいるのか、その正確な数字はつかめていない。その理由は、非配偶者間人工授精で妊娠しても、そのことを病院に報告しない夫婦もいるからだ。

日本初の非配偶者間人工授精で女児が誕生したとき、安藤は非配偶者間人工授精のための条件を以下のように示した。①夫婦が熱望することが何より大切で、これからは夫婦の双方から承諾書を取ろうと思っている。②子種の供給者には悪い遺伝子がないばかりでなく、すべての条件が最もその夫に似通っており、しかも夫よりも優秀なものを選ぶこと。③子種の供給者と施術夫婦はお互いに知らせぬようにする。生まれてきた子どもにも非配偶者間人工授精の子であることを秘密にする。

この安藤の考えた条件が、その後の日本の非配偶者間人工授精にも、大きな影響を与えた。1997年、日本産科婦人科学会はようやく「非配偶者間人工授精と精子提供」に関する見解を発表したが、その内容にもこの安藤の考えた条件が反映されている。こうしたことから、日本では、非配偶者間人工授精は秘密裏に行う医療と考えられるようになってしまったのである。

実際に、この技術で子どもを持った日本の親たちの多くが、生まれてきた子どもたちに出生の経緯を話していない。慶応大学病院の久慈直昭らが実施した

2000年の「非配偶者間人工授精により挙児に至った男性不妊患者の意識調査」では、その調査協力者の63％がこの技術で生まれたことを子に絶対に告知しないといい、18％ができればしたくないと答えている。

また同大学病院の吉村泰典と久慈は2002年度の厚生科学研究で、精子提供により子どもを得た日本人夫婦の告知に対する意見を知るためにアンケート調査を実施している。調査に協力した出生児の親夫婦から返送された159通の結果をみると、夫は77.3％、妻は75.0％が「絶対に話さない方がよい」と考えていた。また夫は81.7％、妻は81.4％が、「将来、子どもに非配偶者間人工授精の事実を伝えない」と思っており、反対に「伝えるつもりだ」と答えたのは、夫が2.8％、妻が4.7％にとどまっていた。

飯塚は先にあげたNHKの番組の中で、非配偶者間人工授精で生まれたことを秘密にしなければいけない理由に、子どもがこの技術で生まれたということを知ったら、精子の提供者に会いたがるかもしれない。また精子提供を受けた夫婦や生まれた子が提供者のことを知ることができるようになれば、提供者は突然、自分の精子で生まれた子が目の前に現れ困ることもあるかもしれないし、また提供者の数も減るかもしれないと言っていた。

前出した慶応大学病院の久慈と吉村は「我が国における精子提供者の『出自を知る権利』に対する意識調査」を実施し、その結果はこの飯塚のことばを証明するかのようである。久慈と吉村は1998年から2004年までに精子提供した男性120名にアンケート調査を実施したが、返信のあった32通（26.7％）の回答をみると、精子提供は匿名のままがよいと考える者が87.9％を占めていた。

しかし、日本にもこの「非配偶者間人工授精のことを隠しておく」ことに反論する声がでてきた。2001年6月から2003年3月まで、非配偶者間の生殖補助医療の法制化を具体化するために、厚生科学審議会生殖補助医療部会が非配偶者間生殖医療のあり方を検討していたが、厚生労働省が募集したパブリックコメントの中に、提供精子で生まれてきた女性からの「提供者を知りたい」という意見とともに、彼女の切実な思いが含まれていたのである。

これを機に、日本でもいっきに「生まれた人たちの出自を知る権利」が注目され、議論されるようになった。そして、本書の著者であるケン・ダニエルズ氏が主張するのと同様に、非配偶者間生殖で生まれた人は提供者の情報を知るほうがいいと考える人が日本でも増えてきたのである。

2003年、厚生科学審議会生殖補助医療部会がまとめた『精子・卵子・胚の提

供等による生殖補助医療制度の整備に関する報告書』にもそれは反映され、提供された精子・卵子・胚による生殖補助医療により生まれた子または自らが当該生殖補助医療により生まれたかもしれないと考えている者は、15歳以上になれば、提供者の情報を得ることができるとされた。その情報は、提供者が開示することを承諾する範囲内であり、もし提供者が名前、住所など提供者を特定できる情報についても開示を承諾するなら、子どもたちはそうした情報も得られるとしたのである。これはそれまでの日本では考えられない、大きな変化であったといえよう。

　私自身、結婚しても子どもが出来ず、子が欲しいと心から思い、病院通いをした時期がある。そうした自らの経験から、この問題を知った当初は、不妊である夫婦の立場からしかこの問題を考えていなかった。しかし、子どもをあきらめ、不妊治療をはなれた後、この非配偶者間生殖医療の問題をさらに調査しはじめると、違う側面がみえてきたのである。つまり、この医療は、不妊のカップルのみならず、生まれてきた人たちの人生にも大きな影響を与えていて、その生まれた人たちのことを一番に考えなければいけないということである。

　オーストラリア、カナダ、アメリカ、ドイツなど海外にも調査に行き、実際に、非配偶者間生殖医療を利用した親だけでなく、そこから生まれた人たちにも会い、彼らから「自分の遺伝的な背景を知らないことの苦しさや違和感」について、切実な意見を聞かせてもらってきた。彼らは一様に、精子提供者を自分たちの親だとは考えていないという。しかし、自分と遺伝的なつながりのある人物がどのような人なのかには興味をもっている。自分の遺伝情報の半分を握る精子提供者の遺伝や医療に関する情報をもらいたいし、自分と血のつながりのあるきょうだいが他にいるのか知りたいという声も多かった。

　興味深いことに、生まれた人たちから話を聞いていくと、親がどんなにその事実を隠していても、昔から「うちは何かおかしい、隠し事がある」と感じていたという人が多い。それは、こんな状況から察するのだという。親戚などの集まりがある。そこでいとこ同士が一緒に遊んでいる様子などを見ながら、大人たちが、「あの子はおじいちゃん（おばあちゃん）と似ている」などの話題が自然とよくでてくるのだが、すると自分の両親だけが妙に居心地悪そうにするのだという。また、自分のうちでは、「お父さんに似ているとかお母さんに似ているといった話題が、まったく出てこないのも不思議だと思っていた」と語った人もいた。いくら親が隠そうと思っても、生まれた人たちは敏感に何かを感じとるも

のなのだろう。

　調査をしながら、この問題を研究している世界中の多くの研究者たちと会ったり連絡をとることができた。その中の一人がこのケン・ダニエルズ氏だった。彼は、私のドイツにいる友人の恩師でもあり、彼はこの分野では多くの論文も発表している権威者なので、彼の名は以前から知っていた。しかし、2005年にコペンハーゲンの会議で彼に会う機会が訪れ、そのときにこの『家族をつくる』の本をダニエルズ氏本人からもらったのである。

　私はコペンハーゲンから日本に戻る飛行機の中で、この本を一気に読んだ。非パートナー間の生殖医療に関する文献は数多くあれど、これほど、その当事者の声を集めた本ははじめてだった。親たちの言葉が、自分の不妊で悩んでいたときの経験と重なって、涙が出そうになった部分もあった。そして、いつかこの本を日本の人に紹介したいと思ったのである。

　2006年プラハの会議でまたしても偶然にケン・ダニエルズ氏に会った。そして、私は彼に「先生の本を読んでとても感銘を受けました。他の日本の人もこれが読めたらいいのにと思います」と話すと、彼は「君が翻訳すればいいんだよ」と言ってくれたのである。

　しかし、日常の中でじっくりと翻訳に取り組む時間もなく、時間ばかりがすぎていった。その頃、私は別の仕事で「人間と歴史社」にお世話になっており、ある時、「人間と歴史社」から出版された『この赤ちゃんにもしあわせを　菊田医師赤ちゃんあっせん事件の記録』という本をいただいたのである。その本を読んで、生まれた子に「遺伝的な親を知らせない」という点において、菊田医師の事件と非配偶者間人工授精には、共通する問題があると思った。

　菊田医師の事件は、昭和の30年代前半頃から、中絶が認められない妊娠末期（妊娠7カ月の末まで）になって未婚の女性が産婦人科医に中絶を頼んできた場合の救済措置として、菊田医師が女性に無事に出産させた後、その生まれた子を子どものできない夫婦に無報酬で斡旋していたという事件である。

　菊田医師がこれをはじめたきっかけは、妊娠8カ月に入った女性の中絶を断り、その10日後、その女性が別の医院でその子どもの生命を始末していたことを知ったためである。暗い宿命の子らのいのちを助けようと、菊田医師はその後、産みの女性の戸籍には出生の記録を残さず、生まれた子をもらい受ける夫婦の実子になるように偽りの出生証明書を作成した。昭和53年（1978年）、菊田医師は出生証明書偽造の罪で罰金20万円の略式命令を言い渡されている。

菊田医師が赤ちゃんを斡旋する際に第一に考えていたのは、子殺しや子捨てから罪もない子どもの命を救いたいということだった。産みの女性の戸籍に出産の記録が残らないようにしたのは、あくまでも第一にはその未婚の女性の将来を考えてのことであった。しかし同時に、生まれた子も自分の出生の裏に悲しい出来事があったことを知らなくて済むなら、そのほうがいいと考え、もらい受ける不妊夫婦の実子として偽りの出産証明書を作成していたのだろう。いずれにしても当時、子どもにとって産みの親の情報が重要だということは考えてもいなかったと思う。
　この点が、非配偶者間人工授精の場合と共通する点である。菊田医師は、自分の目の前にいる未婚女性と不妊の夫婦だけしか見ておらず、子どもは生まれてくれば、産みの親のことなど知らずとも幸せになれると信じていたのではないだろうか。非配偶者間人工授精でも、医師は不妊のカップルと精子提供者しかみておらず、生まれてくる子どもは望まれて生まれてくるのだし、遺伝的な親のことなど知らずとも幸せになると考えてきたのだろう。医師たちはあくまで、家族のため、子のために善意でそうしてきたのだろうと思う。それでも時代はかわりつつある。
　今では親子の間の血のつながりは、遺伝子検査や親子鑑定の発達によってすぐに調べることができる。つまり秘密を隠しきれなくなってきているのである。また自分は家系的にみて、どのような疾病にかかりやすいかなどを知っておくことは、生涯健康に過ごす上でも重要である。遺伝子に関連する医療も進んできており、オーダーメード医療なるものも登場してきている。たとえ、どのような事情があろうとも、人は自分の健康やウェルビーイングを守り、自分が何者かというアイデンティティの形成のためにも、自分のルーツは知っておいたほうがいいと私は思う。そうした考え方は、実際、特別養子縁組の中では一般的になってきている。
　今後は日本でも、第三者から提供された卵子を使った生殖医療の実施が増えると予想されている。つまり、提供精子で生まれる子の数が減っても、第三者のかかわる生殖医療から生まれてくる子どもはいなくならないということだ。こうした子どもたちの福祉を守るためにも、あらゆる子が自分の遺伝的な起源にたどりつける権利を得られるようにするということは、今後ますます重要な課題になると思う。
　私はこうした菊田事件と提供精子を使った人工授精でできた家族のことを『人

訳者あとがき　331

間と歴史社」の佐々木久夫社長に話した。すると佐々木社長が、この『家族をつくる』という本を翻訳してみるといいと言ってくださったのである。その言葉が今回、この本を翻訳するきっかけとなった。

　私は今、米国カリフォルニア州、サンノゼ市で暮らしている。離婚の多い米国では親の再婚などによって血のつながりのない親子やきょうだいが一緒に暮らしていることも少なくない。また養子をもらう人も日本に比べると多いように思われる。私の住む地域は、米国の中でも特にオープンなところであり、私の周囲にも代理懐胎をした女性や、提供精子を使った人工授精で子どもをもった女性同士のカップルがいて、不妊治療で提供卵子を使ったという女性も知っている。でも、そうした人たちを誰も奇異の目でみることはない。本人たちもオープンに話す。それは血のつながりのない家族がめずらしくないために、血のつながりよりも、家族が仲良く暮らしていることが大事だという考え方があるからだろう。

　私には伝統的な家族の形にこだわる日本よりも、カリフォルニアの人たちの家族に対する考え方のほうが健全であるように感じる。大事なのは、血のつながりよりも家族が一緒に暮らす中で、皆が幸せであることだと思う。家族の皆が幸せであるために必要なことは、やはり家族の中に隠し事がなく、家族の中で自分の存在意義をみいだせることにあるのではないだろうか。非配偶者間人工授精できた日本の家族も、周囲から偏見の目でみられたり、家族のことを隠す必要がなく、家族の中の一人ひとりが、日々の生活の中で、家族一緒に穏やかに暮らせることに感謝し、幸せを感じられるようになればいいと思う。

　この本の下版直前に、衆議院議員・野田聖子氏が米国で卵子提供を受け、体外受精で妊娠したというニュースが流れた。世間ではこの出来事に賛否両方の意見がある。でも、自分が第三者の卵子を利用したことを隠さず公表した彼女の姿勢は、まだ卵子提供をつかった生殖補助医療を公にする人が少ない日本では稀だ。当然、彼女は生まれてくるお子さんにもそのお子さんが生まれるまでの経緯を説明するであろうし、それは第三者の介入する生殖医療を用いて家族をつくろうとする時に、親として大事なことであると思う。

　私は日本も、非パートナー間生殖医療をとおして生まれたお子さんが、将来「自分は特別」と感じずに済むような社会を築く必要があると思う。そうなるためには親御さんがオープンになり、生まれてきた人たちも居心地の悪さを感じなくてすむように、一般の人たちが、家族づくりのかたちは色々あるのだということを受け入れ、暖かく見守れるようになっていかなくてはならない。

ケン・ダニエルズ氏と出会い、この本とめぐりあった幸運をありがたく思う。そして、根気良く私の翻訳した日本語に目を通してくれた夫・仙波哲夫と、私の原稿を何度もチェックし、アメリカにいる私のためにいろいろ便宜をはかってくださった「人間と歴史社」の井口明子さん、鯨井教子さんにも感謝している。そして何よりこの本を翻訳する機会をくださり、色々とご教授くださった「人間と歴史社」の佐々木久夫社長に心からお礼を述べたい。
　本当にありがとうございました。

2010年8月6日

仙波由加里

【著者略歴】

ケン・ダニエルズ（Ken Daniels）

ニュージーランド在住。提供精子を使った人工授精および生殖補助医療分野に34年間かかわってきた。こうした医療を利用しようとする患者や家族のカウンセリング、準備セミナー等をニュージーランドのみならず、諸外国でも精力的に実施し、世界中の医療消費グループや組織のために、数多くの講演もこなしてきた。これまでに7カ国で提供精子を使った人工授精についての調査を実施し、諸外国のこうした非パートナー間生殖医療に関する政策づくりにも貢献してきた。ニュージーランド政府の生殖補助医療に関する倫理委員会の副議長をつとめていたが、現在は、政府の生殖補助技術諮問委員会の副議長をつとめている。ニュージーランドのクライストチャーチにあるカンタベリー大学のフルタイムの教職を退職した後も、同大学で非常勤でソーシャルワークの教鞭をとり、現在に至る。今でも精力的に研究や、相談役、政策づくりのアドバイス、カウンセリングをこなしている。学術論文、多数。

【訳者略歴】

仙波 由加里（せんば ゆかり）

2003年、早稲田大学大学院人間科学研究科博士課程修了、博士（人間科学）取得。専門：バイオエシックス。桜美林大学加齢発達研究所客員研究員。スタンフォード大学、Freeman-Spogii Institute for International Studies、the Inter-University Center for Japanese Language Studies、visiting scholar。2005年から2008年まで、International Consumer Support for Infertility (iCSi)のボードメンバーを務める。
　主な編著書：「第2章 1. 生殖補助医療および 2. 人工妊娠中絶」（箕岡真子編著『医療経営士テキスト　生命倫理／医療倫理　医療人としての基礎知識初級』日本医療企画, 2010）,「第2章 米国における代理懐胎および生殖補助医療をめぐる規制の現状について」,『厚生労働省平成18年度生殖補助医療等緊急対策事業報告書（分担執筆）』など。
　翻訳書：エルシー・L・バンドマン＋バートラム・バンドマン著、木村利人監訳『ケーススタディ　いのちと向き合う看護と倫理 ―受精から終末期まで―』（人間と歴史社, 2010）の中の4章から9章。
　学術論文：2010年：Yukari Semba et.al「Donor Conception Regulation in Japan」『Bioethics Special Issue International Perspectives on The Baby Trade』, Vol.24, Issue7, UK, Wiley-Backwell, pp. 348-357.

家族をつくる
―提供精子を使った人工授精で子どもを持った人たち―

2010年10月1日　初版第1刷発行

著者
ケン・ダニエルズ

訳者
仙波由加里

発行者　佐々木久夫
カバー・イラスト　東野洋子
装丁　安東洋和
発行所　株式会社 人間と歴史社
東京都千代田区神田駿河台3-7　〒101-0062
電話　03-5282-7181（代）/ FAX　03-5282-7180
http://www.ningen-rekishi.co.jp
印刷所　株式会社 シナノ

ⓒ 2010 in Japan by Ningentorekishisha
ISBN 978-4-89007-179-1

造本には十分注意しておりますが、乱丁・落丁の場合はお取り替え致します。本書の一部あるいは全部を無断で複写・複製することは、法律で認められた場合を除き、著作権の侵害となります。定価はカバーに表示してあります。

ケーススタディ
いのちと向き合う看護と倫理
—受精から終末期まで—

NURSING ETHICS through the Life Span
FOURTH EDITION

エルシー・L・バンドマン＋バートラム・バンドマン●著
監訳●木村利人　訳●鶴若麻理・仙波由加里

本書の特長

① 「子宮の中から墓場に至るまで」の応用倫理に対応する構成！
② 看護学カリキュラムと学習レベルに準じた構成、配列！
③ ライフスパンにおける様々な事例を例示、そのメリット・デメリットを解説！
④ 倫理的考察を通して患者の人間としての尊厳・QOL・自己決定の在り方を具体的に提示、解説！
⑤ 各章ごとに「この章で学ぶこと」、「討論のテーマ」を配し、学ぶべきポイントを要約！
⑥ 理解を助けるために脚注および用語解説を付記。

日野原重明氏推薦 聖路加国際病院理事長・
聖路加看護大学名誉学長

日本の看護学専攻の学生や教職にとってこれほど幅ひろく、かつ深く、人間の出生から終末期までに生じる生命倫理を徹底的に論じた著書はかつて出版されてなかったと思う。その翻訳の文章も読みやすく、看護職の間に広く読まれることを期待したい。

定価 3,675 円（税込）　A5 判 350 頁
ISBN 978-4-89007-177-7 C3037

人間と歴史社

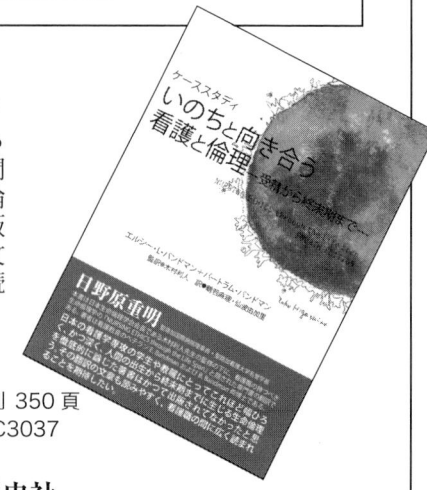